艾扬格

调息之光

Light on Pranayama

[印度] 艾扬格（B. K. S. Iyengar）著

付静　译

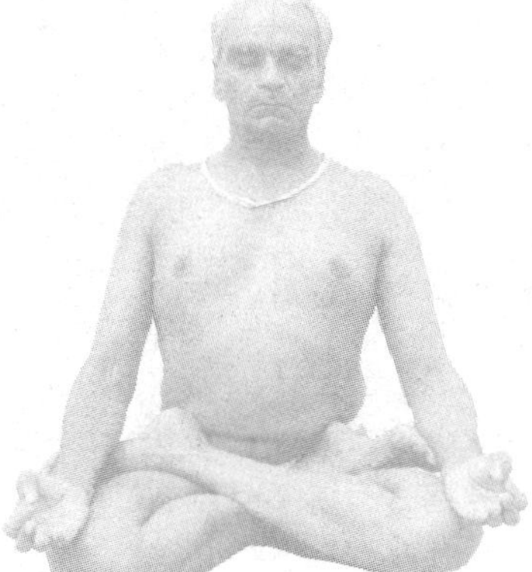

海南出版社

·海口·

版权合同登记号：图字：30-2015-020 号
图书在版编目（CIP）数据
艾扬格调息之光 /（印）艾扬格 (Iyengar,B.K.S.) 著；付静译 . -- 海口：海南出版社，2015.6（2019.11 重印）
书名原文：Light on Pranayama
ISBN 978-7-5443-6092-0
Ⅰ . ①艾… Ⅱ . ①艾… ②付… Ⅲ . ①瑜伽 – 基本知识 Ⅳ . ① R247.4
中国版本图书馆 CIP 数据核字 (2015) 第 120811 号

艾扬格调息之光

AIYANGGE TIAOXI ZHI GUANG

作　　者：［印度］艾扬格（B. K. S. Iyengar）
译　　者：付　静
监　　制：冉子健
责任编辑：孙　芳　张　雪
执行编辑：刘申禺
装帧设计：黎花莉
责任印制：杨　程
印刷装订：三河市祥达印刷包装有限公司
读者服务：武　铠
出版发行：海南出版社
总社地址：海口市金盘开发区建设三横路 2 号 邮编：570216
北京地址：北京市朝阳区黄厂路 3 号院 7 号楼 102 室
电　　话：0898-66830929　010-87336670
电子邮箱：hnbook@263.net
经　　销：全国新华书店经销
出版日期：2015 年 6 月第 1 版　2019 年 11 月第 5 次印刷
开　　本：787mm × 1092mm　1/16
印　　张：24.25
字　　数：400 千
书　　号：ISBN 978-7-5443-6092-0
定　　价：69.80 元

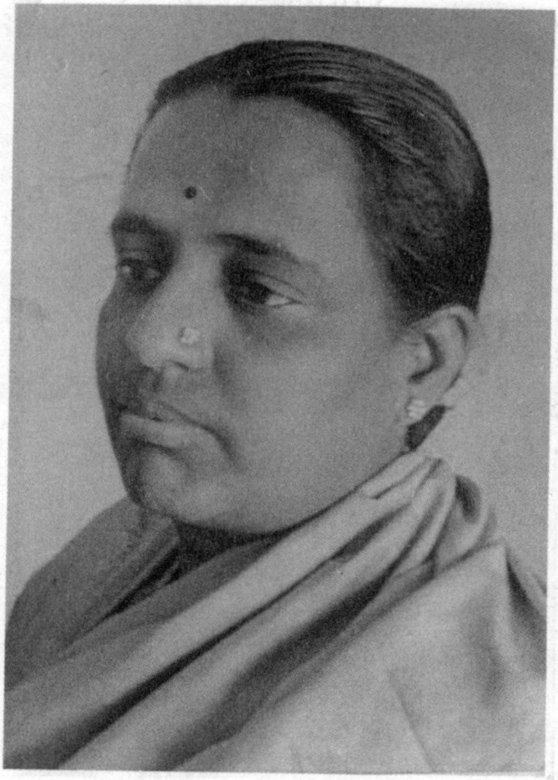

谨以此书献给并纪念我挚爱的妻子

Ramāmani

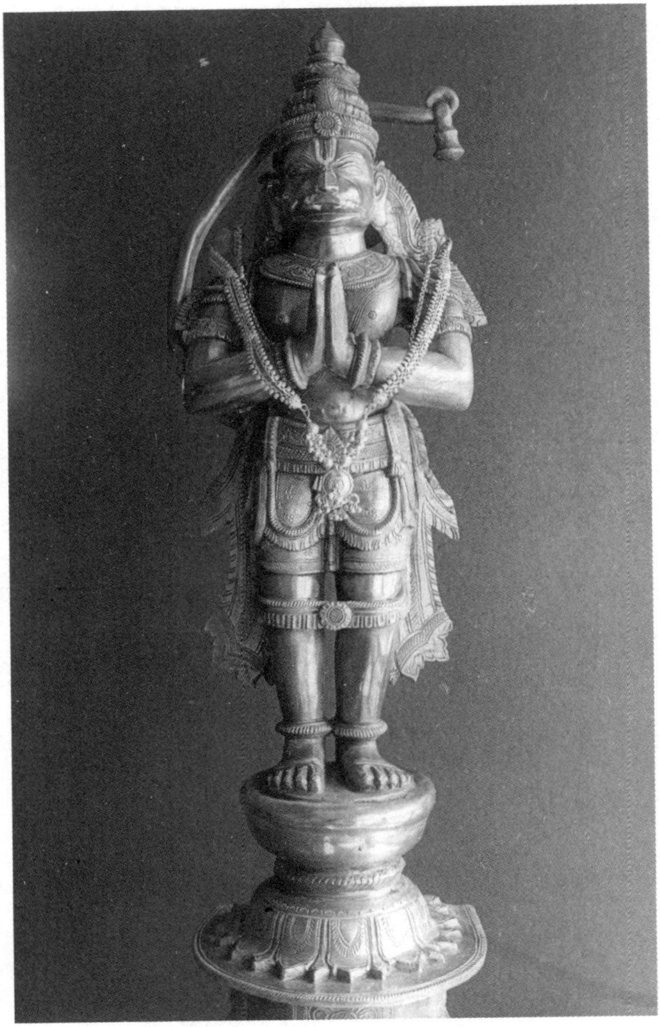

风神之子哈奴曼

(Lord Hanumān)

祈祷

致哈奴曼

我向风神之子呼吸之神哈奴曼致敬！他以五种风息（能量）呈现的五面住在我们里面，在身体、在心意、在灵魂之中。他使原质悉沓（Sītā）和原人罗摩（Rāma）团圆。我请求他祝福瑜伽习练者，令他们的生命能量普拉那与内在的神性结合。

* * *

致圣者帕坦伽利

我在最高贵的圣者帕坦伽利面前鞠躬，他的瑜伽著作让心意宁静，他的语法著作令语言清晰，他的医学著作使身体纯净。

* * *

何处有瑜伽，

何处就有繁盛、成就、自由和福乐。

来自我的上师的颂词

1

B. K. Sundrarājēna rachitā nūtnayuktibihi

Yogaśāstram samālambhya prānāyāma pradīpīkā

（艾扬格撰写的《调息之光》是古老瑜伽科学在当代的崭新呈现。）

2

Vividhai prānasamchāra vrtti rodha vibhodhanaihi

Satchakranikare nādījāle lohita śodhakaihi

（本书探讨了呼吸的微妙运作，各种各样的吸气、屏息和呼气技法，以及使血液中的生命力在能量通道网和精微的能量中心畅行无碍的技巧。）

3

Panchaprāna prasāraiścha nirodhānāncha bhodhakaihi

Yuktādhyānanukūlācha prānāyāmābhilāsinām

（它解释了如何激活以五种形式呈现的宇宙能量，

强调并区分了练习法的正误。本书对热诚的调息练习者有极大的价值。）

4

Ālokitācha sasvartham mayā śrī krsnayoginā

Ādriyerannimam grantharatnam bhuvi vipaśchitaha

（学者们无疑会对这部富有启发性的著作感兴趣，它是瑜伽苍穹中的一颗璀璨明珠。）

克里希那玛查雅（T. Krsnamāchārya）

写于1979年6月1日

目　录

上卷

第一部分　瑜伽调息法理论

第二部分　瑜伽调息艺术

第三部分　瑜伽调息技法

下卷

第一部分　自由和至福

推荐序一

艾扬格大师，我的瑜伽古鲁

耶胡迪·梅纽因

继为哈达瑜伽的体式练习部分做了明晰的总结之后，B.K.S. 艾扬格在本书中讲述了瑜伽调息法。调息法更为玄妙，它是气息的运动，这决定了地球上的所有生命。他的探索进入我们存在的更微妙层面。他为普通人写就的这本书，在某些方面比最优秀的医科学生们读的书更加全面，包含了更多信息、更多知识和更多智慧。因为**这本书是针对健康的医学，而不是针对疾病的医学，它是对精神、身体和心意的理解。它着眼于疗愈，同时，也让人精力充沛**。个体不仅仅获得身心健康，也会借强大的内心来面对整个人生历程。艾扬格先生按照古老的印度哲学教导我们，生命不仅是来自尘土、归于尘土的过程，更是从气到气的过程，正如通过火，物质被转化为热、光和明辉，从中我们获得了力量。但是，这力量不仅仅是物质的不同形态之间转化的力量，更是光和气与物质之间循环转化的力量。事实上，这整个转化过程就是爱因斯坦质能方程的体现，并被应用在人类这样一种生命形态之上。它不再意味着原子弹，原子的爆炸，或对物质的运用，而是人类与光和气同在的荣耀，能量之根源。

此书来源于印度古老经典，我相信它将为从针灸到按压、声音疗法及相互之间的功效互补等带来整合各种治疗实践的启发与指导。除此之外，本书还使我们尊重不曾重视的空气、水和光，没有它们，生命将无法存活。艾扬格先生，我的瑜伽古鲁，通过本书为西方人的生命增加了一个新的、更广大的维度，敦促我们与不同肤色、不同信仰的兄弟姐妹们合力共济，带着崇敬和远大目标，一道欢庆生命。

耶胡迪·梅纽因（Yehudi Menuhin）

世界著名小提琴演奏家、指挥家和作曲家

推荐序二

呼吸控制的科学与艺术

R. R. 迪瓦卡

瑜伽是人类生命的圆满体验，它是全人之学！

Jacques S. Masui

对于寻求瑜伽调息法的读者，《瑜伽之光》的作者艾扬格大师（Yogāchārya Śrī B. K. S. Iyengar），无须多言。在耶稣之前的数个世纪，帕坦伽利综合了瑜伽科学和艺术，始以道德和其他戒律，帮助我们获得身体和心理健康，提升潜能和净化身心灵。接着是姿势，即瑜伽体式（āsanas），通过神经生理系统和内分泌腺滋养习练者。艾扬格大师在《瑜伽之光》中非常透彻、具体地讨论了瑜伽体式，配有近600幅插图，犹如百科全书，具备无可比拟的广博、精确和清晰。《瑜伽之光》提供了完整的瑜伽理论，全面地讲解了体式，同时，简短地讨论了调息法。那本书由乔治·艾伦和安文有限公司（George Allen and Unwin，Ltd）出版，非常受欢迎，至今已再版多次，并且被翻译为多种语言，正作为一本习练指南，被全世界的瑜伽爱好者使用。

因受到自然和环境的牵引，艾扬格大师在向他的古鲁克里希那玛查雅（T. Krsnamāchārya）大师学习瑜伽时历经艰辛。艾扬格大师既是一位瑜伽老师，也是一位严厉的督促者。他宣讲、写作瑜伽时，语言仿佛是从他的极为丰富的、宝贵的个人经验中源源不断地流淌而出。去年夏天，在六十一岁生日之际，艾扬格大师和女儿吉塔（Geeta）、儿子普尚（Prashant）一起，在孟买做了场瑜伽体式的示范讲演，展示了他对身体每一根神经、每一块肌肉的高超的控制力。他众多的学生从国外赶来，见证了这场精彩的展示，并且好奇，艾扬格大师在这样的年纪，是如何获得如此强的柔韧性和活力的。于大师而言，体式轻而易举，不过例行常规而已。他的一个亲密的学生评价道，艾扬格大师已经通过“扭、绕、转、屈、挪、拉、伸”训练自己的身体达到随心所欲的境界，更别说还有更多其他技能！

自然而然，人们期待艾扬格大师能撰写一本同样详尽且富有指导意义的瑜伽调息书。**调息法，即呼吸控制的科学和艺术，是紧接体式后的步骤。**虽然瑜伽有各种流派，如哈达瑜伽（hatha yoga）、胜王瑜伽（rāja yoga）、智慧瑜伽（jñāna yoga）、昆达里尼瑜伽（kundalini yoga）、曼陀罗瑜伽（mantra yoga）、拉雅瑜伽（laya yoga）等，但是，通常而言，瑜伽本质上是一个科学、系统的学科（discipline），其目的在于成功地整合作为完整的人的所有能量与官能，达到与宇宙实相或神的至乐融合。调息法对上述诸瑜伽流派都很重要。所有瑜伽文献和世代的实践都证明了一个事实：呼吸控制是控制心意的一个重要因素。但是，呼吸控制不仅仅是深呼吸或通常的体育锻炼中的呼吸练习。**调息法要深入得多，不仅对身体、生理和神经的能量有影响，对心理和大脑活动也有影响**，例如记忆力和创造力的训练。本地治里（Pondicherry）的圣者和悟道者奥罗宾多大师（Śrī Aurobindo），曾经记录：调息练习后，他能创作并且记住200行诗，以前，12行也记不住。

最近几十年，经过实验证明，西方医学开始承认并且应用“自主呼吸”，发挥其促进健康和提振精神的功效。瑜伽中教学和习练调息法，挖掘出它无可非议的教育、调谐和灵性价值。弗拉德米尔·庇诗勒在《利他与灵性成长的形式和技法》（*The Forms and Techniques of Altruistic and Spiritual Growth*）一书的第14章说道，现代医学已经采纳了诸多来自东方的方法，并且研究了正确的自主呼吸的多重功效。他详细解说了自主呼吸的功效，不仅是对肺部的，而且是对人体的整个新陈代谢的功效。他把自主呼吸称作“呼吸疗法（spiro-therapy）”，认为它开启了医学、卫生和疗法的广阔新视野。在全书的末尾，他说，现代科学研究仅仅证实了东方圣者和哲学家的经验直觉。

调息法，作为瑜伽学的最基本要素之一，将在精神和灵性功效之外，为人类带来众多益处。但是，瑜伽的主要目标是自我实现，是小我与大我的结合。**调息练习意味着控制心意和人的全部意识，后者是所有认知和觉知的基础**。人包括身体和生命力，包括所有生理活动和心意。心意是我们所说的“自我（I）”的居所，以及围绕着“我”所进行的所有大脑活动。瑜伽旨在放空所有记忆、观念、感官冲动和欲望等意识的基本力量，并且努力觉知纯粹的意识，如同宇宙能量的一束火花，是至高智慧的自我意识的呈现。立志走瑜伽之路的人要做的第一件事，是停止把自己完全认同于身体—生活—心意的复合体，并且把这三个要素看成是超越自我的工具，如此才能使他的内在存在认同于纯净、无杂质的意识，而这种意识的本质是完全的宁静、和谐和富有创造力的喜悦。

所以，调息法在瑜伽中具有独特的含义和价值。普拉那（Prāna）的意思是气息、空气和生命力本身。但是在瑜伽中，普拉那［在人体内表现为五种，即命根气（prāna）、下行气（apāna）、遍行气（vyāna）、上行气（udāna）和平行气（samāna）］是有生命和无生命的世界中的能量本质，它遍布宇宙。**调息是人类通过特定的修习，去完全控制自身的能量的一种瑜伽方法。修习的目的不仅是健康、身体和生命力的平衡，还意味着整个神经系统的净化，能够更好地实现瑜伽士控制感官欲望的意志，使心意更精微敏锐地感知进化冲动（即内在神性）的召唤。**

调息法不常被当作一个单独的主题来对待。大多数的古代瑜伽文献，从帕坦伽利的著作开始，都把它当作瑜伽修习的一个本质组成部分。不过，近来已经有一些出版物单独讨论这个主题了，当然，与关于体式的纷繁书籍相比，数量还很少。根据毕生教学经验写就的涵盖瑜伽的所有方面的著作，则姗姗来迟，所以，每个热爱瑜伽的人都会对艾扬格大师的著作翘首以待。

当我拿起艾扬格大师的手稿，来写这篇序言时，我能看出，用英语为西方人书写这样一个主题的作品是一项极其困难和颇具挑战的任务。与其他作者不同，他是一位需要抚养妻儿的持家之人，他遵循传统，有自己的信仰，并且会引用圣歌和其他文献。在这里，我要声明，瑜伽不是任何一种需要神学或宗教仪式之部分。瑜伽没有种姓阶层。瑜伽是对全人类敞开的文化和心学，无关种姓、宗教、肤色、种族、性别或年龄。也许，唯一重要的前提是对自身意识潜力的信念，以及通过摸索意识的规律达到最高状态的追求。艾扬格大师的另一个有别正统的和突出的特点是，他不把家庭看作负担，也不把妻子看作瑜伽生活的障碍。他用故去的妻子 Shrimati Ramāmani 的名字为普纳的瑜伽学院命名，并且把这本书献给她。艾扬格大师用这些行动有力地证明了瑜伽是为了生活，而非远离生活，正如奥罗宾多大师所再三强调的。

鉴于原文是梵文，著述时的另一个难题是术语以及词语的使用。艾扬格大师已尽其所能在英文的遣词造句上确保语言的精确性，并尽量使表达忠于原文。他本人极其重视细节，除非读者能够理解他想传达给他们的信息，否则他绝不会满意。就拿“调息法”一词来说，其内涵如此繁复，以至于单用“呼吸控制”“自主呼吸”或“呼吸的科学”来表达都是不够的。比如，以上几个短语都不能表达屏息（kumbhaka）的概念，也不能表达以不同方式交替鼻孔吸气的意思，至于传达像乌伽依调息（ujjāyi）、清凉调息

（śeetali）之类不同的呼吸方式或它们与契合法（mūdras）及收束法（bandhas）配合进行的意思就更不可能了。艾扬格大师甚至对以拇指和其他手指按住鼻孔的正确姿势都做了详细的描述。这种遣词造句上的用心及带有图示说明的注意事项，都旨在以书面语言最大可能地指导那些有志于学习瑜伽调息艺术的人们。

如果缺乏专注（dhārana）、冥想（dhyāna）和三摩地（samādhi），那么瑜伽的科学与艺术就是不完整的，对此艾扬格大师谙熟于心。此三部分合称为总持［三耶摩（samyama）］，是瑜伽的皇冠。它指引练习者一步步超越感官和自我的束缚，从而将整体的存在逐渐蜕变成一个新的生命，一个带着纯净的喜悦、和谐与至上灵性连接的生命。因而，他在书中隐约地指示了什么是冥想。在结尾处，他给出了关于摊尸式（śavāsana）的一些提示：进入带着细微觉知的完全放松的状态。这部有关调息法的杰作以告诉读者真正放松的奥秘圆满收尾，从而使其能够为下一步最终上升到冥想和三摩地做好准备。让我们期待他的瑜伽三部曲——《瑜伽之光》《调息之光》和《冥想之光》的最终完成，艾扬格大师的人生将圆满，众生在通往灵性之巅的旅程中也将得到这三种光耀的指引。

R. R. 迪瓦卡（R. R. Diwakar）总编辑

1979年6月14日写于班加罗尔

作者自序

瑜伽呼吸之道

B.K.S. 艾扬格

我的第一本书——《瑜伽之光》赢得了众多学生的心，甚至完全改变了他们的人生历程，他们最初都是对这门高尚的艺术、科学与哲学仅仅怀有好奇心的人。我希望《调息之光》也能够提升他们的知识。

出于对帕坦伽利以及古印度那些发现瑜伽调息法的瑜伽行者们的尊重和敬仰，我在此与诸位分享其精髓之简洁、清晰、微妙、精良与完美。近年来，在我的瑜伽修习中，有一种新的内在觉知之光开始照耀着我，这是我在写作《瑜伽之光》时所不曾经历的。友人和学生们催促我把自身的经验和口头教学内容写下来，以便于深入阐述我在帮助学生精益求精地习练时的细致观察和思考。

许多西方学者已然接受人是身、心、灵三位一体的古老观念。各种体育、竞技和运动的技术被设计出来为人们的健康服务。它们被设计出来是为了满足人们身体层（annamaya kośa，营养层）的骨骼、关节、肌肉、组织、细胞及器官的需要。印度学者称其为“对物质的控制”。对此我已在《瑜伽之光》一书中予以充分的说明。直到最近，西方学者才意识到发源于印度的这种检验呼吸、血液循环、消化、新陈代谢、营养、内分泌和神经等系统的技术，其精微的方式被通称为“对生命能量层（prānamaya kośa，生理层）的控制”。

瑜伽知识是一个定则化了的体系，它奠定了自我实现的八个方面，分别是：禁制、劝制、体式、调息、制感、执持、冥想和三摩地。**本书的重点是调息法，旨在保持人体自主控制系统处于一种健康和完美的平衡状态。**

在我的家乡，当时还未有任何学者、圣徒或瑜伽行者来启蒙我的瑜伽学习。儿时的我身染多种疾病，正因为如此，拜命运所赐，1934年为了重获健康，我被引领到瑜伽之路上。此后，瑜伽便成为我的生命之道。尽管各种困难常常打断我的日常习练、钻研和体验，但是，瑜伽教给我守时和自律。

刚开始，调息法练习对我简直是一种折磨。对日常体位法练习的过分投入，使得我的身体内部在调息法开始的几分钟内就屡屡颤抖。每天清晨，我起床练习，控制气息、保持呼吸的节奏令我感到非常费力。我努力坚持，可是还没做完三四回合，就已经气喘吁吁了。这时，我会稍事休息，然后继续尝试，直到做不下去为止。我问自己为什么做不到，却找不到答案，也没有人指导我。虽然失败和错误多年困扰我的身心及自我，但我仍坚持不懈地提高标准。直至今日，我依然会每天拿出一小时练习调息法，但即便如此还是远远不够。

语言能够迷惑并吸引读者进入宗教实践（sādhana），使他认为自己理解了某种精神体验。阅读只能使他博学，而把所学付诸实践则使其更接近真理与明晰。事实上，真理与明晰即是纯净。当今是一个科学进步的时代，无数新词充斥着词典。作为一个纯粹的实修者（sādhaka）而非文字工作者，我不擅长舞文弄墨，在选择恰当的术语来写下我的想法时，我感到有些吃力。我只能尽己所能将我习练这门精妙艺术的经验体悟呈现给读者。

调息法是一个有着无限潜质的宏大主题。它探究身体和心灵的密切联系，因而是身心的科学。它看似简单易学，但一旦坐下来练习，练习者就会意识到这是一门高深的艺术，其中的奥妙鲜为人知，有待进一步发掘。在过去，瑜伽文献的作者更多关注调息法的效用而非实际做法。这或许是由于调息法过去一直被广泛习练而大多数人对它耳熟能详的缘故。作者们对调息法的功效的解释可以让大家了解他们的一些体验，但这些体验实际上是难以用语言表达的。

调息法中的许多动作极度微妙。例如，皮肤向相反的方向做微妙精确的运动看起来是不可能的，但却在瑜伽中得到发展。经过训练，皮肤能以这种方式运动，而这在调息法练习中发挥着重要作用。

因此，调息法在许多方面看来是一种主观的艺术。当这种技术被发挥到极致时，皮肤的运动就会与吸气、呼气和屏息同步，能量的流动能够达到和谐的状态。

现代科学已经借助电子仪器，证实了瑜伽行者直觉知识的有效性。调息法的效用是确切而非虚幻的。我坚信在不久的将来，客观知识（科学或实验）与主观知识（艺术或参与体验）将在调息法及其价值的研究中共同发挥作用。

由于科技的发展，现代生活中的竞争愈发激烈不休，给男人和女人都带来了越来越大的压力，想要维持一种平衡的生活已十分不易。影响神经及循环系统的焦虑和疾患与日俱增。在绝望中，人们借助于服用迷幻剂、吸烟、酗酒或者滥交来获得减压。这样做虽能使人暂时忘记自我，但烦恼并未根除，疾病也接踵而至。

只有调息法能够使人们从这些问题中真正解脱出来。但不是靠争论和商讨去学习，而是必须经由耐心和审慎的努力才能领会。调息法从使人们摆脱普通感冒、头痛或心理紊乱一类的症状开始，它是生命的长生不老丹。

本书分为上下两卷。上卷涵盖调息法的理论、艺术和技巧三个方面；下卷“自由和至福”是关于自我的调服（ātmā jaya），讨论了冥想和放松。

在上卷，我尝试把调息法与瑜伽的不同方面结合起来。**调息法是连接人类身体和灵魂的桥梁，是瑜伽之轮的中枢。**

我努力为读者呈现调息法的秘诀，以使他们能够最大可能地受益而不受疑虑和困惑所侵扰。我增加了表格以分析各种重要调息法的不同阶段。表格给出了具体的方法指导，以供参考，同时也使读者看到，这门高尚的艺术与科学可以衍生出无数的排列、组合。即使是缺乏经验的学习者，也可以独立练习而不必担心会有什么不良作用。表格中所含信息会使习练者保持谨慎且勇敢的态度。

在附录一中，我介绍了五个课程，它们由简入繁以方便练习者根据自身能力选择练习。如果所给标准无法按时完成，每一课程均可另延展数周。古鲁（大师）的当面指导对于调息法的学习至关重要，在本书中我已然抱着最谦卑谨慎的态度努力引导读者——无论教师还是学生，去安全地掌握这门修习艺术。

假如我的著作能够帮助人们达到身体的平安、内心的祥和和自我的宁静，我会很高兴。调息法是一个宏大的主题，鉴于我在这一领域知识所限，欢迎你为本书将来的再版提供建议。

《瑜伽皇冠之珠奥义书》（*Yogachūdāmani Upanisad*）一书中说过，调息法是一种高尚的知识（mahā vidyā）。它是通向成功、自由和至乐的高贵之路。

在开始练习之前，请反复阅读、领会并消化本书第一部分的内容。

我感谢我的古鲁——克里希那玛查雅大师对于本书的颂词。我对耶胡迪·梅纽因（Yehudi Menuhin）和迪瓦卡（R. R. Diwakar）先生为本书写的推荐序及给予的支持深表谢意。我要感谢我的孩子吉塔（Geeta）、普尚（Prashant）以及学生B. I. Taraporevala、M. T. Tijoriwala、S. N. Motivala、Dr B. Carruthers、MD、CM、FRCP，在本书的准备过程中付出了宝贵的时间，他们对书稿耐心地反复编辑，使它最终成书。感谢 Kumari Srimathi Rao 无数次地录入手稿。感谢 P. R. Shinde 先生为本书拍摄的大量照片以及 Robijn Ong 小姐所绘制的解剖图。

我向 Gerald Yorke 先生所给予的建设性建议和鼓励表示诚挚的谢意。假如没有他一直的引导，这本书不可能问世。我永远感谢他为精心编辑整本书稿所做的一切。

上卷

第一部分

瑜伽调息法理论

第 1 章

瑜伽是什么?

1. 无人知晓那永恒的原初的唯一不二的至高存在，也不知道这个世界是何时出现的。至上和自然在人类出现之前就存在了，但是，随着人的发展繁衍，人开始实现他的潜能，出现了文明。语言日益进化，至上（purusa）、自然（prakrti）、正法（dharma）和瑜伽（yoga）的概念形成了。

2. 这些概念非常难以用语言定义，所以每个人得切身解悟它们。当人被困在世俗之乐的藩篱中时，就会发现自己与神和自然分隔了。他在愉悦和痛苦、善良和邪恶、爱和恨、恒久和短暂的种种两极间苦苦挣扎。

3. 被困在矛盾对立中的人需要内在的至上。至上超越世俗，没有任何苦难，不受行动力和反应力的左右，并从喜悦与悲伤的体验中解脱出来。

4. 这引导人们去追寻那完美至上的最高的理想化身。被称为永恒存在（isvara）的主、众师之师，成了人们关心、专注和冥想的焦点。为此达至永恒存在的根本追索，人发展出一整套行为规范，使他可以与自然、他的同伴以及他自己和谐相处。

5. 人开始学习如何区分善良与邪恶、高尚与堕落、道德与不道德。接着，有了对法则（正法，dharma）或职责（the science of duty）的理解。拉达克里希南博士（Dr. S. Radhakrishnan）写道，不分种族、种姓、阶级和信仰，“正法提升、持续、支持”并引领人类过一种更高尚的生活。

6. 人意识到自己应该保持身体健康、强壮和洁净，才能遵循正法，并且体验自身内在的神性。印度的先知们把吠陀的精华灌注在奥义书（Upanisads）和精神洞见（Darsanas）中。这精神洞见（或称“六学派”）是：数论（sāmkhya）、瑜伽、正理（nyaya）、胜论（vaisesika）、前弥漫差（pūrva mīmāmsa）和后弥漫差（uttara mīmāmsa）。

7. 数论派认为万物皆由二十五精要元素（tattvas，谛）产生，但它没有认识到创造者（isvara）。瑜伽派认识到了创造者。正理派强调逻辑，通过推论和类比分析思想的规律，而至上的存在由推理得到证明。胜论派强调诸如空间、时间、因果和物质等概念，是正理派的补充，这一派也认可正理派的至上观。弥漫差由吠陀而来，包括两个派别：前弥漫差是关于一般的神祇的概念的，强调行动（karma）和仪式的重要性；后弥漫差基于吠陀经典接受至上的概念，不过特别强调智慧（jñāna）。

8. 瑜伽是个体自我（jīvātmā）与宇宙自我（paramātmā）的联结。数论哲学是理论性的，而瑜伽是实践性的。把数论和瑜伽结合起来，就为思想和生活提供了生动的阐释。知而不行抑或行而不知都无法真正对人有益。它们必须相互融合，所以，瑜伽和数论互为补充。

9. 依照《雅基纳瓦科亚本集》（*Yājñavalkya Smrti*），创造者梵天（Brahma）的化身金胎（Hiranyagarbha）最早宣讲瑜伽体系以实现身体健康、心意控制，获得平静。帕坦伽利在《瑜伽经》里第一次把瑜伽体系用文字的形式呈现出来，直截了当地、不隐晦地指明方法和目标。当瑜伽的八个分支被组合起来并加以修习时，瑜伽士将会超越他的身体、心意和自我，体会到与创造者的合一，达到完整瑜伽状态（三耶摩，samyama）。

10.《瑜伽经》由 195 条箴言组成，分成四章。第一章关于瑜伽的理论，它是为那些已经可以使心意达到平衡状态的人准备的，阐明他们该如何修习来持续不断地保持平衡。第二章讲解瑜伽术，把初学者带入瑜伽练习中。第三章关于内在修习和某些修习终会得到的特殊力量（siddhis）。第四章，也是最后一章，关于从这个世俗世界枷锁中解放出来、获得自由。

11.“瑜伽”这个词从梵文词根“yuj”衍生而出。“yuj”意为捆、连接、附上和遏制，集中注意力为冥想做好准备。因此，瑜伽是一门如何把不连贯的、散乱的心意变为沉思的、持续的心意的艺术。瑜伽是个体灵魂和神性的融合。

12. 自然给人类留下三种特性或德性(gunas), 即萨锤(sattva, 悦性)、罗遮(rajas, 变性)和答摩(tamas, 惰性)。人被置于时间之轮(kalachakra: kala= 时间, chakra= 轮)上, 就像陶匠轮子上的陶罐, 受三德相互交织的先决状态支配而塑造人和重塑人。

13. 人被赋予末那(心, manas)、智性(buddhi)和我慢(ahamkāra), 统称意识(chitta)。意识是思维、理解和行动的来源。生命之轮转动, 意识会经历五苦: 无知(avidyā)、自私(asmitā)、执取(rāga)、嗔恨(dvesa)和贪着(abhiniveśa)。五苦把意识置于五种状态下: 阴郁(mūdha)、颤动(ksipta)、不稳定(viksipta)、愚痴(ekāgra)和拘谨(niruddha)。意识如火, 欲望(vāsanas)如燃料, 没有燃料, 火就慢慢熄灭。在那纯粹的状态里, 意识成为觉悟之源。

14. 帕坦伽利将瑜伽的实现之路发展为八个阶段, 我们将在下一章中讨论。在迟钝状态中的意识在禁制(yama)、劝制(niyama)和体式(āsana)中被净化, 心也被刺激而活跃。体式(āsana)和调息法(pranāyāma)把摇摆的心带向稳定。调息和感官收摄(pratyāhāra)使意识专注、能量集中。接下来, 意识被禅定(dhyāna)和三摩地(samādhi)所约束。随着修习的深入, 瑜伽的更高阶段变成主导, 但是作为其基础的前面几个阶段不能被忽视或省略。

15. 灵性寻求者必须先领会他已知的身体、心意、智性和小我,才能探索未知的个体灵魂（ātmā，真我，原初能量，阿特曼）。当他全然领会了他的“已知”（身体、心意、智性、小我），并如同河流融入大海一样将它们融入“未知”（atman）时，在那一刻，他将体验到至高的喜乐（ānanda）。

16. 首先，瑜伽关注身体的健康、力量，并调服身体。接下来，瑜伽揭示身体和心意的差异。最终，它引领灵性寻求者走向和平安宁与无瑕的纯净。

17. 瑜伽系统地教授人完全而有效地探索自身内在的神性，使人从外在的肉体转向内在自我。他的修习从身体开始，到神经，再到感官。从感官，他进入控制情绪的心意；从心意，他探入指引推理的智性；从智性，他的瑜伽之路走向意志，再进入意识。最后的阶段是从意识到他的真我（ātmā）。

18. 因此，瑜伽带领修习者从无明走向知识，从黑暗走向光明，从死亡走向不朽。

第 2 章
瑜伽的步骤

1. 瑜伽包括八个步骤：禁制、劝制、体式、调息、制感、执持、冥想、三摩地。它们是整合的一体，出于方便，它们将各自独立地出现并加以对待。

2. 一棵树有树根、树干、枝丫、树叶、树皮、树液、花和果实。每一部分都是独立的个体，但是每一部分都不可能单独变成一棵树。瑜伽也是一样，八个步骤合在一起才是瑜伽。禁制（yama）包含的普遍性的行为准则是树根，劝制（niyama）代表的个人规范是树干。体式（āsana）像伸向四面八方的枝丫，调息（pranāyāma）为身体补充能量，就像树叶制造营养物质滋养整棵树。制感（pratyāhāra）阻止感官能量外流，就像树皮保护树免于腐烂。执持（dhāranā）是树液，令身体和心意坚实。禅定是花朵，结出三摩地的果实。如果果实是一棵树的最高成就，实现真我（atma dārsanā）也就是瑜伽修习的顶点。

3. 通过瑜伽的八个步骤，灵性寻求者渐渐真正理解自我。从熟悉的身体开始，他一步步地走向未知。从身体的皮肤出发，走向心意；再从心意，走向智性；再从智性，走向意志；再从意志，走向有分别的意识；再从有分别的意识，走向无分别的意识；最终到达真我。

禁制

4. 禁制是普遍的道德准则的总称。这些准则是永恒的，无关阶级、时间和地点。

这些伟大的誓言（mahāvratas）包括非暴力、真实、不偷盗、节欲、不贪婪。非暴力指在思想上或行动上不施行任何肉体或精神的伤害。当仇恨和敌意被摒弃，博爱便会长存。瑜伽士实事求是，对自己全然诚实，他的任何想法和语言都是真实的。他控制并降低自己的欲求，因此他无须偷盗也会富有，无须要求也有所得。无论是想象还是现实，一切层面的性行为都有所节制。这条戒律唤醒修习者的男性能量以及在万事万物中得见神性的能力。一个人不应该对生活必需品以外的事物有所渴望，因为贪婪紧随欲望而至。无法满足的贪婪带来悔恨，当欲望扩张的时候，正确的行为将被破坏。

劝制

5. 劝制是自我净化的规则，即纯净、知足、苦修、研读经典、把每个行动都献给大自在（神）。瑜伽士知道他的身体和感官易受欲望的引诱，使心意偏离正途，所以他遵守戒律。纯净分为内在与外在两个方面，都必须悉心培养。后者指的是行为和习惯的纯净，个人和周围环境的清洁。前者是脱离六种恶力的根基，即冲动、愤怒、贪婪、愚痴、骄傲及恶意与嫉妒。消除六种恶力需要建立积极良善的思想，并向神性迈进。知足能减少欲望，令人喜悦并且拥有平衡的心意。苦修规训人的身体，令人能承受困苦和磨难，从而把心导向内在的真我。研读经典，在这里指的是自我教育、寻求真理和实现自我。最终，要把我们的一切行动献给大自在（神），在他的意志下彻底臣服。总之，劝制是一种美德，可以平复波动的心念，令灵性寻求者的内在和四周趋于平和与安宁。

体式

6. 在讨论体式之前，要先理解原人（purusa，观照者）和原质（prakrti）。观照者（字面意思为“人”）指宇宙的精神要素，自身不具备任何行为能力，却可以激发并驱动原质（prakrti 或生产者）。通过原质的三种性质和进化力量（gunas），生出智（buddhi）和末那（manas，心）。

无限的、无始无终的观照者和原质共同创造出物质世界的行为活动。原质包括五种元素：地（prthvi）、水（ap）、火（tejas）、风（vāyu）、空（ākāśa）。它们的五个对应元素（tanmātras）

是：气（gandha）、味（rasa）、形（rūpa）、触（sparśa）和声（śabda）。五种元素和对应元素与原质的三种性质［悦性（sattva）、变性（rajas）、惰性（tamas）］和进化力量（gunas）结合，形成宇宙智慧（mahat，大）。小我或自我（ahamkāra）、智性（buddhi）和末那（manas，心）构成意识（chitta）——即宇宙智慧（mahat）的个体呈现。宇宙智慧是未成形自然或造物法则的原始瑰宝，物质世界的所有实象由其发展而来。感觉器官（jñānendriyas）包括五种：耳朵、鼻子、舌头、眼睛和皮肤；五种行动器官是：腿、手臂、口、排泄器官和生殖器官。原质、五大元素及其五大对应元素、自我、智性、末那、五种感觉器官、五种行动器官和观照者构成数论哲学的二十五谛（tattvas）。巧妇难为无米之炊，如果没有观照者的原初之力（primeval force），创造就不会发生，也就不会存在物质世界的二十五谛。可以说，所有存在都建立在观照者和原质的基础之上。

7. 生命由肉体、感觉器官、行动器官、末那、智性、自我和灵魂构成。末那是无形的，我们也觉察不到。自我通过末那和肉体来满足渴望和追求愉悦，末那充当自我的一面镜子，而肉体则是享受和达到满足的工具。

8. 根据印度医学阿育吠陀（Āyurveda），身体由七大支柱（dhātus，达特）和三种体液（dosas）构成。七大支柱支撑身体，故得其名，它们是：乳糜、血液、肌肉、脂肪、骨骼、骨髓和精液。

它们起到免疫作用，防止感染和疾病。

9. 胃液消化食物，制造了乳糜；血液供养肌肉并且修复整个身体；肌肉保护骨骼，制造脂肪；脂肪在体内起润滑作用并稳固身体；骨骼支撑身体并制造骨髓；骨髓带来力量，并且制造精液。精液不仅用于生殖，根据古代文献，它还以某种生命能量的形式在身体的精微层面流动。

10. 三种体液包括风（vāta）、胆汁（pitta）和黏液（śleṣma）。当三者平衡时，人就处于完美的健康状态；若不平衡，就会患病。精微的生命能量被称作“风”，它推动呼吸、动作、行动、排泄和生殖。它协调身体不同部分的机能的发挥。胆汁引起口渴和饥饿，它消化食物，把食物转化成血液，保持体温恒定。黏液润滑关节和肌肉，促进伤口愈合。固态、液态或气态的废物（mala）必须被排出体外，否则疾病就会侵入，破坏三种体液的平衡。

五鞘（kośas，鞘）

11. 根据吠檀多哲学，有三身（śarīra）包裹着人的灵魂，它们又包括五个互相渗透、互相依赖的鞘。

三身是：（1）粗钝身（sthūla），对应人体的解剖鞘；（2）精微身（sūkṣma），包括能量鞘（prāṇamaya）、心理鞘（manomaya）和智性鞘（vijñānamaya）；（3）因果身（kāraṇa），即灵性鞘。

能量鞘包括呼吸系统、循环系统、消化系统、神经系统、内分泌系统、排泄系统和生殖系统。心理鞘影响人从客观经验得来的意识、感觉和动机。智性鞘影响人的推理、判断等主观经验。

因果身是灵性鞘或喜乐鞘（ānandamaya kośa）。当灵性寻求者从深沉舒畅的睡眠中醒来时，以及当他完全融入他的冥想对象时，他就能体验到喜乐鞘的存在。

皮肤装着所有的鞘和身。它应该保持稳定结实，并且敏感到能察觉微小的动作。从皮肤到内在真我，所有的鞘都是相互融通的。

人生目标（puruṣārthas）

12. 人生有四重目标：正法（dharma）、成就（artha）、享受（kāma）和解脱（moksa）。没有正法和伦理规范，灵性成长就无从谈起。

（1）成就的意思是为了个人独立和追求更好的生活而积累财富。财富不能提供源源不断的快乐，但是，一个营养不良的身体是烦恼和疾病的温床。

（2）享受指的是生活中的享受，它也在很大程度上依赖一个健康的身体。正如《卡陀奥义书》（*Kathopanisad*）所说，虚弱的人是不可能体验到真我的。

（3）解脱。觉悟的人认识到权力、愉悦、财富和知识都将逝去，也带不来自由。他争取超越悦性、变性和惰性的状态，从而脱离三德转化力量的束缚。

13. 身体是梵（Brahman）的居所。它在人实现四重目标的过程中起着至关重要的作用。圣哲们知道，虽然身体会老朽，但它是人实现自我的工具，因此，它必须被好好保养。

14. 体式净化身体和心意，还有预防和治疗的功效。种类繁多的体式可以满足人体的肌肉、消化、循环、腺体、神经等各种系统的健康需要。

体式能引起从身体到灵性的各个层面的变化。所谓健康，即是身体、心意和灵魂的微妙平衡状态。通过练习体式，灵性寻求者的身体的障碍和精神的干扰被消除了，从而打开灵性成长的大门。

体式带来健康、美丽、力量、稳定、轻盈、清晰的语言表达、镇静的神经和快乐的性情。可以把体式练习比作杧果树的生长。如果树茁壮成长，那么果实将体现它的精华。同样，灵性寻求者的精神觉醒是体式练习的精华。他将摆脱遍在的二元对立。

15. 有一个常见的误解认为从瑜伽修行的一开始，就要一起练习体式和调息法。根据我的经验，如果一个新手正努力把体式尽量做好，他便不可能同时专注在呼吸上。否则，他将失去平衡和体式的深度。请先在体式上稳定、静止，再把节奏性的呼吸技法引入。身体动作的程度随着不同的体式而有所不同。体式上身体的动作幅度越小，肺组织内的空间就越小，呼吸也将更短促。体式中身体的动作幅度越大，肺部的扩张就越大，呼吸也将更深。当瑜伽调息法和体式结合起来，完美的体式应该不被打扰。所以，除非已经掌握体式，否则不要尝试调息法。练习者将很快发现，体式练好了，自然就开始调息了。

调息

16. 调息指有意识地延长吸气、屏息和呼气。吸气时以呼吸的方式接收原初能量（ātmā），屏息时品尝这能量，呼气时所有思想和情绪随着呼吸被清空——当肺是空的，个体的能量（即小我）将归顺于原初能量。

练习瑜伽调息法，能够培养我们稳定的心意、强大的意志力和全面的判断力。

制感（pratyāhāra）

17. 这个修习能把心意和感官置于控制之下。心意有双重角色，它一方面追求感官的满足，另一方面要和真我（the self）结合。制感令感官宁静，并把它们带向内在，指引灵性寻求者走向神性。

执持、冥想和三摩地（dhāraṇā, dhyāna and samādhi）

18. 执持即专注在一点，或全然集中在正在做的事上，心思保持不动。它激励内在意识去整合不断流动的智性，并且释放所有压力。长时间的执持即成为冥想，冥想是一个必须亲身体会才能理解的状态。

19. 长时间不受干扰地停留于冥想的状态即为三摩地，至此修习者的小我与冥想对象融为一体。

20. 在三摩地的状态中，修习者不再对自己的身体、呼吸、心念、智性和自我有任何知觉，永存于宁静之中。在这样的状态下，修习者的智慧、纯净与简洁、谦逊相互交融，照耀前方。他不仅自身达到了开悟的状态，而且也会给向他寻求真理的追随者带来光明。

21. 禁制、劝制、体式和调息是行动瑜伽（karma yoga）的根本组成部分。这些练习使身体和心意保持健康，用来做所有令人至上喜悦的事。调息、制感和执持是智慧瑜伽（jñāna yoga）的一部分。冥想和三摩地帮助灵性寻求者把身、心、智汇入真我的大海之中，这便是奉献和爱的瑜伽（bhakti，虔信瑜伽）。

22. 智慧瑜伽、行动瑜伽和虔信瑜伽这三条支流抛却各自的分别，一起汇入瑜伽之河中。所以，瑜伽之路将所有的修习者，无论是抑郁的还是拘谨的，都带向自由和至福。

第 3 章

普拉那和瑜伽调息法

1. 把普拉那（prāṇa）解释清楚，就像要把神解释清楚一样，十分困难。普拉那是贯穿于宇宙中一切事物的能量。它同时是物理的、心意的、智性的、性力的、灵性的和宇宙的能量。所有的振动能量都是普拉那。所有物理能量也是普拉那，如热、光、重力、磁力和电力。它是一切事物中隐藏的潜能，当危险来临时会发挥到极致。它是所有运动发生的最主要推动力。它能创造、保护，也能毁灭。元气、力气、生命力、生命和灵魂都是普拉那的表现形式。

2. 根据奥义书，普拉那是生命和意识的精要。它和真我（ātmā）等同。普拉那是宇宙中一切生命的气息。它们从普拉那而生，靠普拉那而活，死亡时个体的气息汇入宇宙的气息之中。普拉那是生命之轮的毂。所有的一切都建立于它之中。它渗透在太阳、云朵、息风（vāyus）、地（prthvi）和一切物质形式之中。它是存在（sat），也是非存在（asat）。它是全部知识的源泉。它是数论哲学中的宇宙人格（the purusa）。所以，瑜伽士在普拉那的庇护中。

3. 普拉那常被翻译为呼吸，其实这只是它在人体中的众多体现之一。如果呼吸停止，生命也就停止了。印度的圣人们知道人体的所有功能都是由五种生命之气（prāna–vāyus）推动的。它们是：命根气（prāna，狭义）、下行气（apāna）、平行气（samāna）、上行气（udāna）和遍行气（vyāna）。它们是作为一切事物的原初存在准则的宇宙生命力（活力风）的具体体现。神是唯一的，但是明智的人用不同的名字称呼他，普拉那也是如此。

4. 命根气在人的胸部区域移动，控制呼吸。它吸收空气中的生命能量。下行气在下腹区域移动，控制尿、精液和粪便的排泄。平行气点燃胃火，促进消化，使腹部脏器的机能调和，整合人的整个粗身。上行气流经咽喉，驾驭声带，控制空气与食物的摄入。遍行气贯穿全身，通过动脉、静脉和神经把从食物和呼吸中获得的能量输送到全身。

5. 在瑜伽调息法里，命根气在吸气时活动，下行气在呼气时活动。上行气使能量从脊柱下部上升到脑部。遍行气起转化能量的媒介作用，对于命根气和下行气的活动来说，它是不可或缺的。

6. 还有五种次级的普拉那（upaprānas 或 upavāyus），即纳伽（nāga）、克尔玛（kūrma）、克里卡拉（krkara）、迪瓦达塔（devadatta）和达喃伽雅（dhanamjaya）。纳伽通过打嗝来消除腹部所受的压力；克尔玛控制眼皮的活动，阻止异物进入眼睛，它还控制瞳孔的大小，防止强光刺激眼球；克里卡拉通过打喷嚏和咳嗽防止异物顺着鼻道进入喉咙；迪瓦达塔引起哈欠，招致睡眠；达喃伽雅制造黏液，滋养身体，即便死后也留在体内，有时令尸体胀大。

7. 根据阿育吠陀，瓦塔（vāta）是人的三种体液之一，是普拉那的另一个名字。《遮罗迦本集》（*Charaka Samhitā*）对瓦塔的解释和瑜伽典籍中对生命之气的解释一样。生命之气的运转只能通过内部能量推动的肺部运动被感知，也就是呼吸。

意识和普拉那

8. 意识和普拉那从不分离。意识在哪儿，普拉那就聚集在哪儿；普拉那在哪儿，意识就聚集在哪儿。意识像一辆战车，由两股力量推动，普拉那和欲望（vāsanā）谁更强大，意识就顺着它的方向行动。打到地上的球会弹起来，修习者也会因普拉那和意识的运动而反应。如果普拉那占优势，欲望就被控制着，感官平稳，心意平静；如果欲望之力更强，呼吸变得紊乱，心意就会不安起来。

9. 在《哈达瑜伽之光》第三章，斯瓦特玛拉摩（Swātmārāma）告诉我们，只要呼吸和普拉那平静，意识就会稳定，精液也不会流出。长此以往，修习者的精力将用来追求高尚的目标。他的性能量得到提升，他的意识融入宇宙的纯净意识之中，达到精气上行（ūrdhva-retas）的状态。

瑜伽调息法

10. 普拉那的含义包括呼吸、生命、生命力、能量和力气。复数的普拉那指的是生命之气或能量流（prāna–vāyus）。阿亚玛（Āyāma）的意思是伸展、延伸、扩展、长度、呼吸、校准、延长、限制和控制。所以，调息法就是延长呼吸、控制呼吸的意思。《希瓦本集》（*Śiva Samhitā*）把调息法叫作气息的修习（vāyusādhana）。帕坦伽利的《瑜伽经》（第二章，第49～51节）把调息法形容为：在稳定的姿势中有控制地吸气和呼气。

11. 瑜伽调息法是一门艺术，有各种技巧来让呼吸器官有意识地、有节奏地、强烈地运动和扩张。它由深长、持续、微妙的吸气（pūraka）、呼气（rechaka）和屏息（kumbhaka）组成。吸气令呼吸系统得到刺激，呼气把浊气和毒素排出体外，屏息把能量分配到全身。呼吸时肺部和肋腔要做横向扩展（dairghya）、纵向上升（āroha）和圆形伸展（viśālata）。调息法的具体过程和技巧将在后文详细讲解。

调息法的训练有助于意识保持专注，令修习者身体健康、长寿。

12. 瑜伽调息法和平时无意识的、习惯性的呼吸不同。修习者大量吸入氧气时，微妙的化学反应在体内发生。瑜伽体式的练习清除普拉那流动的障碍，瑜伽调息法调节普拉那在全身的流动，它还规范修习者所有的思想、欲望和行动，使习练者心神安宁，获得驾驭自己所需的强大意志力。

第 4 章
瑜伽调息法和呼吸系统

呼吸在，生命就在。

呼吸停止，生命也就结束了。

所以，调理你的呼吸。

（《哈达瑜伽之光》第二章第三节）

1. 普通人平时每次大约吸入 500 立方厘米的空气，深吸气时，吸入量可以达到平时的 6 倍之多，也就是 3 000 立方厘米。人与人的体质不同，吸气量也因人而异。练习瑜伽调息法能增强习练者的肺功能，使肺获得最佳通气量。

2.《哈达瑜伽之光》第二章讲解瑜伽调息法。前三节经文是:“扎扎实实地投入体式的练习，并且能够控制感官之后，瑜伽士应该在上师的教导下练习调息法，并且要适量地吃有营养的食物。呼吸的紊乱会导致意识的波动，反之，如果呼吸稳定，意识也会稳定。

为了达到稳定，瑜伽习练者要控制他的呼吸。呼吸在，生命就在。呼吸停止，生命也就结束了。所以，调理你的呼吸。”

3. 练习瑜伽调息法有助于清洁纳迪（nādīs），即在身体精微层面的能量流通管道。全身有数千根纳迪，大部分源于心脏和肚脐区域。调息法维护纳迪的健康状态，预防其变质，并能够改变习练者的心态。原因在于：调息法中的呼吸由位于身体两侧的骨盆附近的横膈膜底开始，而靠近胸侧的横膈膜及颈部的辅助呼吸肌便放松了，脸部肌肉也随之放松；当脸部肌肉放松了，感觉器官即眼睛、耳朵、鼻子、舌头和皮肤的紧张便消除了；习练者的大脑也随之松弛下来，从而获得专注力、镇定和安宁。

为什么有如此多的瑜伽调息法？

4. 瑜伽包括数量繁多的体式，锻炼人体的肌肉、神经、器官、腺体等各个部分，使整个机体健康、协调地工作。人们所处的环境、体质、脾气、身体状况和精神状况各不相同，不同的体式帮助人们在不同的条件下应对疾病，促进健康。同样地，多种多样的瑜伽调息法可以满足习练者不同的生理、心理、智性和灵性的需求。

瑜伽调息法的四个阶段

5.《希瓦本集》第三章讨论了瑜伽调息法的四个阶段。它们是：初学（ārambha）、致力（ghata）、密知（parichaya）和成就（nispatti）。

6. 在开始阶段，修习者对调息法的兴趣被唤醒。他急于求成，用力过度，身体颤抖、流汗。当他通过坚持练习，最终颤抖和流汗停止的时候，修习者便进入第二个阶段——致力。ghata是水壶的意思，身体就像一个用泥土做的壶，如果未经烧制，就很容易被损坏，所以要在调息之火中煅烧，以求稳定。在这个阶段，人的五鞘和三身得到整合。经过整合，修习者获得了密知（parichaya），真正理解瑜伽调息法和自我，这些知识进一步使他能控制自身的三德（gunas），并且认识到自己行动的原因。从第三个阶段，修习者迈向最终的成就（nispatti）。他辛勤努力，开花结果，行动的种子燃烧殆尽。他跨越了三德的阻碍，成为德性超越者（gunatita）。对至高灵性的认识令他的生命成为无限的自由，品尝至高无上的喜悦（ānanda）。

呼吸系统

7. 读者若想更清晰地了解瑜伽调息法对身体的功效，必须学习呼吸系统的构造，如图一所示：

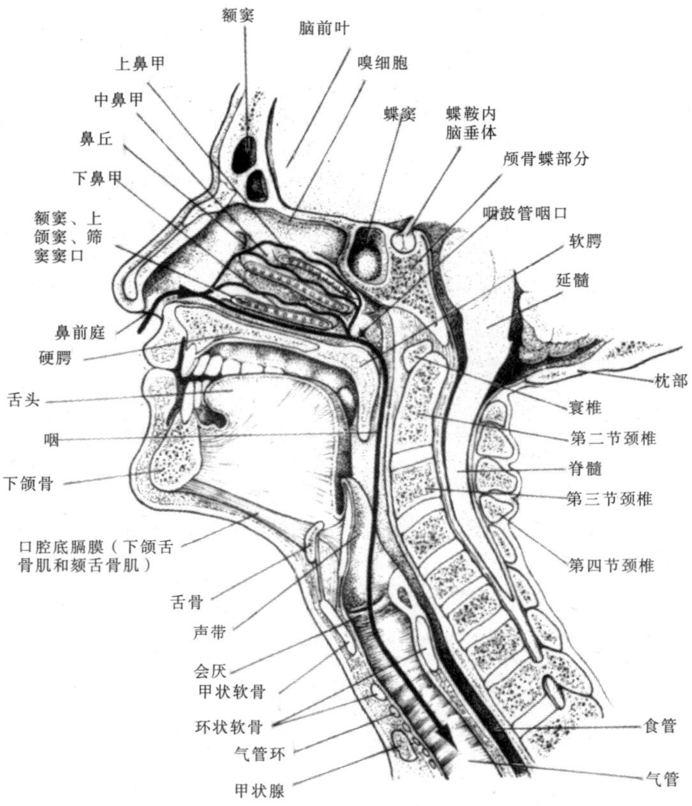

图一　吸气时空气流经鼻、咽、喉和气管

8. 人体所需的能量大部分是由氧气和葡萄糖提供的。净化排泄过程的含义为当葡萄糖和氧气一起在呼吸的过程中滋养身体细胞时，氧化身体中的代谢废物。

9. 调息法的目标是使呼吸系统的功能处于最佳状态，与此同时，循环系统也将得到自动改善。如果循环系统不好，消化和排泄不可能顺利，渐渐累积的毒素将诱发疾病，生病甚至会成为生活的常态。

10. 呼吸系统是通向身体、意识和智性净化过程的大门，而调息法就是这扇大门的钥匙。

11. 从单细胞的阿米巴变形虫到人类，一切生物的生命形式都离不开呼吸。即使没有食物和水，人也能活几天，可是一旦呼吸停止，生命就立刻结束。《唱赞奥义书》（*Chāndogyopanisad*）中写道："就像辐条紧紧抓住车毂，生命的一切都系在呼吸上。呼吸使生命活起来。呼吸是每个人的父亲，是每个人的母亲，是每个人的兄弟，是每个人的姐妹，而且是每个人的上师，是梵。确定无疑地，一个看到并且领悟了这一点的人会变成一个出色的讲述者。"[拉达克利希南（S. Radhakrishnan）的《主要奥义书》（VII, 15, 1～4）]

12.《考史多启奥义书》（*Kausītakī Upanisad*）中写道："丧失语言能力，人也能活，因为我们知道有些人是哑巴；没有视力，人也能活，我们知道有些人是瞎子；丧失听力，人也能活，如那些聋子；没有心意，人也能活，如那些傻子。支撑并且提升我们的身体和生命的是呼吸灵性，一切都由呼吸灵性而来。呼吸灵性是什么？是智慧的自我。智慧的自我是什么？是呼吸灵性。两者一同居住在身体内，也会一同离开。"[拉达克利希南的《主要奥义书》（III, 3）]

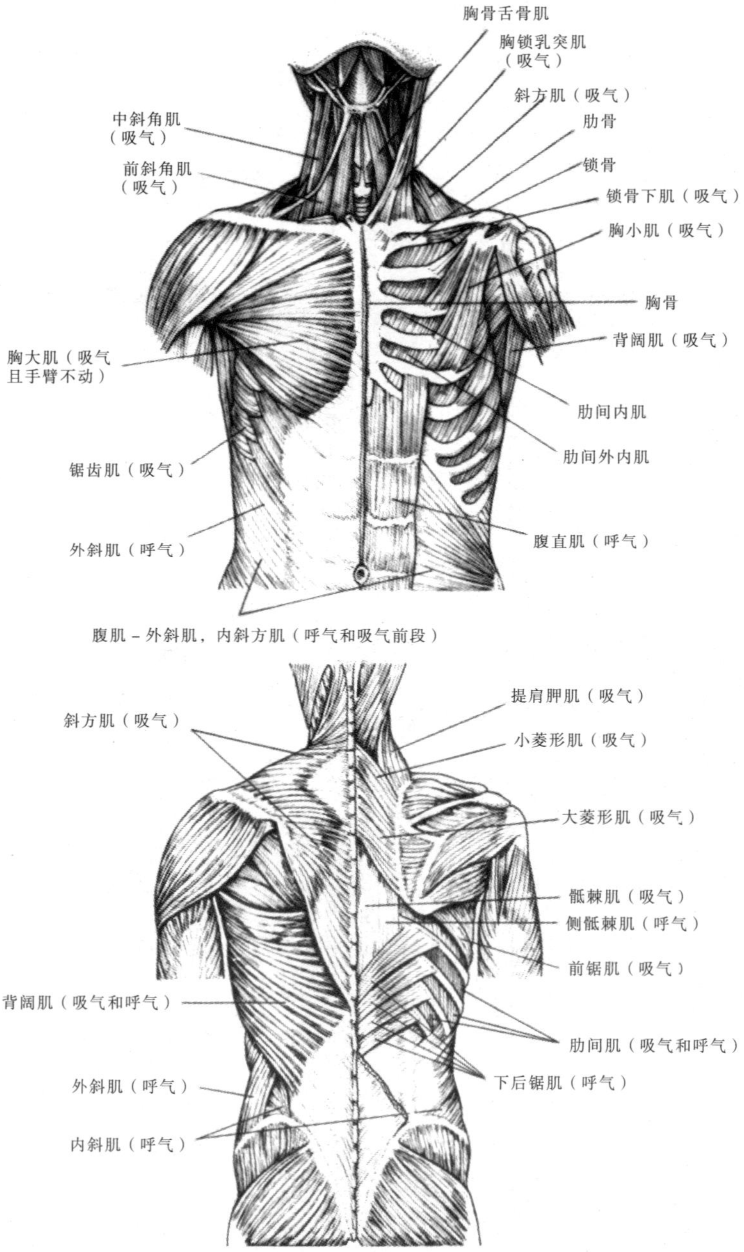

图二与图三　呼吸用到的躯干前侧和后侧的肌肉

13. 当胎儿离开母体，成为独立的生命后，呼吸开始了，一直到生命结束。胎儿在子宫里时，通过母亲的血液获得氧气，肺部无须工作。一旦孩子出世，生命中的第一次呼吸便在大脑的指令下发生。

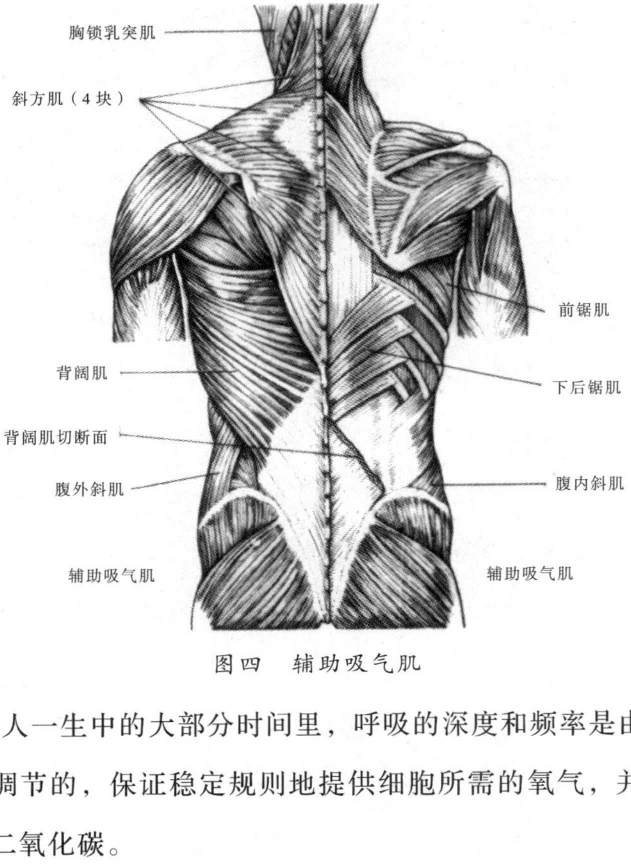

图四　辅助吸气肌

14. 人一生中的大部分时间里，呼吸的深度和频率是由神经系统自发调节的，保证稳定规则地提供细胞所需的氧气，并且排出累积的二氧化碳。

15. 大部分人认为呼吸是不可控的，因为它是自然而然发生的。这是错误的观点。通过对肺脏和神经系统进行努力训练，人可以改变呼吸的速度、深度和质量，使呼吸更有效率。优秀的运动员、登山者和瑜伽士的肺活量比普通人大得多，拥有非同寻常的成就。更好的呼吸意味着品尝更健康、更优质的生活。

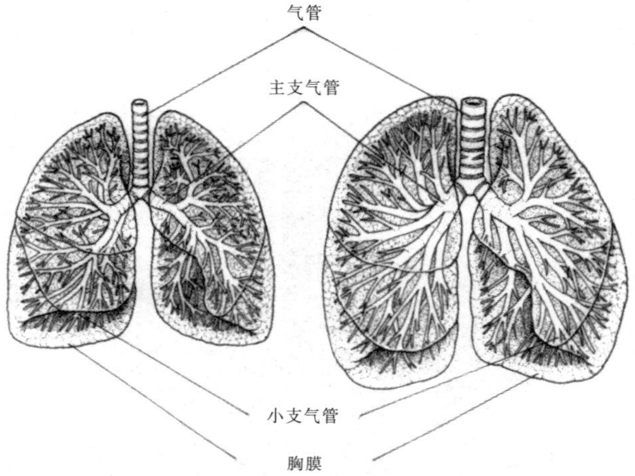

图五　肺：左图 呼气后　右图 吸气后

16. 一般情况下，肺每分钟扩张16～18次，通过在呼吸道内的气体交换过程，吸入含有氧气的新鲜空气，排出含有二氧化碳的废气。肋腔和横膈膜的运动使柔软的蜂巢状的肺有节奏地扩张，而肋腔和横膈膜是被大脑的呼吸中枢发出的命令轮流催动的，也就是说，大脑通过神经来控制相关的肌肉。大脑是指挥呼吸和心意功能（思想、意志和意识）的总司令。

17. 一个呼吸回合包括三个部分：吸气、呼气、屏息。

吸气是积极主动地扩张胸部使肺部充满新鲜空气的过程。呼气是富有弹性的胸廓自然被动地回缩，排出废气，清空肺部。屏息是每个吸气和呼气后的停顿。这三者构成一个呼吸回合。

呼吸影响心率。延长屏息会伴随着心跳的减慢，从而给心肌更多休息。

18. 呼吸可以分为四类。

(1) 高位呼吸或锁骨呼吸：主要由颈部的肌肉带动上肺部的呼吸。

(2) 中位呼吸或肋间呼吸：只有中肺部被激活的呼吸。

(3) 低位呼吸或横膈膜呼吸：主要是下肺部被激活，上部和中部较少参与的呼吸。

(4) 完全呼吸或调息中的呼吸：肺的所有区域都被调动并发挥其最大能力的呼吸。

调息吸气时，直到腹前壁和腹侧壁的肌肉有意识地收缩之前，横膈膜应一直保持收缩状态。这些腹部肌肉上连肋骨下接骨盆，交织铺陈。吸气使得起于下肋骨缘的穹窿形横膈膜稳定地向下沉，同时，腹部内脏被推压，胸腔空间增加。通过降低中心，横膈膜准备好了进行最大限度、最大效度的收缩。这使得下肋腔上升时的抬高与扩张干扰最小化。横膈膜垂直上拉，随后激活肋间肌，使得圆规脚似的浮肋运动以及像桶把的每一条肋骨运动得到完全展开，以脊柱为源头的整个胸腔像圆周一般充分扩张。最后，最上部的肋间肌肉，以及连接上肋、胸骨和锁骨到颈部和颅骨的肌肉收缩，使肺的上部充满空气，接下来，已经扩张的胸腔进一步向前、向上和向两侧扩展。

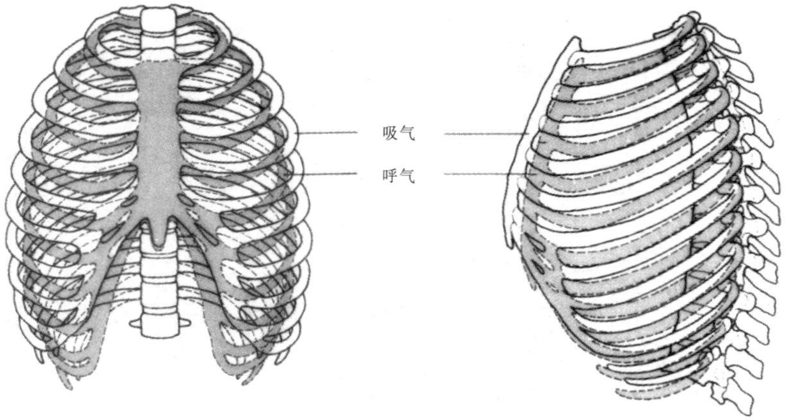

图六与图七　左：胸腔（正面）右：胸腔（侧面）

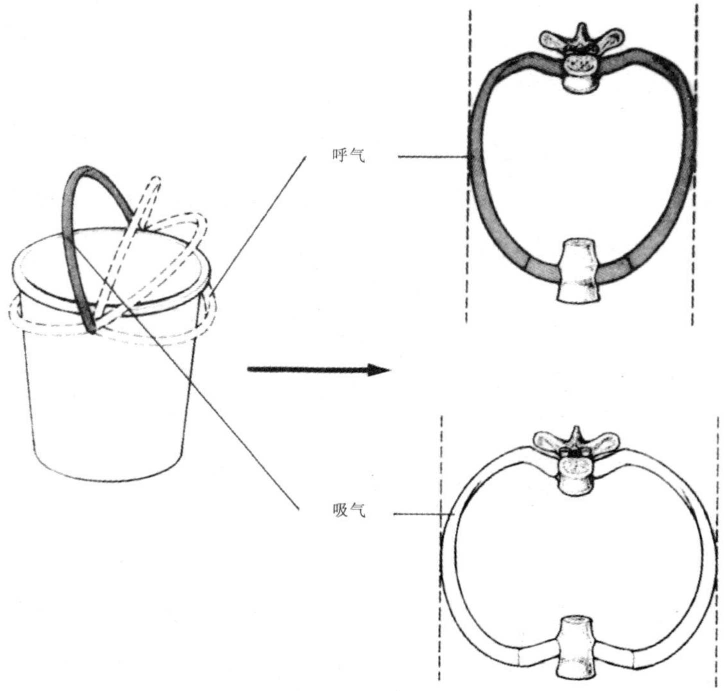

图八　肋骨的运动

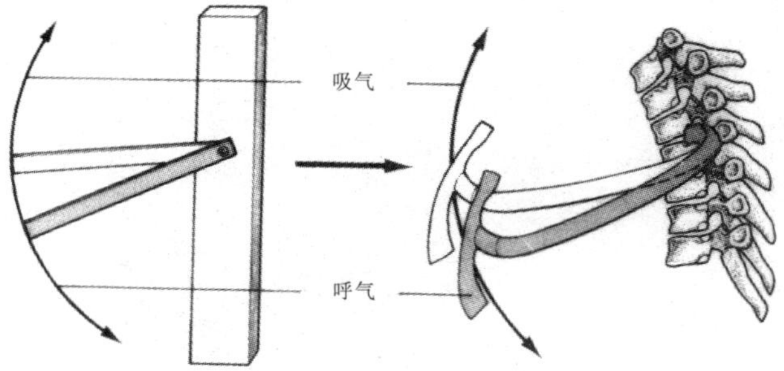

图九　肋骨的轴式运动

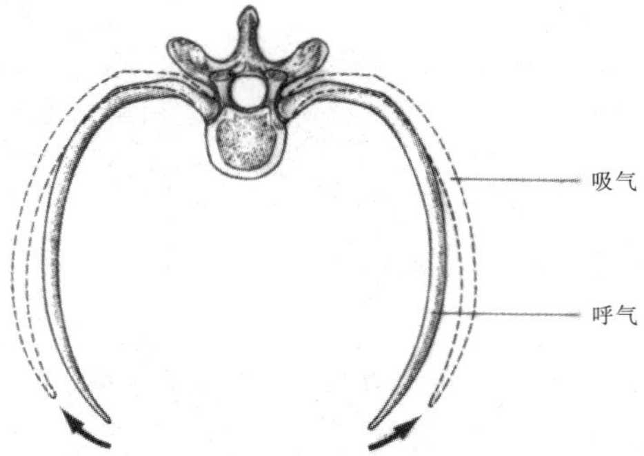

图十　浮肋的钳式运动

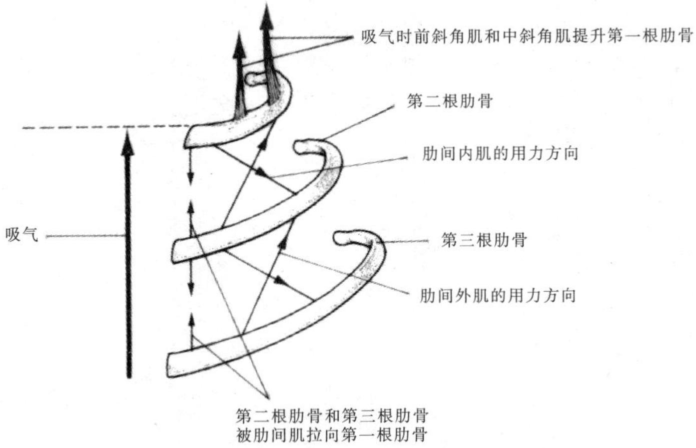

图十一　吸气时胸腔前壁的上升运动

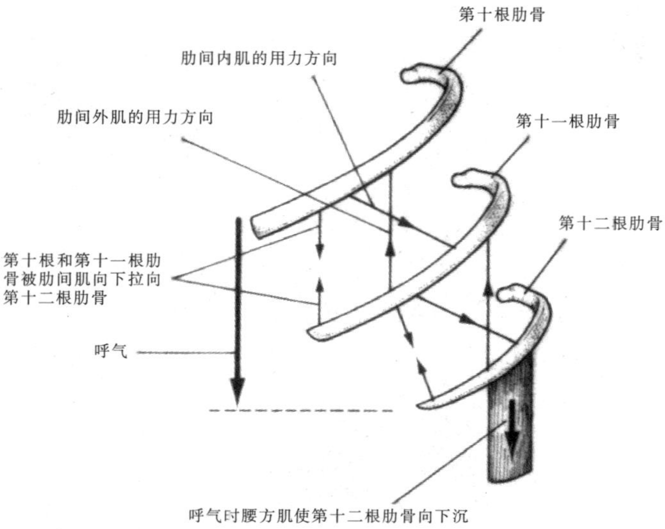

图十二　呼气时下胸壁的下沉运动

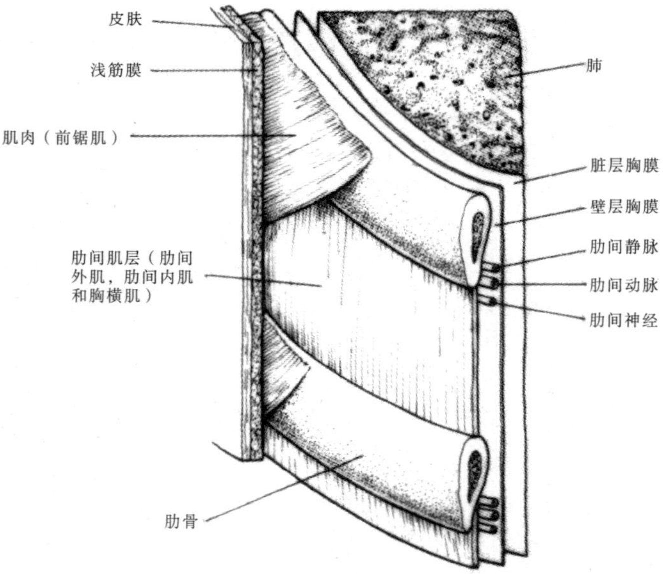

图十三　胸壁的结构

19. 腹部、胸壁和颈部每一步的运动都为下一步做好了准备，一系列的动作使肺部最大限度地扩张，创造空间，使吸入的空气可以到达两肺的每一个角落。

20. 习练者必须首先把身体—意识的觉察力准确、巧妙地导向下腹前壁，恰好在骨盆的上方。要做到这一点，他必须把下腹部往脊柱的方向移动，对着横膈膜，就像从按摩皮肤到按摩肌肉，再到按摩内部器官。这种有意识的、主动的腹部收缩伴随着可见的腹部从皮肤到深层组织的运动，而且是可以被意识控制的。接下来，习练者要专注于扩展胸部的两侧和后侧的区域。下胸壁上提会同时扩展上胸部的皮肤和肌肉。随着吸气的完成，横膈膜放松，渐渐恢复半球形。呼气的开始阶段，横膈膜再次向上，使富有弹性的肺部能顺利地慢慢开始弹回。

21. 吸入的氧气渗入微小的囊泡（肺泡）中，肺泡是构成肺的基本单位。肺泡四周的膜把氧气传送到血管中，还把血液中的二氧化碳送到肺部，再通过呼气排出。带着新鲜氧气的血液由动脉从左心房送往全身的每一个角落，补充生命所需的氧气。体内排出的废物（主要是二氧化碳）由静脉输送到右心房，再从右心房带往肺部排出体外。一般情况下，心脏以每分钟 70 次的频率往全身泵血。所以，要想恰当地呼吸，我们需要身体所有相关部分的协同合作，包括总闸或调度室（神经系统）、风箱（肺）、泵（心脏）和管道系统（动脉和静脉），除此之外，还有作为引擎的肋腔和横膈膜。

胸

22. 胸廓是一个腔体，由肋骨构成，也是心脏和肺部的所在地。它的形状像一个被截去尖端的圆锥体，上窄下宽。上部被连着锁骨的颈部的肌肉封住，气管从喉咙通过胸廓到达肺部。这个被截短了的圆锥体的前面稍稍比背面平一些。胸腔骨骼包括位于背部中线的脊柱胸椎部分和前面的胸骨。十二对肋骨像拱桥一样连接了背部的脊柱和前面的胸骨，肋间外肌和肋间内肌填补了肋骨之间的空间。此外，还有肌肉将第十二肋和骨盆、第一肋和颈椎相连。肋间肌一共有十一组。胸部的扩张和收缩就是由这些肌肉和横膈膜控制的。整个胸背区域像一片芭蕉叶的宽阔的中部，叶茎可以看作脊柱，均匀分布的肋骨好似叶脉，而尾骨则是窄窄的叶尾（图 1 与图 2）。

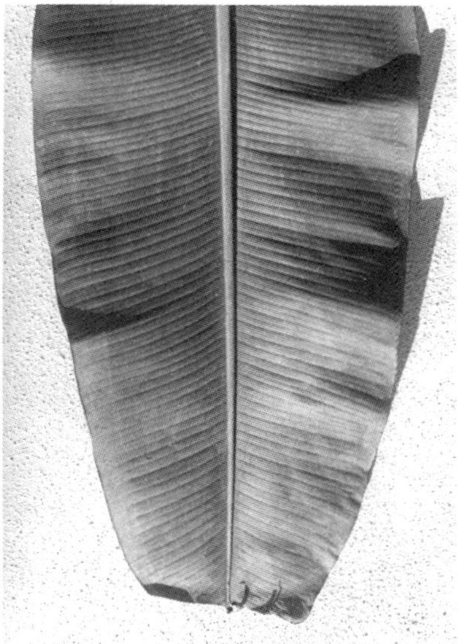

图 1

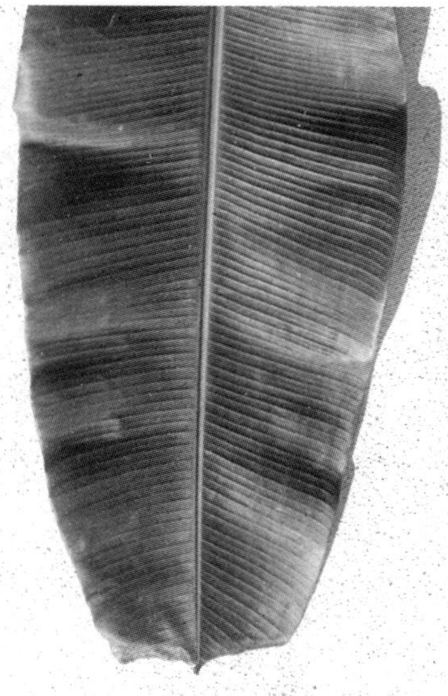

图 2

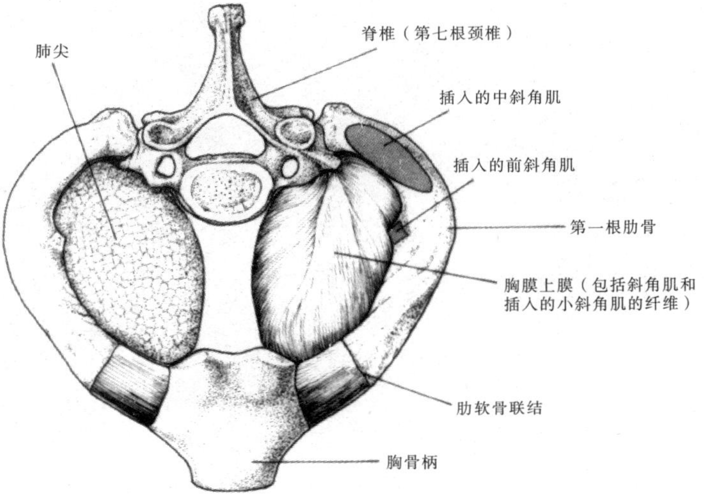

图十四　调息吸气后段使用的颈部肌肉

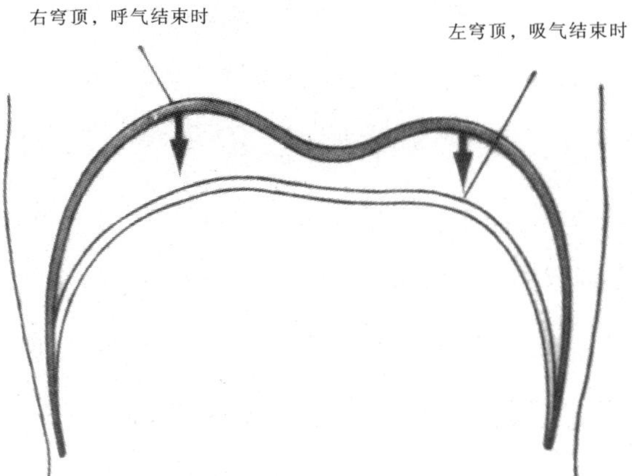

图十五　横膈膜在调息中的运动

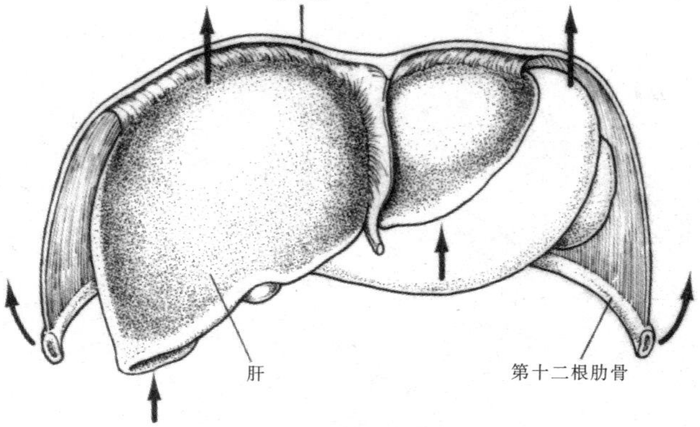

图十六　吸气时，横膈膜提升浮肋

肺和支气管树

23. 左肺和右肺的形状和容积不同。绝大多数人的心脏相当于一个拳头的大小，位于左边。相应地，左肺比右肺小一些，分为两个肺叶，一个在另一个之上，而右肺有三个肺叶（见第28页图五）。

24. 肺表面覆盖着一层浆膜，叫作胸膜，其特定的形状特点使其可以像足球的球胆一样扩展。

25. 右侧横膈膜的穹顶高于左侧，它的下面是肝脏——人体最大的实质性脏器。和左横膈膜下方的胃和脾相比，肝脏难以被压缩或向下移。当尝试完全吸气并填满肺部时，如果把意识放在右横膈膜所在区域，大多数人会感到来自下方的阻力，那里正是肝脏。为了使双肺从下部和侧面被等量地填充，要特别留意和锻炼右横膈膜和右胸壁。

26. 连接气管和肺泡的支气管系统位于胸廓内，它像一棵倒置的树，根在喉部，枝丫向横膈膜和胸腔四壁的方向伸展。

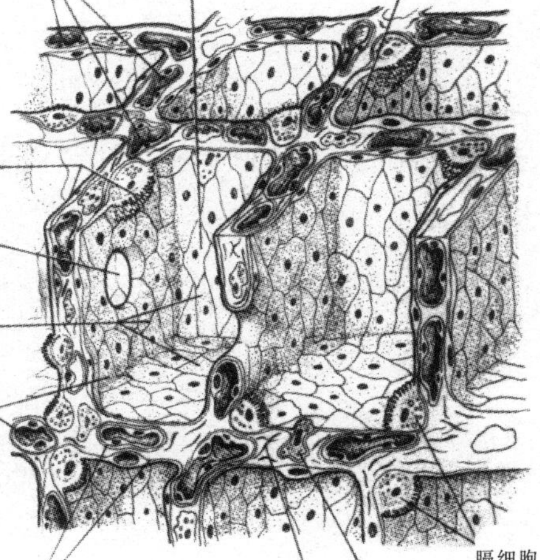

图十七　肺泡的显微结构显示出血液和空气通过薄膜进行气体交换

27. 气管是一条大约10厘米长、不到3厘米宽的管子，分出两条主支气管，分别通往两肺。每条主支气管又分出数量庞大的、微细的气体通道，称为细支气管。每条细支气管的末端是肺泡，像一串串葡萄，每个肺大约有3亿个肺泡，它们的表面积有80～100平方米，是人体皮肤表面积的40～50倍。

28. 肺泡是由不完整的内膜细胞组成的多囊状小室。细胞间的空隙由液体填充。肺泡的外壁覆盖着毛细血管。通过肺泡内液体和肺泡间隙，肺泡和红细胞、血浆完成气体交换。

29. 肺泡中的气体与两肺毛细血管中的血液相比，含有更多的氧气和较少的二氧化碳。当氧气和二氧化碳交换时，氧气分子扩散到血液中，二氧化碳则离开血液。

脊柱

30. 脊柱应该像树干一样保持坚固。脊髓被三十三节椎骨保护着，其中颈部的七节椎骨叫作颈椎。颈椎之下是十二节胸椎，与肋骨相连，组成胸廓，保护心脏和肺。除了第十一根和第十二根肋骨，前十根肋骨和胸骨内侧相连。后两根肋骨也被称为浮肋，就是因为它们没有连接在胸骨上。胸椎再往下是腰椎，再往下是融合成一体的骶骨，再往下是尾骨。位于脊柱末端的尾骨是向前弯曲的。

胸骨

31. 胸骨由三部分组成，呼吸时，顶部和底部要垂直于地面。吸气时，侧肋好似水桶的拱形提手上提，这时胸骨起支撑作用，为两肺向侧面和上方的扩张创造更多空间。

32. 肺部在肋间肌的帮助下向侧面扩张，要保证位于后背的肋间内肌的深层稳定有力。如果背部皮肤与肋间肌不能协作，呼吸就会变得浅，吸入的氧气量降低，导致身体虚弱，机体抵抗力不足。

皮肤

33. 鼓手要绷紧他的鼓面，好获得回声；小提琴手旋紧琴弦，好使琴音清澈。同样地，瑜伽士调整并伸展躯干的皮肤，好从肋间肌那儿获得最大的回应，帮助自己更好地练习调息法。

34. 浮肋不和胸骨相连，它要像卡钳似地伸展，给胸腔带来更大空间。排列较密的中肋也可以向侧面扩展，使胸廓更宽，且向上提升。上肋骨不会一同向侧面扩展，所以，为了填满肺的顶端，需要训练及关注。要学会使用顶端的肋间内肌和胸骨的上端，从内层向外扩展胸廓，同时这也使肋间肌得到伸展。

横膈膜

35. 横膈膜像一大片穹形的肌肉，把胸腔和腹腔隔开。横膈膜与整体呈圆形的胸廓的下端相接，在背部系于腰椎，在两侧和下六根肋骨相连，在前侧和匕首形的胸骨软骨相接。横膈膜之上是心脏和两肺，它的右下方是肝脏，左下方是胃和脾。

辅助呼吸肌

36. 喉部、躯干、脊柱和腹部的肌肉是辅助呼吸肌，它们通常被横膈膜所控制。除了已经提到的肌肉，颈部肌肉，尤其是胸锁乳突肌和斜角肌，也具有和它们相同的作用。辅助肌在平静呼吸时很少启动，但是在呼吸的速率和深度增加时，它们就变得非常活跃，而当屏息时，它们会变得僵硬。每个人使用辅助呼吸肌的情形都不一样，就算是同一个人，也因时而异，随力度、效率和强度而定。

37. 呼吸人人都会，可是有多少人能够正确并有觉知地呼吸？坏姿势、胸腔塌陷或者病态形状、肥胖、情绪紊乱、各种肺部毛病、吸烟和不均衡地使用呼吸肌，会导致不正确的呼吸，造成呼吸的不充分，从而引起不适和无力。不良的呼吸和不好的姿势会使体内发生许多微妙的变化，导致呼吸沉重、肺功能不全、心脏病加剧。调息法能帮助我们避免和治愈上述紊乱，活得健康充实。

38. 如同太阳的光芒向四周发散，空气在肺部也是这样扩张。把胸部向上、向外移动，如果胸骨中心的皮肤垂直地上下移动，并且能向四周扩展，那么说明肺部被最大限度地填满了。

第 5 章
纳迪和脉轮

1.nādī（纳迪）是“nād”的派生词，“nād”意为空心茎、声音、振动和回声。纳迪是体内运送空气、水、血液、营养物和其他物质的管子、管道、渠道，包括动脉、静脉、毛细血管、支气管等。在无法测量的精微体或灵性体层面，其中的纳迪是宇宙能量、生命能量、精液能量和其他能量的渠道，也输送感觉、意识和灵气。不同功能的纳迪，其名字也不同。纳迪卡（nādīkās）是小纳迪，纳迪脉轮（nādī chakras）是同时存在于粗钝身、精微身和因果身三身的纳迪中枢。精微身和因果身，科学或医学还未能辨识。

2.《瓦拉奥义书》（*Varāhopanisad*，V，54，55）中写道，纳迪由脚后跟一直贯穿到头顶，生命之气（普拉那）就在里面，阿特曼（ātmā）又安住在生命之气中，造物主夏克提（Śakti）居于阿特曼中。

3.所有纳迪都发源于两个中心中的一个，也就是肚脐下方一点的三脉结合处（康达达纳，kandasthāna）或心脏。虽然各种瑜伽文本对纳迪的起点没有异议，但关于纳迪的终点位置，则持不同观点。

纳迪始于肚脐下方

4. 肛门和生殖器往上十二指，肚脐下方，有一个被称为康达（kanda）的蛋形球状物。从那里开始，据说有 72 000 条纳迪贯穿全身，每一条又分成 72 000 条分支。它们移向四面八方，有数不清的出口和功能。

表一　始于肚脐下方（康达）的纳迪

序号	纳迪	所在部位	终点	功能
1	susumnā	脊柱正中心	头顶	阿格尼（agni）。火（sattva），光明
2	idā	1 的左边	左鼻孔	chandra。冷却（tamas），惰性
3	pingalā	1 的右边	右鼻孔	sūrya。燃烧（rajas），行动
4	gāndhāri	2 的后面	左眼	视觉
5	hastijihvā	2 的前面	右眼	视觉
6	pūsā	3 的后面	右耳	听觉
7	yasasvini	3 的前面 4 和 10 之间	左耳和左大脚趾	

表一　始于肚脐下方（康达）的纳迪（续表）

8	ālambusā	向上和下分叉 至口和肛门		
9	kuhū	1 的前面		排便
10	sarasvati	1 的后面	舌头	控制语言以及使腹部器官免于疾病
11	vāruni	7 和 9 之间	全身流动	排尿
12	viśvodhari	5 和 9 之间		吸收食物
13	payasvinī	6 和 10 之间	右大脚趾	
14	śamkhinī	4 和 10 之间	生殖器	输送食物精华
15	śubhā			
16	kauśiki		两个大脚趾	
17	śūrā		两眉之间	
18	rāka			产生饥渴感；收集鼻窦处的黏液
19	kūrma			稳定身体和心意
20	vijñānanādīs			意识的通道

5.《希瓦本集》（*Śiva Samhitā*）提到了 350 000 条纳迪，其中 14 条被称作是重要的，上面的表格里列出了这 14 条和其他几条纳迪的名称、位置和功能。三条最重要的纳迪是中脉（susumnā）、左脉（idā）和右脉（pingalā）。

6. 中脉在脊柱的中央流动，从根部开始，止于头顶的顶轮（sahasrāra）内，也就是火（agni）之座位。《瓦拉奥义书》（*Varāhopanisad*，V，29，30）描述中脉是炽热的、发光的，并且会化为声音。它还被称为“宇宙的支柱”（viśvadhārinī: viśva = 宇宙，dhārinī = 支柱）、梵纳迪（brahmanādī）和梵的孔隙(randhra)。中脉也是光明，当普拉那进入它，并持续一段时间，修习者将获得喜悦。

始于心的纳迪

7. 根据经典文献《卡陀奥义书》（*Kathopanisad*，VI，16，17）和《普拉森奥义书》（*Praśnopanisad*，III，6），心是拇指大小的阿特曼的居所，101 条纳迪从心脏而出。《唱赞奥义书》（*Chāndogyopanisad*，III，12，4）中认为，人的外壳是他的肉体，而内在核心位于心（VIII，3.3），其中居住着阿特曼。心也被称为“antarātma”（灵魂、心灵或心意），“antahkarana”（思想、感觉和意识的源泉）和“chidātmā”（推理和意识）。

8. 这里的心既指生理上的心脏，也指灵性的心。所有生命气息或息风（vāyus）都在那里成形，且不可能超越于心。普拉那激发行动、开启智慧（prajnā）的地方也是心。智慧成为思想、想象和意志的源泉。当心意被控制住，并且智慧和心结合起来时，自我才显露。［《斯维塔斯瓦沓奥义书》（*Śvetāśvataropanisad*，IV，17）］

9.101 条纳迪的每一条都分为 100 条更精微的纳迪，这 100 条纳迪又再分为 72 000 条。如果五种生命之气（狭义的生命之气，即命根气、下行气、上行气、遍行气和平行气）和纳迪彼此协调，那么身体将成为人间天堂；但是如果它们不和谐，身体将成为疾病的游戏场。

10.101 条纳迪中，只有 chitrā 在中脉的根部分为两支，其中一支在中脉中移动，向上延伸到头顶顶轮上方的梵的孔隙中，是至上灵性（parabrahman）之门。chitrā 的另一支向下到达生殖器官，释放精液。据说死亡时，瑜伽士和圣人有意识地通过梵的孔隙离开。由于这个孔隙位于因果身即灵性鞘（kārana śarīra），我们看不到，也没法测量它。当普拉那沿着 chitrā 通过各个脉轮，潜伏在精液中的一种创造性能量也被输送向上。chitrā 融入梵纳迪或至高纳迪（parānādī）。接下来，灵性寻求者的性欲（ūrdhva-reta）得到升华，超脱于一切欲望。

达曼尼和希拉

11. 纳迪、达曼尼（dhamanī）和希拉（sirā）是在肉体和身体的精微层面运输多种形式的能量的管状器官或管道。达曼尼源自一个表示一对风箱的词语"dhamana"。对于其最形象的比喻是橙子，外皮代表粗钝身（sthūla），橙皮内的筋膜代表精微身（sūksma），富含汁水的果肉代表因果身（kārana）。纳迪输送氧气，达曼尼运输食物，希拉把命力精髓分配到身体的精微层面。

12. 阿育吠陀是生命和长生的科学。根据关于古典印度医学的阿育吠陀文献，希拉始于心，从那里开始输送血液（rakta）和命力精髓（ojas），之后又回到心。心脏部位的希拉比较厚，随着希拉像叶脉似地扩散到全身，就变薄了。所有希拉中的700条被认为是重要的，它们可以平均分成四类：风（vāta）确保身体的正常运转，胆汁（pitta）协调各个器官，黏液（kapha）使关节灵活，血液运送氧气和它自身的特殊生命能量。

纳迪和循环

13.《希瓦本集》（*Śiva Samhitā*, V, 52～55）认为食物被消化后，纳迪运送其中的精华来滋养精微身（sūksma śarīra），次一等的成分送往粗钝身（sthūla śarīra），最次的成分以大小便和汗液的形式排出体外。

14. 食物经消化成乳糜，再由体内的管道司罗沓（srota）运输。司罗沓在阿育吠陀典籍中是纳迪的同义词。它功能广泛，也运送生命能量或呼吸，例如普拉那、水、食物和其他物质到组织、骨髓和韧带，同时也负责排出精液、尿液、粪便和汗水。

15. 呼吸时，纳迪、达曼尼和希拉发挥从空气中吸收生命能量和排出废物的双重功能。吸入的气体沿着气管到达肺部，进入支气管（达曼尼），再到达肺泡（希拉）。血液从氧气中获得能量，然后在纳迪中的普拉那的帮助下，把能量渗入达曼尼。渗入的过程使精液成为命力精髓，再释放到希拉中，由希拉分配命力精髓使身体和大脑充满元气。接着，希拉把用尽的能量和积累的毒素，例如二氧化碳，释放到达曼尼中，最后通过气管呼出。

16.《瓦拉奥义书》（*Varāhopanisad*, V, 30）把身体称作由基本

元素（ratna pūrita–dhātu）构成的“宝石”。在瑜伽调息法中，基本元素达特（dhātu）被称为血液，如同宝石积累沉淀并被雕琢之后吸收各种能量。纳迪、达曼尼和希拉也输送气味、滋味（食物的本质、精华）、形状、声音和智性（jnāna）。瑜伽令所有管道纯净，身体远离疾病，智性敏锐，这样，灵性寻求者能够逐渐认识自己的身体、心意和灵魂。［《瓦拉奥义书》（*Varāhopanisad*, V, 46～49）］

17. 有些纳迪、达曼尼和希拉与呼吸系统和循环系统的动脉、静脉和毛细血管相对应。它们也可能是神经和神经系统、淋巴系统、腺体系统、消化系统、泌尿生殖系统的通道和管道。另有一些纳迪、达曼尼和希拉携带生命能量（普拉那）到心体，携带智性能量到智体，以及携带灵性能量到因果身或灵性身（灵魂）。每条纳迪的终点在囊、细胞或毛发中。纳迪是各种能量的入口与出口。一共有 59 亿纳迪在粗钝身、精微身和因果身中流动，这就是为什么我们说纳迪遍布全身的原因。

昆达里尼

18. 昆达里尼（kuṇḍalinī）是神圣的宇宙能量。这个词由表示戒指或线圈的昆达拉“kundala”派生而来。一条缠绕了三圈半的沉睡的蛇象征了潜伏的昆达里尼能量，蛇的尾巴在嘴里，面部朝下。这条蛇卧在中脉的中空底座内，在生殖区域的下方两指处、肛门的上方两指处。

19. 三圈代表了心意的三种状态（avasthā），即清醒（jāgrt）、梦境（svapna）和沉睡（susupti）。还有第四种状态，融合并且超越了其他三种，由最后那半圈代表，在三摩地中可达到。

20.《哈达瑜伽之光》（*Hatha Yoga Pradīpikā*, III, 1）认为众蛇之王 Ādi Śesa 支撑了宇宙，所以昆达里尼是所有瑜伽训练的支柱。

21. 流经左脉、右脉和中脉的能量叫作宾度（bindu，明点），字面意思为不可分或无重量的一点。这三条纳迪分别代表月亮脉、太阳脉和火脉。“昆达里尼”这个词流行以前，用阿格尼（agni，火，光明）来表示具有那股净化效力的像火一样冉冉上升的神圣能量。通过修习瑜伽，那条缠绕的蛇的嘴巴将被翻上来，能量像蒸汽似地沿着中脉借助 chitrā（由心发出）上升到头顶的顶轮（sahasrāra）。当昆达里尼宇宙能量夏克提（śakti）被唤醒，左脉和右脉将在中脉内合一。［《希瓦本集》（*Śiva Samhitā*, V, 13）］

22. 把杂质烧掉，金属会变得精炼。同样地，燃烧瑜伽修习之火会把修习者不纯洁的欲望、愤怒、贪婪、昏沉、骄傲和嫉妒燃烧殆尽，他的智性变得纯粹。然后，修习者体内沉睡的宇宙能量被至上和古鲁（guru）的恩泽唤醒（《哈达瑜伽之光》, III, 2）。随着宇宙能量上升，灵性修习者也会和神性越来越协调，并从对行动结果（karmamukta）和生命的执着（jīvana mukta）中解脱。

23. 根据坦陀罗（Tāntric）文献，调息法的目标是唤醒体内潜伏的宇宙能量夏克提，也被称为昆达里尼。它卧在脊柱下端、肛门上方骨盆区域的神经丛——根轮（mūlādhāra chakra）。昆达里尼被唤醒，沿着中脉从根轮升到头部的顶轮，也就是大脑的神经网络。穿过根轮和顶轮之间的各个脉轮后，昆达里尼最终和至高灵魂(supreme soul)结合。上述过程还是对练习收腹收束法、会阴收束法和保持自律获得巨大生命能量的比喻说法（第13章），也是形容性能量的升华的一个象征。

24. 当昆达里尼到达顶轮，灵性修习者的个体分裂身份消失，个体意识不复存在。他已经跨越了时间和空间的障碍，与宇宙合一。

脉轮

25. “chakra”的意思是轮子、环状物。脉轮是会飞转的轮子，放射能量，分布在脊柱的各个生命能量中心上，连接了纳迪和五鞘。

26. 收音机天线接收无线电波，并且把它转化为声音。脉轮接受宇宙的振动，再把它们分配到遍布全身的纳迪、达曼尼和希拉中。身体是宇宙的对应物，在粗钝、精微和灵性层面上是大宇宙中的小宇宙。

27. 根据瑜伽文献，身体内还有两种重要的能量：一种能量来自太阳，在右脉中运行；另一种来自月亮，在左脉中运行。这两种能量流在各个脉轮交汇。脉轮是中脉上的各个能量中心，火纳迪贯穿脊柱中心。

28. 为了保存体内产生的能量，防止能量的耗散，瑜伽给出的处方是体式和契合法（封印）、调息法和收束法（班达、锁）。修习产生的热量使蜷着的昆达里尼蛇展开，它抬起头，进入中脉，穿过一个个脉轮直到顶轮。

29. 可以把人体系统产生和分配普拉那的过程比作电能。倾泻的水流或升起的蒸汽的能量在磁场内使涡轮机旋转，从而产生电力。接着，电力被贮存在蓄电池中，变压器调节电压和电流，电力随之就上升或下降。然后，电能被电线传送来照亮城市或驱动机器运转。普拉那就像倾泻的水流或上升的蒸汽。胸部区域是磁场。吸气、呼气和屏息的呼吸过程像涡轮机，脉轮代表了蓄电池和变压器。普拉那产生的命力精髓就像电。脉轮调高或调低命力精髓，再沿着传输线纳迪、达曼尼和希拉分配到全身。如果产生的电能没有被恰当地调节，将摧毁机械和设备。对普拉那和命力精髓来说，也是如此，因为它们可以破坏修习者的身体和心意。

30. 主要的脉轮包括：（1）根轮（mūlādhāra，mūla = 源头，ādhāra= 支持，生命不可缺少的部分），位于肛门上方的盆腔内；（2）力源轮（svādhisthāna，活力之座），位于生殖器官上方；（3）脐轮（manipūraka），位于肚脐；（4）太阳轮（sūrya，太阳）及（5）意轮（manas，心意），在肚脐和心脏之间；（6）心轮（anāhata，心），在心脏区域；（7）喉轮（viśddhi，纯净），在咽部；（8）眉心轮（ājñā，命令），在两眉之间；（9）月轮（soma），在大脑中央；（10）前额轮（lalāta），在前额上端；（11）顶轮（sahasrāra），也叫千瓣莲花（sahasrāra dala；dala：数量巨大的），在脑中。最重要的脉轮是根轮、力源轮、脐轮、心轮、喉轮、眉心轮和顶轮。

31. 根轮对应土元素和嗅觉，它是营养层（annamaya kośa）的基础，与消化食物和排便相关。当这个脉轮被激活后，修习者的活力将变得坚实，为性能量的升华（ūrdhvar ē tas）做好了准备。

32. 力源轮对应水（ap）元素和味觉，当它被激活后，修习者将远离疾病，获得旺盛的健康，不再感觉疲乏，变得友好而富于同情心。

33. 脐轮对应火元素，当它被激活后，即使在困苦的处境中，修习者也能获得平静。

34. 力源轮和脐轮是生理层（prānamaya kośa）的根基。在调息法的吸气和呼气中，两者必须一起运行，调和彼此的功能。

35. 太阳轮，通常被称为太阳神经丛，位于肚脐和横膈膜之间，它使腹部器官健康，使寿命延长。

36. 意轮在太阳轮和心轮之间，是风元素和触觉的所在地，负责情绪，激发想象力和创造力。加入屏息的调息法，可以使其稳定。

37. 心轮位于生理和灵性上的心的区域，对应风（vāyu）元素和触觉。

38. 意轮和心轮代表心理层（manomaya kośa），当它们被激活后，将会加强心力，生发诚敬（bhakti）之心和知识（jñāna），使灵性寻求者脱离感官享乐，踏上灵性之路。

39. 喉轮在胸部上方的喉咙区域，即颈底部，对应空元素

（ākāśa）。它代表智性层（vijñānamaya kośa，知性层）。当喉轮被激活后，修习者的理解力将提升，变得机敏，语言表达突出、清晰、流畅。

40. 眉心轮代表喜乐层（ānandamaya kośa，愉悦层），当它被激活后，修习者将能完美地控制身体，散发灵性的气场。

41. 月轮调节体温。

42. 当前额轮被激活后，修习者将成为自身命运的主人。

43. 顶轮，也叫千瓣莲花，在梵纳迪或中脉的末端，是至上灵性（parabrahman）的处所。

44. 当昆达里尼能量到达顶轮时，修习者就已经跨越了所有障碍，成为被解放的灵魂（siddha）。这个状态在《六个脉轮探索书》（*Sat Chakra Nirūpana*）中被形容为“空”（śūnya deśa）的状态。

第 6 章

古鲁和弟子

1. 古鲁（guru，老师）和他的学生（śisya）就灵性知识来说是在一起的。古鲁首先研究他的学生，探讨学生应当学习的知识；学生则了解老师和教给他的科目。学生的下一步是长期的苦修（tapas），直到知识被完全吸收。随着时间的推移，第一手经验结出的智慧（prajña）果实成熟了，古鲁和学生一起探索它。

2. 梵文词“guru”由表示黑暗的词根“gu”和表示光亮的词根“ru”构成。作为教导神圣知识的老师，他去除无知的黑暗，带领学生走向光明和真理。古鲁还教我们正确的行为和怎样过一种美好的生活。心中没有任何仇恨，他已经广泛地去寻找真理。他把灵性知识放到实践中去，他不满意灵性知识只停留在理论层面。他用具体例子来说明他所经历的，并且他以身作则，切身实行他所宣扬的。一个古鲁应该：（a）具有清明的认知和知识；（b）做有规律的灵性练习（anusthāna）；（c）持续而坚定地学习（abhyāsa）；（d）没有追求行动结果的欲望（karma phala thyāgi 或 vairāgya）；（e）在指导学生获得真知的过程中，保持行为纯净（paratattva）。他向学生们展示如何把感觉和智力转向内在，因此他们学习探索自身，并且到达他们自己的存在的本源自性（ātmā）。古鲁是个体灵性（jīvātmā，或称个体自我）和至上神性（paramātmā）之间的桥梁。

3. 传统的古鲁—学生关系在《卡陀奥义书》（*Kathopanisad*）和《薄伽梵歌》（*Bhagavad Gītā*）中有提及。《卡陀奥义书》中的死神耶摩（Yama）向最热诚的探求者 Nachiketā 传授灵性知识，Nachiketā 以毫不犹豫的勇气直面死亡。《薄伽梵歌》中的黑天（Śri Krsna，奎师那）祛除了伟大的弓箭手阿朱那（Arjuna）心中的怀疑和沮丧，阿朱那有准确的目标和谦逊的精神，使他到达了人生的最高目的。

4. 强盗 Ratnākara 的力气和能量为圣人 Nārada 所转化。强盗最终成为圣人跋弥（Vālmīki），即史诗《罗摩衍那》的作者。《罗摩衍那》用寓言的方式把人的身体比作楞伽（Lankā），它是骄傲自大的十首魔王罗波那（Rāvana）统治的岛国。他的十个头是知识和行动的器官，拥有无尽的欲望。像海洋环绕着岛屿，悉沓（Sītā）象征个体灵魂或自然要素原质（prakrti），被禁锢在罗波那的享乐园（Aśokavana）中。悉沓非常沮丧，充满哀伤，因为她被迫与丈夫罗摩（Rāma）分离，她一直在思念着罗摩。罗摩派遣他的使者哈奴曼（Hanumān）去安慰悉沓，振奋精神。哈奴曼是风（Vāyu）的儿子，他帮助摧毁罗波那，也就是自我，重新使悉沓和罗摩结合［原质（prakrti）和原人（purusa）；个体灵性（jīvātmā）和至上神性（paramātmā）］。就像哈奴曼促成了悉沓和罗摩的团聚，调息法使修习者和他的阿特曼重聚。

5. 一开始，古鲁把自己放低到他的学生的层次，他鼓励学生，渐渐地通过训导和榜样的作用，学生的层次提高了。接下来，古鲁根据学生的适应性和成熟度来教导他，直到学生像古鲁一样无畏和独立。就像猫妈妈叼着又瞎又无助的小猫崽，古鲁也要不断检查学生的情况，不给他留什么自主的空间。在下一个阶段，古鲁像一个猴妈妈似地给予学生一定的自由度，小猴第一次松开抓住妈妈的手，而妈妈不让孩子远离自己。在第一个阶段，学生在古鲁不容置疑的规训之下；在第二个阶段，学生让自己的意愿彻底臣服；在第三个阶段，像是不眨眼的鱼，学生的思想、言辞和行为都变得巧妙和纯洁。

6. 学生可以分为三类：愚钝的、一般的、热烈的或优秀的。愚钝的学生没什么激情，沉溺感官，不稳定，笨拙。他不愿意为了自我实现而克服缺点或努力。第二类学生摇摆不定，世俗和灵性对他有同等的吸引力，有时倾向于一边，有时倾向于另一边。他知道什么是至善，但是缺乏勇气和决心去牢牢地抓住它。古鲁知道他应以强硬来治其轻浮的个性。热烈的或优异的学生有先见、激情和勇气。他抵御诱惑，毫不犹豫地甩掉使他偏离目标的缺点。所以，他变得稳定、卓越和专注。古鲁总是机敏地找到一种方式来教导他的优异的学生，实现学生的最高潜能，直到他达成成就（siddha）。古鲁永远为他的学生感到高兴，他知道有一天学生可能会超过自己。

7. 一个有价值的学生借助神的恩典找到他的古鲁。撒铁卡马-扎巴力（Satyakāma–Jābāli）自称不知道自己的身世，高达摩（Gautama）被他的单纯和诚实打动，收他为学生。几年的学习之后，他骄傲地回到家中，可是答不出父亲尤多罗可（Uddālaka）的问题：什么使一颗细小的种子长成参天大树？带着应有的谦逊，他承认了自己的无知，他的父亲收他做学生，教给他灵性知识。一个徒弟应该渴慕灵性知识和自我控制。他要不停地专心练习，还要有强大的耐力。

8. 灵性修习（sādhana）和理论学习没有关系，它指向的是一条全新的生命之道。正如芝麻被碾碎炼油，木头被点燃，释放潜伏的热力，学生也必须坚定地实践，才能获得内在的知识，找到自己的本性。当他认识到自己是宇宙中燃烧的神圣之火的一个火花时，他过去脑海中的印迹（samskāras）都会被烧尽，他将被光明点亮。此时，他就是一个名副其实的古鲁了。

第7章
食　物

1.《马哈那拉杨奥义书》（*Mahānārāyanopanisad*，79～15）形容食物（anna）为不可或缺的基本前提，否则人就不能把肉身发展到灵性阶段。太阳发出的热使水分蒸发，水蒸气变成云，降雨到大地上。人耕种土地生产食物，吃下的食物成为能量，维持体力。体力产生训诫，训诫发展出信仰，信仰产生知识，知识带来学习，学习使人沉着，沉着带来镇定，镇定带来坦然，坦然给人记忆，记忆引起辨别力，辨别力带来判断力，判断力通向实现自我（self）。

2.身体需要比例恰当的碳水化合物、蛋白质、脂肪、维生素和矿物质，还需要水来帮助消化吸收。食物作为营养，最终以各种形式被身体吸收。

3.食物应该卫生可口，满足身体需要，而不是只为满足感官的享乐。食物大体可分为三种性质：悦性（sāttvic）、变性（rājasic）

和惰性（tāmasic）。悦性的食物令人长寿、健康和快乐；变性的食物使人兴奋；惰性的食物导致疾病。变性和惰性食物使意识昏沉，阻碍灵性进步。修习者有责任通过尝试和经验寻找适合自己的食物。

4. 食物确实会影响人的性格，同样的，练习瑜伽调息法会切实地改变修习者的饮食习惯。人的脾气受食物影响，因为食物会影响意识的功能。然而，如果悦性的素食被心灵躁动不安、充满仇恨或专横的人所食用，那他们仍然是变性的或惰性的。反之，具有高尚人格的人（如释迦牟尼或耶稣）不受食物类型或为他提供食物的人的品性的影响，哪怕食物和提供者本身通常被认为是惰性的。真正重要的是吃下食物的人的心灵的状态。不过，由悦性食物组成的饮食会帮助习练者保持心灵清晰稳定。

5. 身体是个体自我（jīvātmā）的居所，如果它因缺乏食物而凋零，那么“自我”就会立刻离开身体，就像租客拒绝住在一所残破的房子里那样。所以，要保养身体来安置“自我”。如果忽视这一点，会导致身体的死亡和自我的消弭。

6. 根据《唱赞奥义书》（*Chāndogyopanisad*，VI，7.2），固态食物、液态食物和油脂是身体的燃料，它们在消化时都会被分解成16份。固态食物最终消化为三种物质：最粗糙的变成粪便，一般的成为肉，最精微的变成心意，其比例分别为10∶16、5∶16和1∶16。液态食物，最粗糙的成为尿液，一般的变成血液，最精微的变成普拉那能量。油脂也是一样的，最粗糙的变成骨骼，一般的变成骨髓，最精微的变成言语（vāc）。Śvetaketu 在 15 天里只靠液体为生，他失去了思考力，不过他吃了一些固态食物后，马上就恢复了；另外，他不摄入油脂以后，渐渐就不能说话了。这些经历向 Śvetaketu 表明：显明心意的功能依靠固态食物，能量依靠液态食物，言语依靠油脂。

7.《哈达瑜伽之光》（II, 14）认为练习瑜伽调息法时，习练者要吃用牛奶和酥油烹调的磨碎的稻米。当调息法练得比较好了，他可以选择适合自己并且适合调息练习的食物。

8. 不分泌唾液时，不要进食，因为这表明身体不需要更多食物。食物的数量和性质都应该有节制。精致美味的食物，不一定有利于修习者。那些食物可能有很高的营养，但是它也会带来毒素，影响调息练习的进步。当一个人真的饥饿或口渴时，食物会立刻被吸收，滋养身体。水总是能够缓解渴感。真正的口渴只需要水，不需要其他任何饮料。要限制人为的饥饿和口渴。瑜伽文本指示修习者要用固态食物填满胃的一半，另外的四分之一填上液态食物，留下四分之一的空间让气自由流动。

9. 情绪不安的时候，不要进食。用餐时，要好好地谈话，明智地吃东西。带着高尚的心意用餐，除了毒药，任何食物都是悦性的。

10. 呼吸产生的能量点燃了消化之火。有节制的和有营养的食物是保持活力、力量和机敏必不可少的，因此人们应避免禁食。

11. 根据《泰帝利耶奥义书》（*Taittirīya Upanisad*），食物就是梵。它应该被尊敬，而不是被嘲笑或滥用。

第 8 章

困难和帮助

1. 修习者必须知道那些会有意或无意地扰乱他的调息练习的障碍物。他应该避免分心，过一种自律的生活，使身体和心意做好准备。

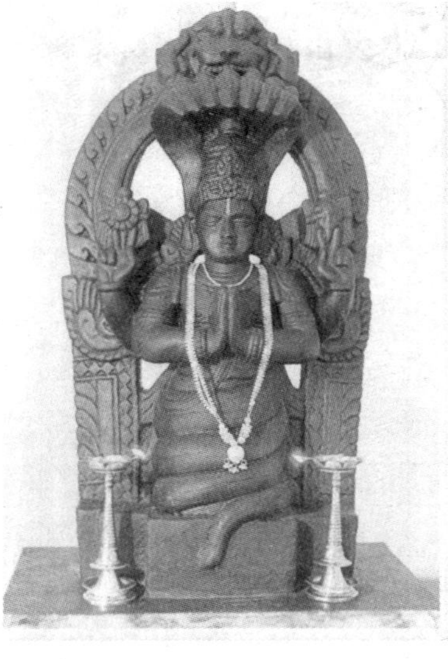

圣者帕坦伽利（Sage Patanjali）

2. 帕坦伽利列出了瑜伽练习的困难。它们是：疾病（vyādhi）、精神不稳定（styāna）、疑虑（samśaya）、感觉迟钝（pramāda）、懒惰（ālaysa）、见异思迁（avirati）、错误或不牢靠的知识（bhrānti-darśana），不能心意连贯或集中（alabhdha-bhūmikatva），因马虎或一次失败就放弃练习（anavasthitattva）、疼痛（duhkha）、绝望（daurmansya）、身体不稳定（angamejayatva）和呼吸不调（śvāsa-praśvāsa）（《瑜伽经》，30，31）。这些障碍既可能是人为造成的，也可能是由自然灾害或意外导致。过分放纵、缺乏纪律、造成人为的伤害，影响修习者的身体和心意。瑜伽的文献已经给出了对策。

3. 我们要注意，在帕坦伽利提出的13个瑜伽练习的困难里面，只有4个是关于身体层面的，即疾病、懒惰、身体不稳定和呼吸不调。剩下的9个与心意有关。圣人帕坦伽利指出，在修习者准备好通过调息法解决心意方面的障碍前，应在体式练习阶段祛除他身体层面的障碍。

4.《哈达瑜伽之光》（I, 16）提到6个瑜伽练习的破坏因素：过量进食、过分用力、无意义闲聊、行为散漫、交友不慎和躁动不安。根据《薄伽梵歌》（VI, 16），瑜伽不是给暴食、挨饿、嗜睡和缺乏睡眠的人准备的。《瑜伽奥义书》（*The Yoga Upanisads*）中则提到了不好的身体姿势和恶劣的情绪，如欲望、愤怒、恐惧、贪婪、仇恨和嫉妒等瑜伽练习的破坏因素。

5. 要想继续并且维持训练，学生需要有信念、气魄、记忆力、冥想（samādhi）和敏锐的洞察力（prajñā）（《瑜伽经》，I，20）。

6. 为了克服这些障碍，帕坦伽利提供了四层对策：亲近所有善良的人和事物，感到与其融为一体；同情并且以奉献的行动解除他人的痛苦；为他人的成就而高兴；不要轻视他人或感到自己高于那些有某种恶习的人。《哈达瑜伽之光》针对瑜伽之路上的障碍给出的对策是热情、勇敢、坚强、真知灼见、决心和居于尘世却超然物外。

7.《薄伽梵歌》（VI，17）讲到，通过有节制的饮食和休息，有规律的工作时间，以及睡眠与清醒之间的平衡，瑜伽可以去除一切痛苦和忧伤。瑜伽就是明智地工作，并且以和谐与温和的方式巧妙、积极地生活。修习者最需要的是保持练习的专心和投入（《瑜伽经》，I，32）。

第 9 章

瑜伽调息法的功效

1. 体式促进全身的血液循环，包括头部、躯干和四肢。

2. 运用双腿和双臂的体式能保持循环系统的活力。肌肉有节奏地收缩和放松，像泵似地打开新的和平时不用的血管，促进动脉、毛细血管、静脉和淋巴循环，从而使能量的补充和利用更加有效，能显著提高对疾病的抵抗力。

3. 体式对躯干产生作用，调息法使双肺有节奏地扩张，促进肾脏、胃、肝、脾、大小肠、皮肤及其他器官的体液循环，也影响到躯干表面。

4. 肺与静脉血中的二氧化碳的排出直接相关，防止氨、酮和芳香胺累积成毒素。双肺要保持洁净，高效率的血液和淋巴循环使肺远离细菌感染。调息法可以帮助保持肺部的纯净，提高新鲜血液流量。

5. 肝脏作用的发挥依赖于肝动脉带来废弃物质，经过在肝部的化学反应，通过胆汁和尿液将废弃物质排出。肝脏还需要门静脉循环从胃和小肠输送来血液，由肝脏来处理，去除毒素和细菌性物质。肝脏有一套活跃的淋巴循环，提供清道夫细胞（巨噬细胞）。这种细胞在血浆中游动，收集固体废物、外源性细胞及其产物，再将其分解或储存。调息法会刺激加强以上所有机能。

6. 肾脏制造尿液，需要通过肾皮质不断地过滤大量动脉血。这股动脉血流会被体内其他需求影响，所以通常流量太低。肾脏局部的小动脉会自动调节血流量，抵制了肾皮质把血液撇到一旁的倾向。这个过程需要维持适当的肾内压，调息法会协助肾脏处在正确的位置并调整其形状和紧张度。腹部和背部肌肉的运动像内在的按摩一样，会刺激肾脏淋巴循环，对保持肾脏健康至关重要。

7. 调息时有节奏地使用横膈膜和腹部肌肉，这直接刺激了大小肠的蠕动，并且促进肠内循环，从而帮助肠脏吸收食物的营养，排泄废物——主要是无法被消化的食物和有益的结肠菌群的产物，还包括肝脏（胆汁）、胰腺和肠的分泌物的残余。

8. 左横膈膜下方的脾，作为过滤器净化血液中老化的具有携氧功能的红细胞。脾脏的血液循环大部分发生在淋巴组织结构中，调息法可以激发之。

9. 调息法帮助保持血液纯净，调和神经、大脑、脊髓和心脏肌肉，从而保障其有效地发挥其功能。

10. 汗腺好比辅助的微型肾脏，尤其是当其被调息法激活的时候。

11. 根据瑜伽文本，有规律地练习调息法能预防和治愈疾病。但是，不当的练习可能引起哮喘、咳嗽、高血压、心脏病、耳朵和眼睛疼痛、舌头干燥和支气管硬化等问题（《哈达瑜伽之光》，II, 16，17）。

12. 调息法净化纳迪，保护内脏器官和细胞，中和引起疲倦的乳酸，使人快速恢复精力。

13. 调息法提升消化力、精力、生命力、感知力和记忆力。它令心思摆脱对身体的执着，使智性更加敏锐，启迪真我。

14. 直立的脊椎可以比作一条抬起头的眼镜蛇。大脑相当于蛇的顶兜，感知器官是尖牙，坏思想和欲望是毒腺。练习调息法可以平复感觉和欲望的起伏，心意变得纯净神圣，没有思虑（nirvisaya）。修习者的语言、思想和行为变得干净纯洁，他的身体结实（achalatā），心意稳定（sthiratā）。

15. 仅仅是调息法本身就可以带来力气和知识。每日坚持练习可确保练习成功，使意识变得完美，修习者会脱离对死亡的恐惧［《希瓦本集》（*Śiva Samhitā*, IV, 17～18）］。

16. 修习者达到宁静安详的境界，他不再思索过去，也不担忧未来，而是始终处在当下。《哈达瑜伽之光》（I, 49）中写道，当习练者在莲花座中精通了调息法，他即将成为一个自由的灵魂。

17. 风驱散空气中的烟尘与不洁之物，它的本性就是“燃烧”、净化一个区域。调息法是神圣之火，清洁各个器官、感官、心意、智性和自我。

18. 就像冉冉升起的太阳慢慢拨散黑暗的夜，调息法去除修习者的不洁，使他变得纯粹，身体和心意都准备进入专注（dhārdhāranā）和冥想（dhyāna）的境界（《帕坦伽利瑜伽经》，II, 52, 53）。

19. 调息法是打开真我的窗户。这就是为什么它被称为伟大的苦修（mahā tapas）和关于梵我的真知（brahma vidyā）。

上卷

第二部分

瑜伽调息艺术

第 10 章
提示和注意事项

1. 众蛇之王 Ādi Śesa 是瑜伽的守护者（《哈达瑜伽之光》，（III, 1），而调息法是瑜伽的核心，否则瑜伽就是了无生气的。

2. 一般情况下，人每分钟呼吸 15 次，每 24 小时呼吸 21 600 次。但是，呼吸的速率会因个体的生活方式、健康状况、情绪状况而改变。调息法延长了每个吸气和呼气的时间，从而减慢人体的衰老速度，因此练习调息会带来长寿。

3. 人到老年时，肺上的小气室会缩小，吸入的氧气也变少，使呼吸功能下降。调息法能令小气室的大小保持正常，还使红细胞在全身各处顺畅流通，给身体注入活力和生机。通过练习调息法，可以使老人延缓衰老。

4. 身体是正法的领地（ksetra），也是痛苦（kuru）的领地。当身体为善良服务时，就是正义的；为邪恶愚昧服务时，就是痛苦的。身体是领地，真我是它的认知者（ksetrajña），调息法是身体和真我的结合。

5. 调息时，除了第 24 章里另有说明的地方，应该一直用鼻子呼吸。

健康的条件

6. 掌握字母表是掌握一门语言的必经之路。调息法是真我的灵性知识（ātmājñāna）的根基。

7. 精通调息法是精通体式之后的下一步，没有捷径。

8. 瑜伽体式使肺脏的纤维富有弹性，对练习调息法大有益处。

9. 全身的神经总长度大约是 9 600 千米，它们的功能极为精细，需要我们额外的关照和用心，使其洁净、清晰。反复练习瑜伽体式，并且在每一个体式及其变体上保持更长时间，能令神经系统干净、清澈，还有助于在做调息时保持连贯的普拉那能量流。

10. 不良和做得不好的姿势会导致呼吸短浅和耐力低下。

11. 如果身体被忽视或宠溺，它就会成为叛逆奸诈的同盟者。所以用体式法规训身体，用调息法规训心意，最终走向自我实现，使你从愉悦和痛苦的二元对立中解脱。

12. 正如食物是维持生命所必需的，肺部必须吸入适量的空气以保持生命力。

13. 尝试调息法前，先要通过练习相关的体式，学习正确地运动肋间肌，以及盆膈膜和胸膈膜。

14. 练习调息法前先排空大肠和膀胱。便秘的人可以练习调息法，因为肠管不会像膀胱那么容易受伤。

15. 老虎、狮子和大象的训导员会研究它们的习性和情绪，慢慢地、稳定地带领它们进入训练的节奏。训导员用善意和体谅对待它们，以免它们攻击自己。修习者也是如此。一个气动工具能切断最坚硬的石头，但如果使用不当，则既会毁掉工具，也会伤害使用者。所以，要仔细小心地学习呼吸，循序渐进，因为如果急切地或用蛮力练习调息法，就会伤害你自己。

16. 每天在固定的时间、用同一个坐姿练习。偶尔，同一套调息法也会带来不舒服的感觉。这时，迅速换一套对身体和心意更有益处的呼吸模式，舒缓神经和大脑，使其恢复活力，焕然一新。总之，练习调息法不应该成为一种盲目的例行公事。

17. 带着理解、洞见和智慧去分析和改进你的呼吸。

地点

18. 选择一处僻静、干净、通风的地点，远离蚊虫，并且在环境安静时练习。

19. 噪声会使人不安、烦躁和愤怒。避免在那种环境中练习调息法。

洁净

20. 身体和心意肮脏的人不可进入庙宇。在进入身体的庙宇之前，瑜伽士也要遵守洁净的规则。

时间

21. 瑜伽文献强调一个人应该每日练习四次调息法，分别在清晨、中午、傍晚和午夜，每次80轮（每一轮调息包括吸气、内屏息、呼气和外屏息）。这不是每个人都能做到的，但是，每天最少15分钟的练习是最基本的。不过，对一个热诚的修习者来说，15分钟是不够的。

22. 最佳的练习时间是清晨，最好在日出之前，那时工业污染处在最低值，身体和大脑仍然清新鲜活。如果早上没有合适的时间练习，就在日落之后练习，那时空气凉爽宜人。

姿势

23. 练习调息法时，最好坐在地板上的一条折叠的毯子上。请阅读第11章学习坐姿。适宜的姿势包括：至善坐（siddhāsana）、吉祥坐（swastikāsana）、单莲花坐（bhadrāsana）、英雄坐（vīrāsana）、束角式（baddhakonāsana）和莲花坐（padmāsana）（图3～图14）。其实，任何能令背部从脊柱底端到颈部保持竖直且垂直于地面的姿势都可以。

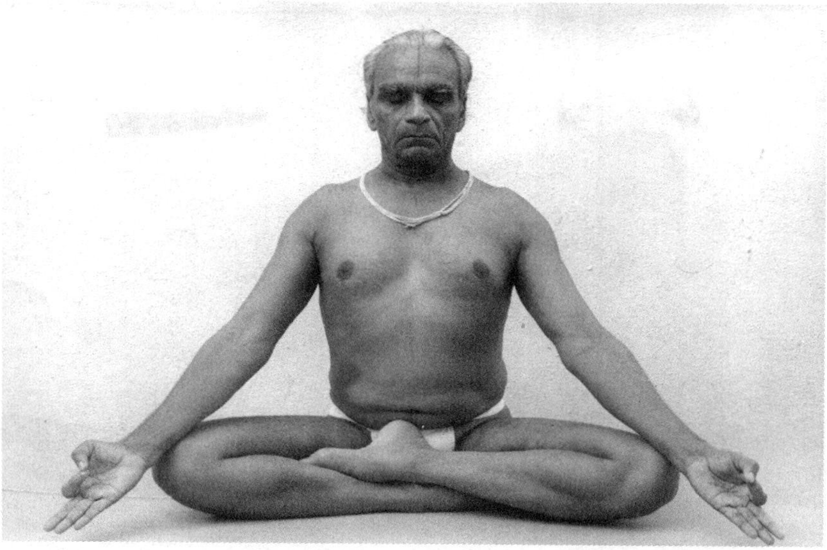

图 3　至善坐（siddhāsana，正面）

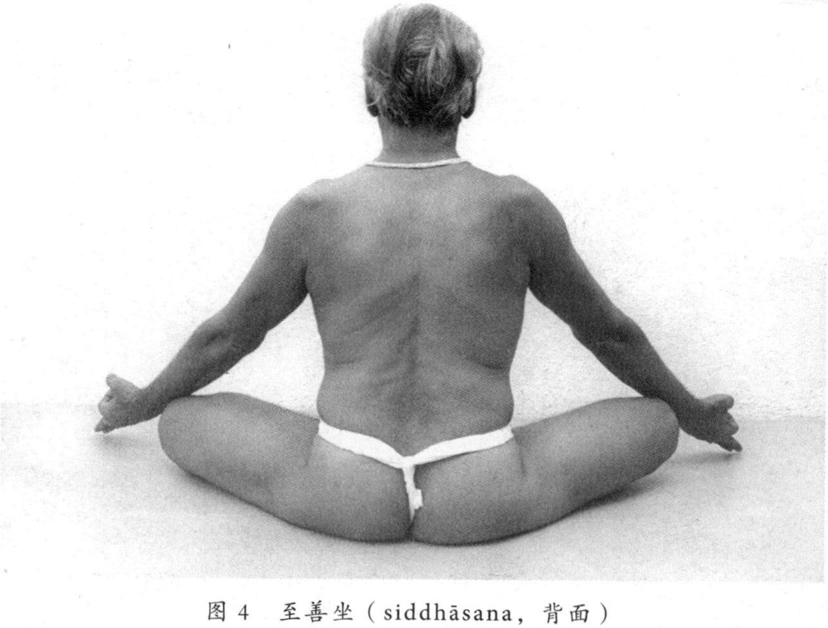

图 4　至善坐（siddhāsana，背面）

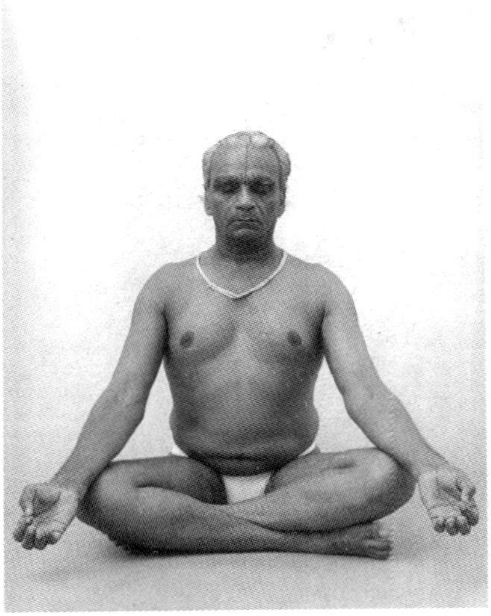

图 5　吉祥坐（swastikāsana 正面）

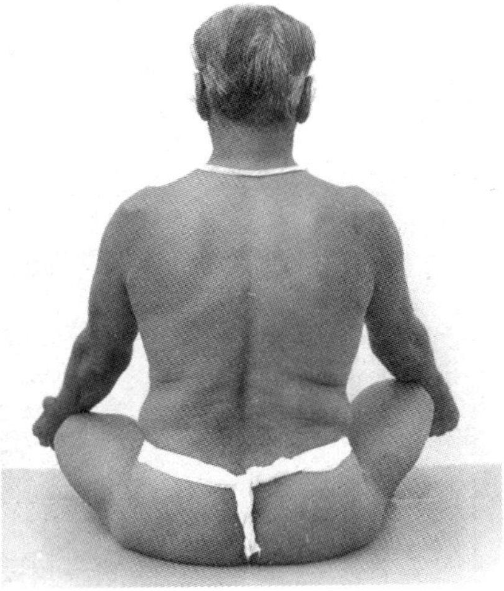

图 6　吉祥坐（swastikāsana 背面）

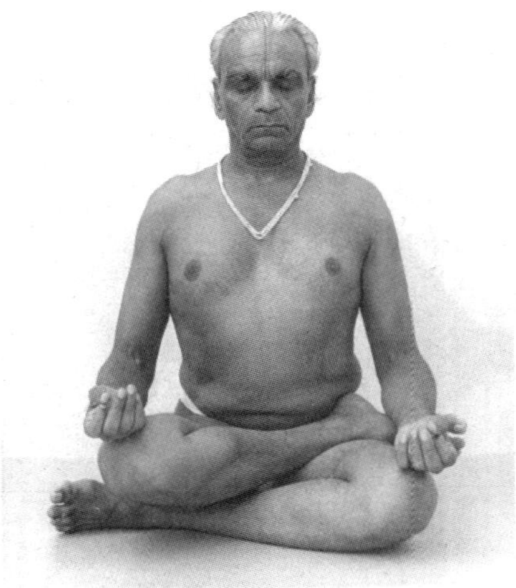

图 7　单莲花坐（bhadrāsana 正面）

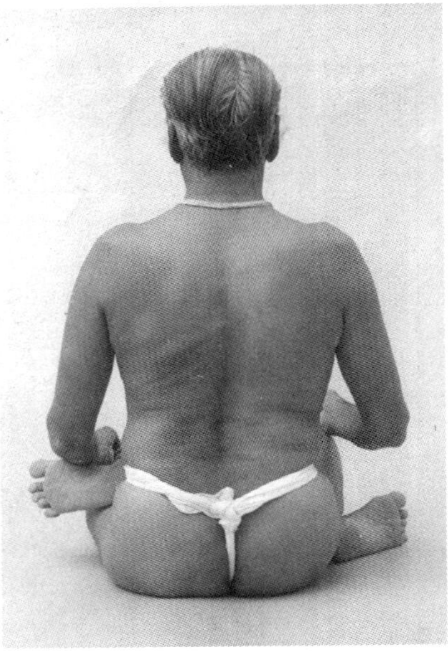

图 8　单莲花坐（bhadrāsana 背面）

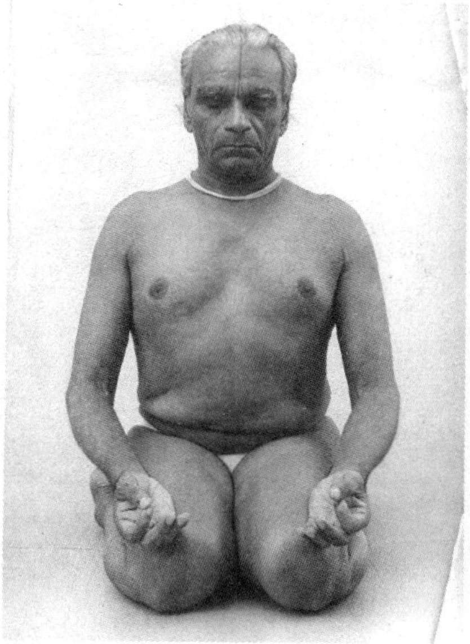

图 9　英雄坐（vīrāsana 正面）

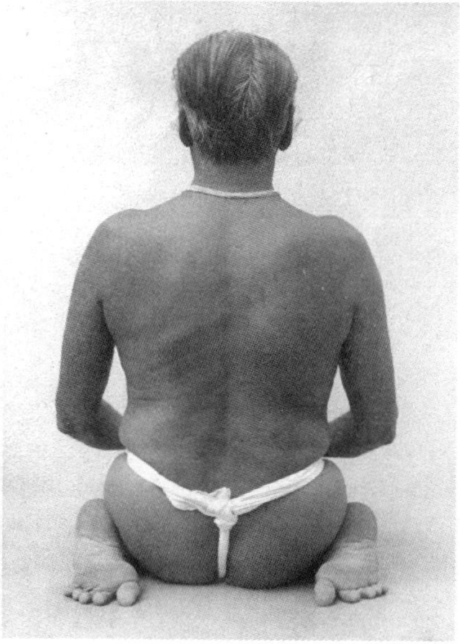

图 10　英雄坐（vīrāsana 背面）

图 11　束角式（baddhakonāsana 正面）

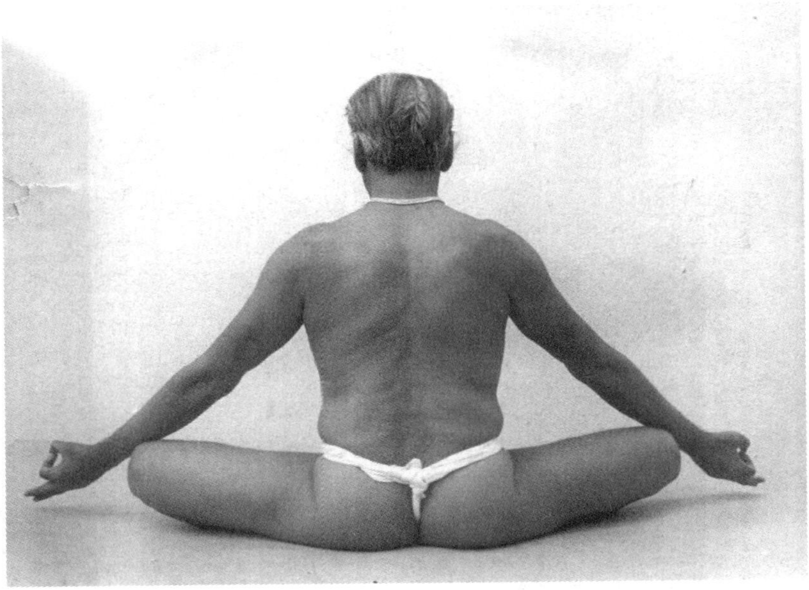

图 12　束角式（baddhakonāsana 背面）

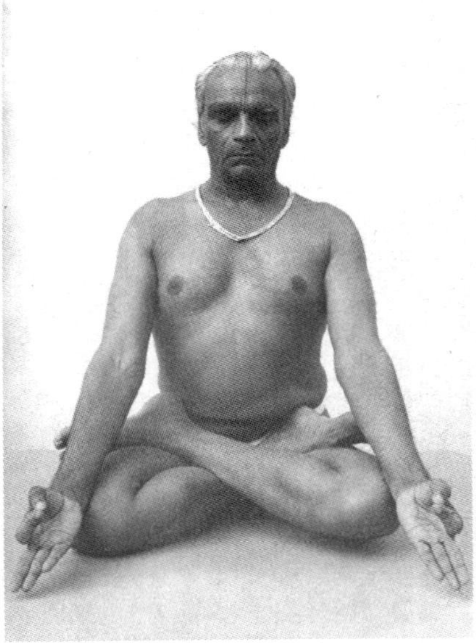

图 13　莲花坐（padmāsana 正面）

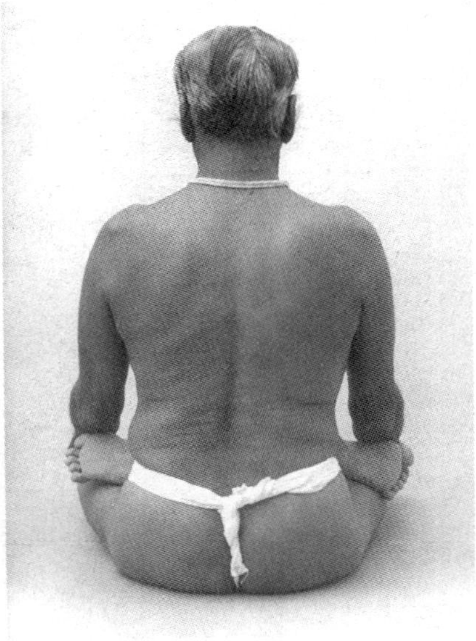

图 14　莲花坐（padmāsana 背面）

身体

24. 正如一个陶罐必须先在炉子中经过烧制才能用来装水，身体也必须先经受体式之火的锤炼，才能体会调息法的真正光辉。

25. 身体是惰性的，心意是变性的，真我是悦性的。首先，用体式法使身体达到心意的境界，然后，通过调息法把身体和心意全都提升到真我的高度，令普拉那在全身流动起来。这将使身体灵巧，心意稳定，真我专注。

26. 身体如深坑，气息如蛇，蛇在坑中出入。意识是舞蛇人，引诱并且控制如蛇的气息。

脊柱

27. 可以将脊柱比作一把印度的鲁特琴（vīna）。人的头好似葫芦形的琴身，是琴音发出的地方；鼻子如琴梁，控制吸气和呼气产生的声波振动。共鸣的程度依赖于弦的紧张度：如果弦是松的，就不会有声音；如果弦绷得太紧，也不会产生振动，弦还可能断掉。调整弦的紧度，使其产生需要的共鸣、强度和音高。同样，也要调整好脊柱内的纳迪和神经，使气息可以有节奏地、和谐地流动。

28. 从脊柱底部开始，将脊椎一节一节调整好，仿佛你正在垒一面砖墙。顺着脊柱的中心独立而有节奏地移动每一块椎骨，从而保持脊椎左右两侧的相互平行。在调息时，脊椎的前侧比后侧更加活跃。

肋骨

29. 把后背的肋骨同步内移，同时，侧面的肋骨向前移，前面的肋骨向上提。

手臂和肩膀

30. 保持双臂放松。既不要紧张，也不要向上举或向后伸展。如果手臂绷紧，就会刺痛或者发麻。刺痛或发麻也可能发生在尝试任何不熟悉的姿势时，当你熟练之后就会消失。

指甲

31. 指甲要剪短，以防在练习到手指的调息法时，指甲伤到敏感的鼻部肌肤。

唾液

32. 开始练调息法时，会流唾液。在呼气后，咽下唾液，在吸气前完成，不要屏息咽下唾液。不要绷紧舌头，不必使劲将舌头顶住牙齿和上颚，要保持舌头和喉咙放松。

眼睛和耳朵

33. 练习调息法要闭上眼睛，练习体式时要睁开双眼。

34. 轻柔地闭上眼睛，向下注视内心，但不要让眼球变得僵硬。向内观是打开一切之门。

35. 如果眼睛是张开的，会有燃烧发烫的感觉，你会易怒不安，心意分散。

36. 每隔一会儿就睁开双眼一下，检查你的姿势，纠正任何不平衡的地方。

37. 内耳保持警觉，同时也要放松。它们是心意的窗户。让它们专注于吸气和呼气带来的声音振动，以及屏息时的悄然。

皮肤

38. 皮肤发挥两种重要功能——吸收和排出。它吸收并且释放热量，像保温瓶一样保持体温恒定。它也帮助排出各种有机盐和无机盐。

39. 皮肤是知觉的源泉。练习调息法时，皮肤始终都要和内在意识保持沟通。

40. 躯干的皮肤要保持活跃和振奋，头颅、脸面、双腿和手臂的皮肤要柔软而放松。

41. 练习的初期会出汗，随着练习的深入，就不会出汗了。

大脑

42. 大脑要处在接纳和观察的状态。大脑指挥肺部积极行动，却并不介入其中，否则，大脑就不能同时观察呼吸的过程。

43. 当躯干和脊柱迟钝时，你的调息练习就是惰性的；如果大脑介入了，调息就是变性的。只有当躯干坚定稳固、大脑乐于接纳、自我注意力集中时，你的调息练习才是悦性的。

44. 如果你利用记忆的帮助，使练习进步、精益求精，记忆就是你的朋友。如果你念念不忘地去计较、陷入惯性，记忆就成为练习的阻碍。努力在每次练习中发现新的光辉。

45. 不断练习和放弃欲望是调息练习的双翼，它们引领修习者迈向更高层次的知识，最终实现真我。

46. 先精通均衡调息法（samavrtti prānāyāma，吸气、呼气和屏息等长），再尝试非均衡调息法（visama vrtti，吸气、呼气和屏息的比例和时长不同）（详见第18章）。

47. 永远不要做完调息法后就立刻做体式练习。体式练习之后可以练习调息法，不过，一次强而有力的体式练习之后，不可能把调息法练习好。最好在不同的时间练习调息法和体式。最理想的状态是在清晨练习调息法，在傍晚练习体式。

48. 心意或身体迟钝、抑郁的时候不要练习调息法。心情沮丧不安时，可以练习《瑜伽之光》中讲解的体式。身体疲惫时，应练习摊尸式，详见第30章。先调整好身心状态，再练习调息法。

49. 大脑非常兴奋活跃时，不要练习内屏息（antara kumbhaka），因为大脑可能会感到烦躁不安；睡前也不要练习内屏息，你会睡不着的。睡前应练习不带屏息的调息法，或者沉静的外屏息（pensive external retention），这两种练习都会引来睡意，外屏息还可医治失眠（见第19章、第20章的“第二阶段”部分和第21章）。

50. 不要急匆匆地练习调息法，肺脏被阻塞时也不要练习调息法。

51. 练完调息法后，不要立刻走动或者谈话，应先在练习摊尸式时放松一会儿，再去做其他事。

52. 饭后不可马上练习调息法；饥饿时也不要练习，可以先喝一杯茶或者牛奶。吃饭后必须间隔4～6个小时才能练习调息，不过，练完调息半小时后，是可以吃饭的。

53. 不要让错误深深扎根，对可能的错误保持警觉，并通过练习和经验来根除错误。

54. 不要在幼小的年纪尝试屏息，至少16岁或18岁时开始屏息，否则你的面容会显得少年老成。

55. 一旦肺部感到沉重和紧绷，或者呼吸声急促、粗重，那这一天就不要练习调息法了。

56. 错误的练习会使面部肌肉绷紧，心意动摇，招致疾病。症状是易怒、疲倦和不安。

57. 调息法有助于调整人的行为和能量达到最佳状态。

58. 恰当地练习调息法时，疾病会消失，还会体验到幸福、清明、安详的光明状态。

59. 正确的练习会减少我们对世俗之乐的渴望，并且指引我们实现真我，修习者将解脱于感官的统治。

适合女性的调息法

60. 怀孕期间，女性可以练习所有调息法，除了圣光调息法（kapālabhāti）、风箱式调息法（bhastrikā）、非均一调息法（visamavrtti prānāyāma）、长时间的内屏息（antara kumbhaka）和带着收腹收束的外屏息（bāhya kumbhaka with uddīyāna）。下列调息法对孕妇格外有益：乌伽依调息法（ujjāyī）、间断调息法（viloma）、太阳调息法（sūrya bhedana）、月亮调息法（chandra bhedana）和清理经络调息法（nādī śodhana）。

61. 分娩一个月后，初学者可以开始练习体式和调息法，渐渐地增加时长和种类。

62. 经期练习调息法是安全的，但是必须避免收腹收束法。

说明

63. 如果因练习体式和调息法导致身体内热积聚，那当天就停止练习。在躯干、头、脚跟和脚底处涂上油，按摩至吸收。过一会儿，洗个热水澡，然后做15分钟摊尸式。这样身体就会清凉起来，第二天就可以继续练习了。

第 11 章

调息中的坐姿

坐的方法

1. 在《薄伽梵歌》（VI, 10～15）中，克里希那向阿朱那解释了一个瑜伽士应该如何修习，以净化自身：

“10. 瑜伽士应该独自隐居，随时与他的灵魂和谐相处，控制心意。他应该远离世俗得失的思虑。

“11. 他找寻一处干净纯洁之地，坐在稳定的坐垫上，不高不低，铺上软布、鹿皮和库撒（kuśa）圣草。

“12. 瑜伽士坐于其上，练习瑜伽，净化自我，将心意专注于一点，控制感觉和行动器官。

“13. 身体、颈、头竖立成一条直线，静止不动，视觉向内收，两眼凝视鼻尖。

“14. 使心意和平，免于恐惧，忠于梵行（brahmacharya）。

让他休息，心意警觉驯化，融入大我（me）为生命的终极目标（supreme）。

“15. 瑜伽士一直将心意处于控制之下，不断争取与真我结合，达到涅槃的和平之境，那居于我之中的至高和平。”

2. 上述引文没有解析细节指导，描述了传统的冥想坐姿。毫无疑问，真我超越纯净或不纯净，但它被困在欲望和心意之中。克里希那说：“如烟雾掩盖了火焰，镜子被尘蒙住，胚胎被包裹在子宫内，真我阿特曼被卷入感官和心意产生的重重欲望之中。”（《薄伽梵歌》，III, 38）因此，身体要如山峰一般稳固，心意如海洋一般沉静坚定，才可做冥想。当身体放弃它的智能或坚固，当智性丢下它清晰的逻辑分析力时，则处于既被动接受又主动行动的状态。当身体和大脑完美地平衡时，你将体会到纯净的智慧之光（sāttvicprajñā）。

3. 冥想时，头和脖子保持竖直，与地面垂直；练习调息法时，要同时练习收颔收束法（jālandhara bandha），它能防止心脏过于用力，令大脑放松，使心意去感受内在的如如不动（见第13章）。

4. 冥想时的坐姿是脊椎挺直，背部的肋骨和肌肉稳定、灵敏。如果从头的中央向下画一条垂直的线到地面，头顶中心、鼻梁、下巴、锁骨之间的空隙、胸骨、肚脐和耻骨在一条线上。

5. 与此同时，两眉、双眼、双肩顶端、锁骨、乳头、浮肋和髋关节处的骨盆应彼此平行（图16）。最后，两肩胛骨顶端之间的连线要和骶骨垂直，防止身体倾斜。

6. 学习调息法的第一个基本点是学习如何低下头正确地坐着，使身躯正直而稳定，以及如何把最大量的空气吸进肺部，为血液补充氧气。练习调息法的过程中，要始终保持脊柱的高度不变。

7. 保持时时警觉，无论是吸气（pūraka）、呼气（rechaka），还是屏息（kumbhaka），练习过程中都要把身体调整到正确的顺位。

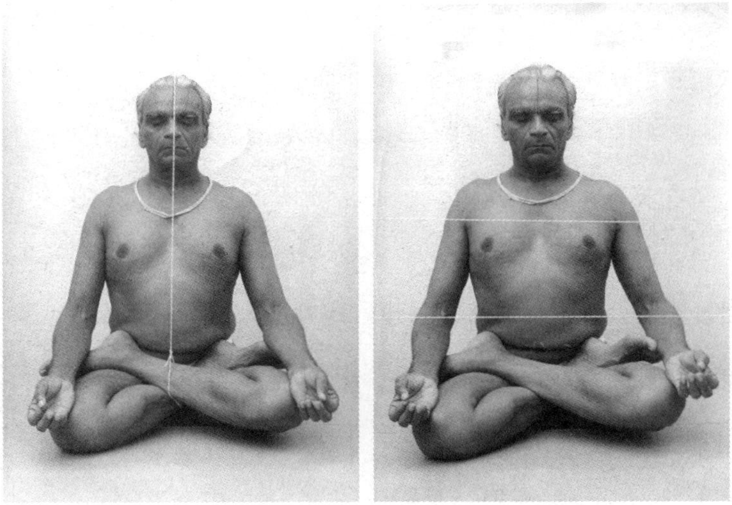

图 15 和图 16　坐姿中的垂直顺位和水平顺位

8. 室内设计师把房间布置得更宽敞，修习者也在他的躯干里创造最大的空间，使肺部可以充分扩张。通过练习，他这方面的能力会得到提高。

9. 根据《薄伽梵歌》，身体被称作刹多罗（ksetra），或真我阿特曼的居所。而真我是刹多罗的觉知者（ksetrajña），当身体通过调息法得到陶冶和培养时，真我会观照着身体上所发生的事。调息法是真我和身体之间的桥梁。

10. 要想在躯干中开辟调息活动必需的场地，首先要记住如何坐。如果坐姿不稳，脊柱会塌陷移位，横膈膜也不能好好地发挥作用，胸部会内陷，肺部很难吸满维持生命必需的空气。

11. 现在，我要详细讲解调息中坐的技法。把身体分为四个部分：（a）下肢，包括臀部和骨盆、大腿、膝盖、小腿、脚踝和脚；（b）躯干；（c）手臂、手掌、手腕和手指；（d）颈部、喉咙和头。臀部和骨盆区域要非常稳定，因为它是正确坐姿的根基。

12. 人们通常坐在地上练习调息法，例如至善坐、吉祥坐、单莲花坐、英雄坐、束角式、莲花坐（图 3～图 14）。在所有这些坐姿中，脊柱和肋骨都好像一片芭蕉叶的宽阔的中段（见图 2）。脊柱好比叶茎，均匀排列的肋骨好比叶脉，尾骨像叶子的末端。《瑜伽之光》中讲解了这些坐姿。

13. 尽管很多种坐姿都可以使用，但我的经验告诉我，莲花坐是坐姿之王，它是在调息和冥想中获得成功的关键。在莲花坐里，上文提到的身体的四个部分全都处在平衡之中（见上述第 11 小点），头正确均匀地置于脊柱之上，令身心平衡。

14. 脊髓在脊柱内流动。在莲花坐中，脊柱和两侧的背脊同步、同节奏、同时调整至顺位。普拉那能量均匀地流动，恰当地输送到全身。

15. 在至善坐中，脊柱的上部比其他部分伸展得更充分；在英雄坐中，腰部更加伸展。有些坐姿可能更舒适，但是，在精确度和效果方面，莲花坐是最好的。在莲花坐中，大腿的位置低于腹股沟，下腹部保持伸展，耻骨和横膈膜之间有最大的空间，两肺可以充分扩展。采用莲花坐的练习者要特别注意身体下部的三个重要关节——髋关节、膝关节和踝关节，它们要能够不费力地活动。

莲花坐（图 15 ~图 43）

16. 莲花坐要求坐在骨盆的基部。臀部在地板上均匀地承受重量。如果你把体重更多地放在一侧的臀部上，脊柱会不平衡。把大腿压向地面，大腿骨更深地插入髋部凹槽内。股四头肌的皮肤要向膝盖伸展，为膝盖创造更大的自由度，从膝盖外侧上方到膝盖内侧下方做对角和圆形运动。腘绳肌群收缩，缩短大腿间的距离。这时，肛门和生殖器不接触地面（图 13）。重心在肛门和生殖器之间的一小块区域，脊柱从这里开始向上延伸，身体从骨盆内侧开始同时向上和向两侧提升。努力使会阴的顶部和底部垂直于地面，如果这很难，那就坐在卷起的毯子上（图 17 和图 18）。在莲花坐中，两个膝盖不是平均地放在地面上的（图 13）。

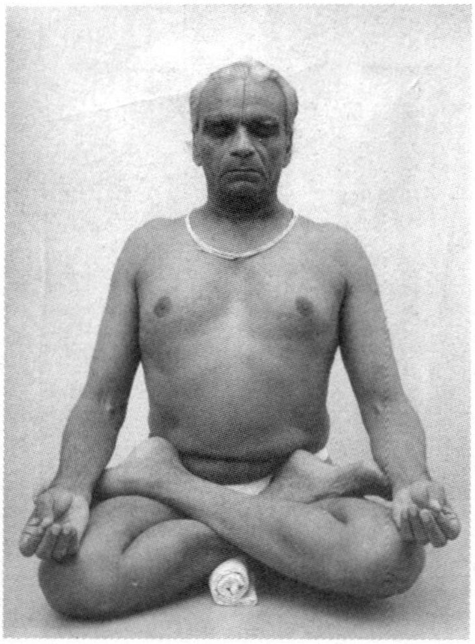

图 17

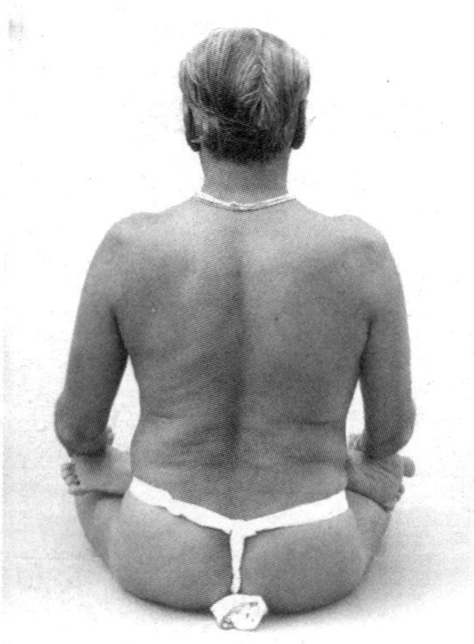

图 18

17. 不要把脚掌转向天花板，而要使它们冲着两侧的墙壁（图19：错误的姿势；图 20：正确的姿势）。伸展跖骨（脚背），方法是使大脚趾向小脚趾的方向调整，足弓从而变得稳定。如果有一侧的足弓下坠，坐骨和肛门区就会懈怠，躯干倾斜，脊柱中段内凹，上身的平衡全被破坏。不要故意把膝盖往外分，或把它们摁到地面上（图 21 和图 22），任何这样的尝试只会扰乱重心。慢慢地，随着有规律的练习，虽然膝盖仍然无法触地，但是你却感觉不到它们了。为了使两髋平衡，建议把膝盖放在卷起的毛巾上（图23）。每天换一换两腿交叉的顺序，使两边平衡（图 24）。

躯干

18. 躯干在调息练习中至关重要。躯干要保持精力充沛；腿和手臂放松，好似在睡觉；从脖颈到头顶的区域处在纯净的警觉又镇定的状态中。躯干就像静止的四肢与机警又平和的心意之间的桥梁。

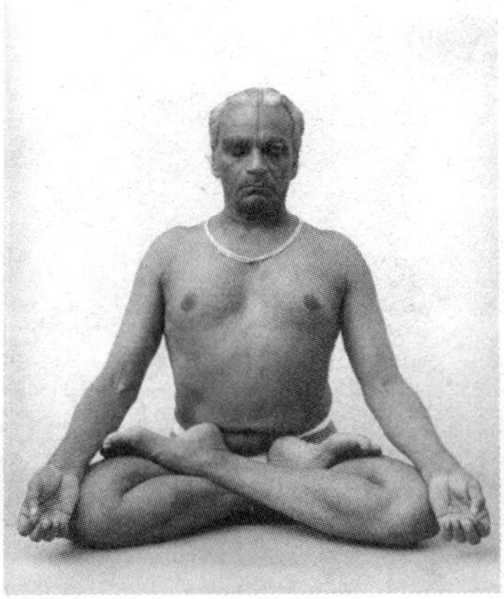

图 19

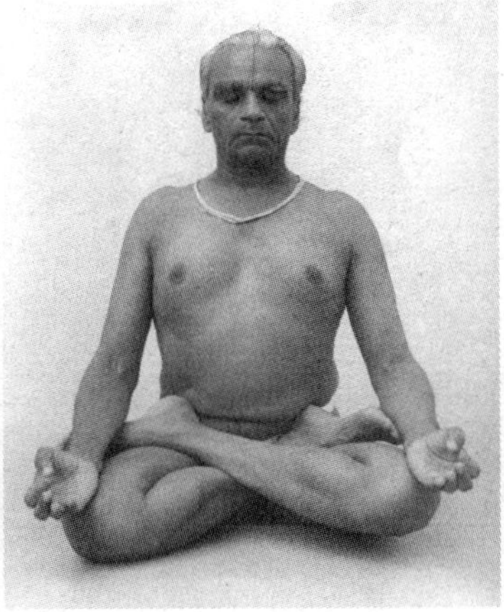

图 20

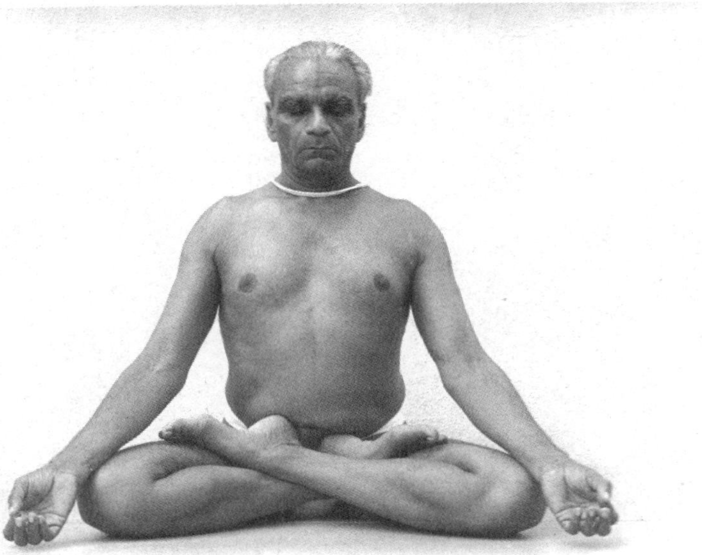

图 21

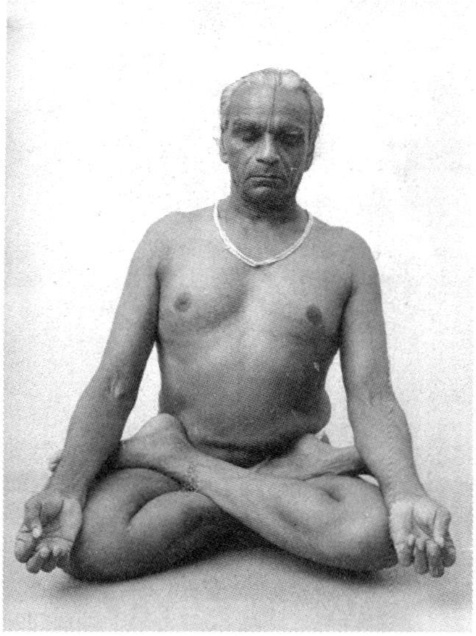

图 22

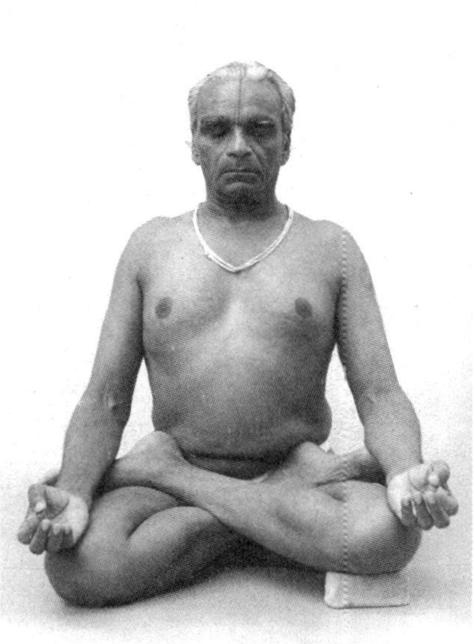

图 23

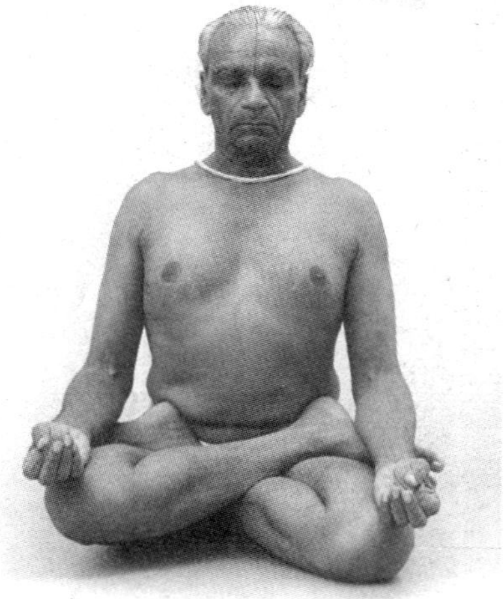

图 24

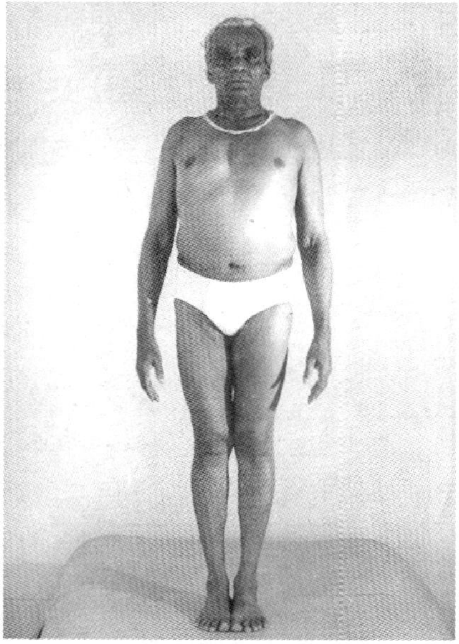

图 25

19. 如果脊柱和肋间肌松懈，或者脊椎骨没有完全伸展，躯干就会塌掉。其中的关键在于把握好正面、背面和两侧的从腋下到臀部的肌肉，它们在上边挂靠在锁骨和肩膀上，在下边系于骨盆和髋骨上。背部要保持稳固。从尾骨开始调整脊柱，一直到上面的颈椎。此外，不仅要调整脊柱所在的中线，也要调整左右两边。

20. 保持肚脐区域的放松，并且垂直于地面。腰部的两侧向上提，使腰部变窄。向上提时，注意不要绷紧肌肉。各种情绪，尤其是恐惧，会使腰部变硬或紧绷，这会影响横膈膜，进而影响呼吸的质量。当腰部松弛下来，心意和智性也会沉静安定，然后，身体、心意和智性将融于真我。

21. 在山式（图 25，参见《瑜伽之光》）中，从耻骨基部到肚脐之间要有空间，构成一个平面。在坐姿中，应模仿山式中的伸展。完整地舒展脊柱的前面，从肛门到耻骨，到肚脐，再到横膈膜、胸骨，最后到达锁骨之间的空隙。如果耻骨是垮掉的，坐姿的纯净就消失了，练习也就失去了精准度。当胸部正确地扩展，肺功能会增强，肺吸入更多氧气。普拉那能量管道（纳迪）的任何阻塞都可被疏通，通过吸气得到的能量可以在呼吸系统自由流动。正如一轮红日朝各个方向均衡地放射光芒，当胸骨很好地得到提升和伸展时，真我将吸入气息中的生命能量向肺的各个角落发散。

22. 要记住，伸展培育了身体这个场域，带来自由，自由带来精确，精确创造纯净，纯净导向神圣圆满。

23. 如何知道你的坐姿是否正确？稍微弯曲拇指和其余四指指

尖，轻轻地、均匀地摁在臀部两侧的地面上，指甲与地面垂直（侧面：图26；正面：图27；背面：图28）。如果食指承受的压力大，说明头部向前倾斜了；如果是小指受力较多，说明身体向后倾斜了。如果一只手的手指比另一只手的手指摁得重，说明身体向压力较大的那只手那边倾斜了（图29）。

当拇指、中指和小指承受同样的压力且其余的手指承受较小的压力时，身体就是笔直的。指尖下压时，不要猛拉肩膀或支起肩膀。不要抬起膝盖，把臀部稍微抬离地面（图30），臀部夹紧，尾骨内卷，再把臀部放在地面上。无法用指尖抬起臀部的人，可以把掌心放在地面上，（图31）。

24. 手指离开地面，把手背放在膝盖上（图32），或者把左手掌放在右手掌内，反之亦可（图33）。交换双手的位置，帮助背部肌肉更均衡地得到伸展。不要伸直手肘，因为这样会使你向前倾斜（图34）。

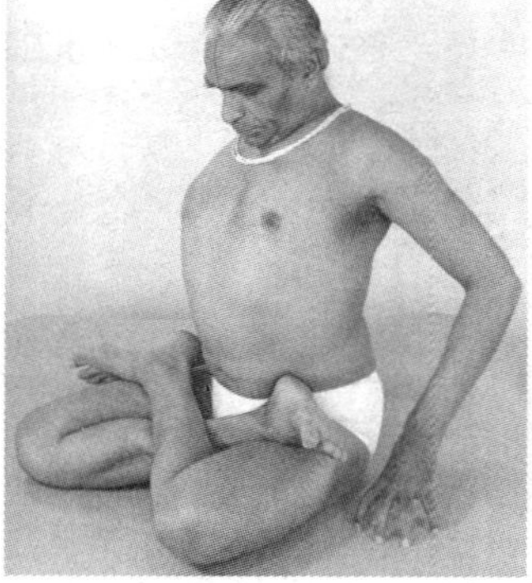

图 26

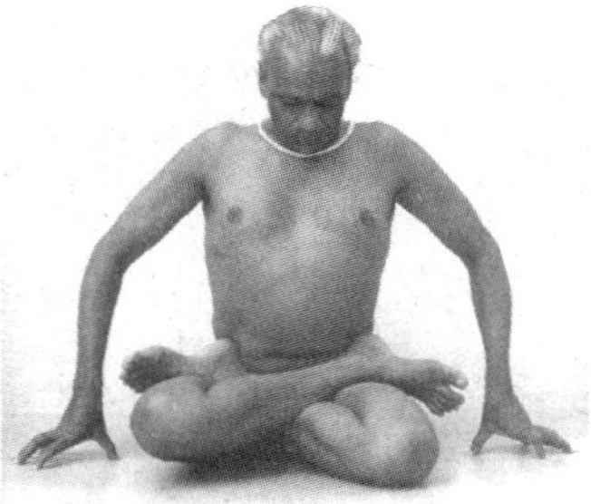

图 27

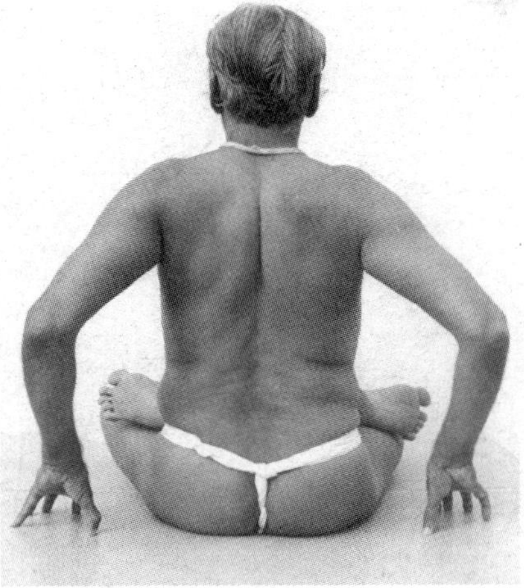
图 28

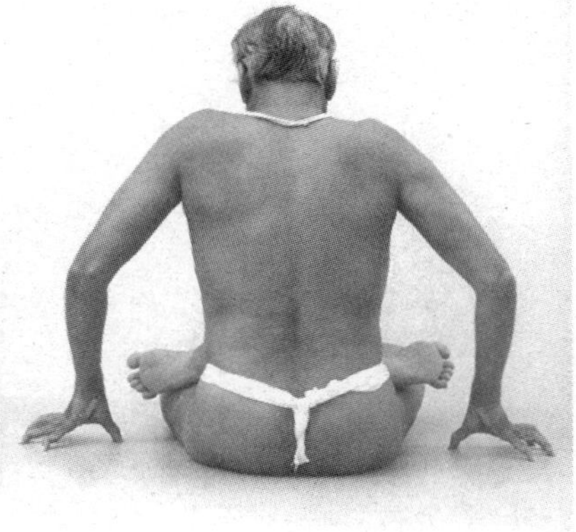
图 29

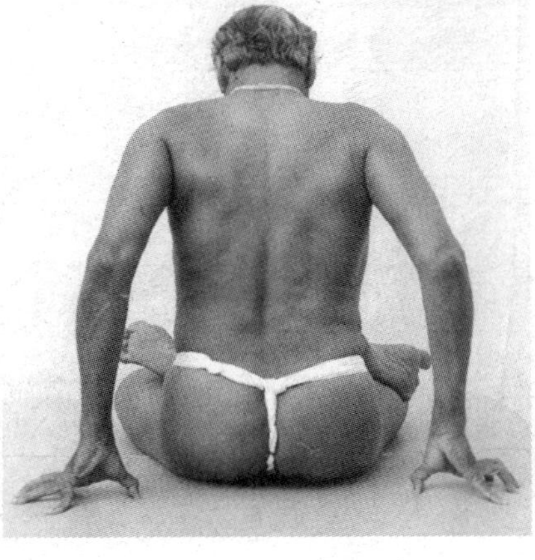
图 30

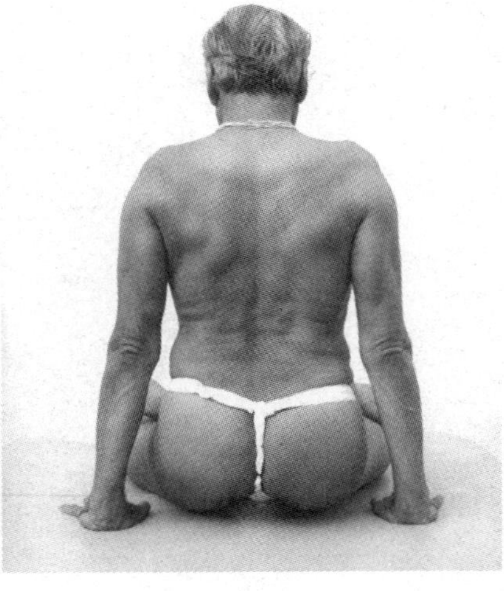
图 31

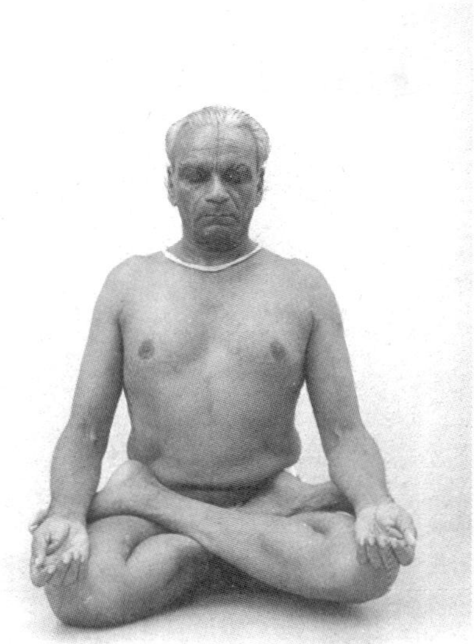

图 32

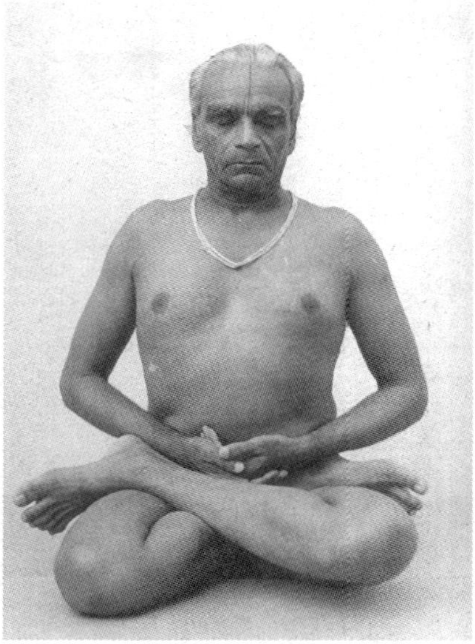

图 33

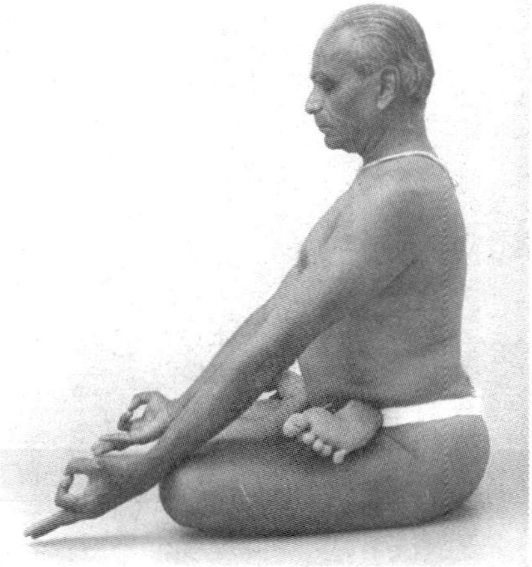

图 34

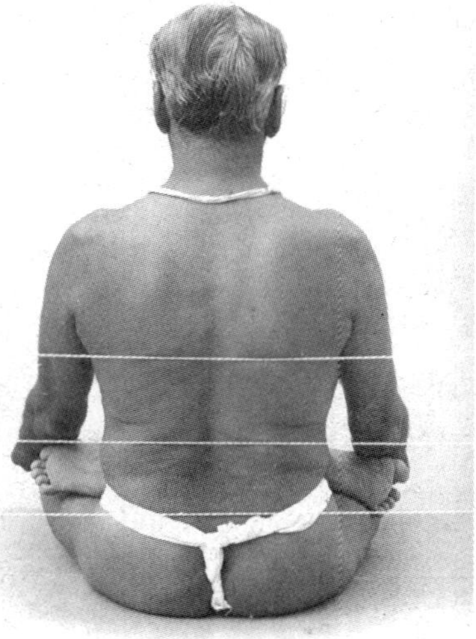

图 35

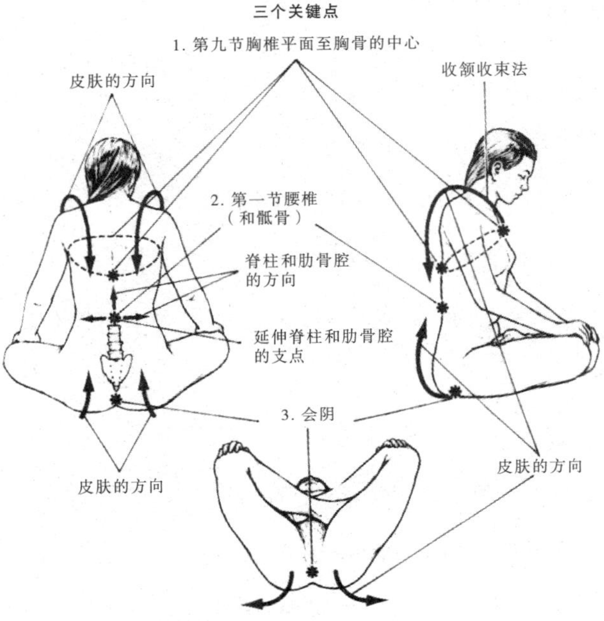
三个关键点
1. 第九节胸椎平面至胸骨的中心
皮肤的方向
收颔收束法
2. 第一节腰椎
（和骶骨）
脊柱和肋骨腔
的方向
延伸脊柱和肋骨腔
的支点
3. 会阴
皮肤的方向
皮肤的方向

图十八

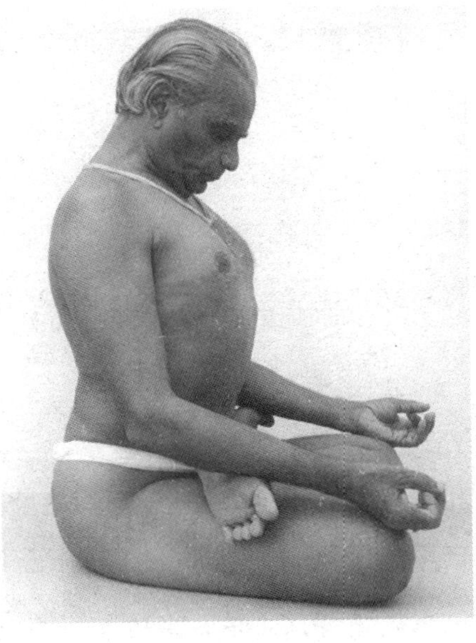

图 36

三个关键点

25. 牢记下列身体中的三个关键位置：

（1）肛门和生殖器之间的会阴；

（2）骶骨和第一节腰椎；

（3）背部第九节胸椎和胸骨前侧的正中（图 35 和图十八）。

姿势正确时，颈部和肩膀后侧的皮肤会向着骨盆的方向延伸，臀部和髋部的皮肤则向上伸展。这两个部位伸展在第一节腰椎相遇，承受最大压力。背部第九节胸椎和前胸骨的正中向下巴的方向伸展，而下巴指向地面，正如在收颔收束中那样。胸骨中心的皮肤向上延伸，有利于下巴向下伸展并落于锁骨之间的空隙处。第一节腰椎发挥支点的作用，使脊柱垂直伸展，胸腔向两侧打开，从而使身体的四个支柱（躯干的四角）富有活力。如果背部或腰椎下陷，肺部就不能正确地扩张。只有背部、躯干两侧和躯干前面的皮肤全都正确地运动和伸展时，顶端的肺叶才能充满空气。

躯干皮肤

26. 就像飞翔的鸟儿张开双翼，修习者的肩胛骨要下沉，远离脊柱向两侧打开。这时，肩胛的皮肤向下，腋窝的后面会比前面稍微低一点，这可以防止背部下垂。身体前面的皮肤向两侧伸展，胸部自腋窝处向上提升。

27. 肋间内肌和肋间外肌贯连整个肋骨腔，掌控对角线式的伸展。通常认为，呼气时肋间内肌运动，吸气时肋间外肌运动。瑜伽调息法与一般的深呼吸技巧不同，在调息法中，后侧的肋间内肌带动吸气，前侧的肋间外肌带动呼气。在内屏息时（见第15章），修习者必须使胸壁的肌肉完全平衡，来缓解大脑的紧张。此外，在调息和冥想时，背部的肌肉和皮肤必须如同紧密交织一般协同行动。

28. 躯干肌肤的紧张度和松弛度显示了情绪的稳定度，以及一个人的心意是否宁静安详。如果胸部上端靠近锁骨的肌肤内凹、下沉，说明这个人受过情绪伤害。结实稳定的胸部是情绪稳定的表现。如果胸部和横膈膜不稳定，背部的肌肤与肌肉的运动不协调，呼吸时就不会体验到安适。如果它们彼此协调，你就会有勇气启迪心灵。

29. 坐的艺术要求背部向前趋向胸部。留意你的衣服，如果移动时你的后背碰到了衣服，说明你坐错了。身体前面碰到衣服才是正确的（错误的坐姿：图37和图38；正确的坐姿：图39和图40）。

30. 初学者可以靠墙而坐，臀部贴近墙面，使骶骨底部和肩胛骨上端碰到墙面。如果肩膀碰到墙时，骶骨下端倾向于偏离墙（图41），就重摆姿势（图42），让肩胛骨向外打开。为了获得正确的姿势，可以在身体和墙之间，即胸骨的正后方位置，放一块肥皂，或一块大小相近的木块，或一条卷起的小毛巾（图43）。

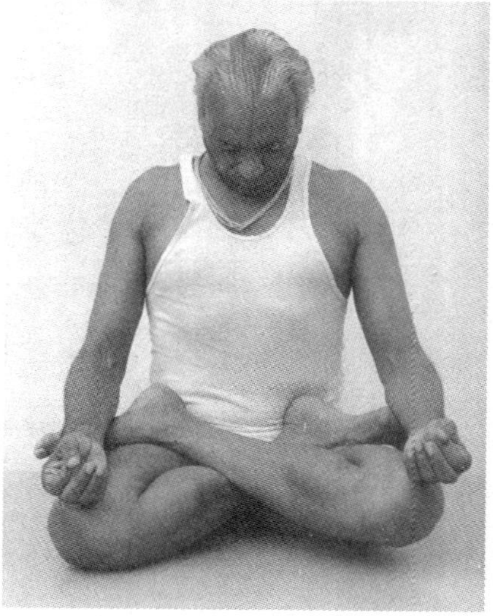

图 37

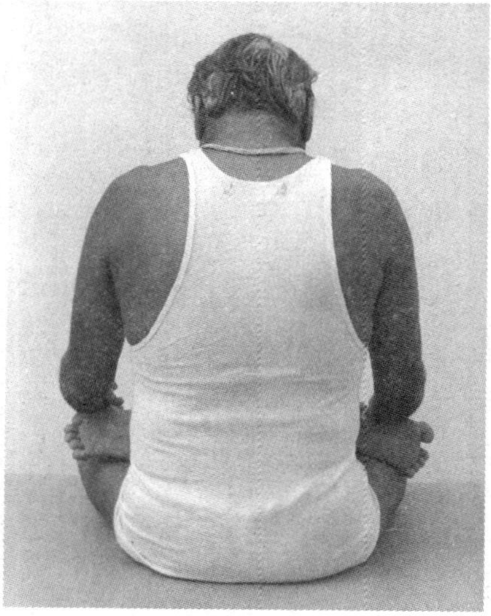

图 38

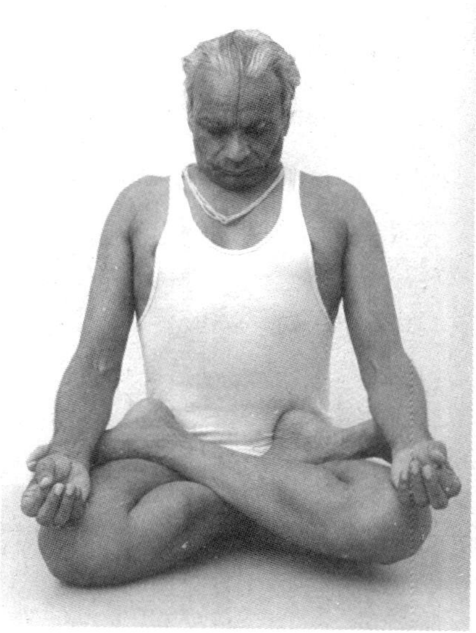

图 39

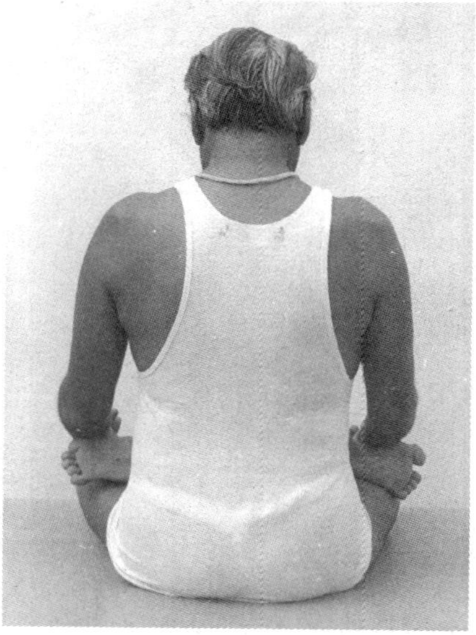

图 40

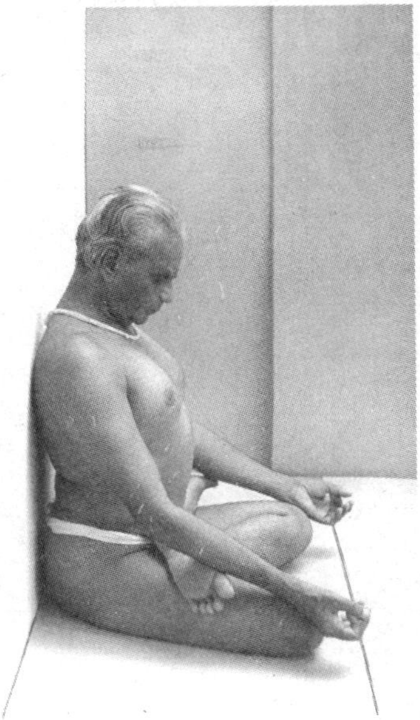

图 41

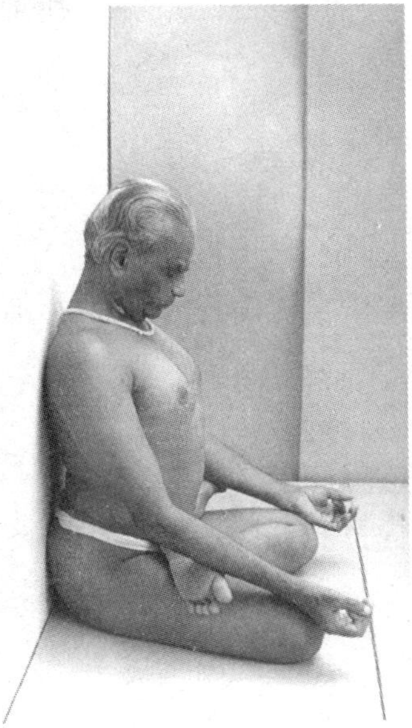

图 42

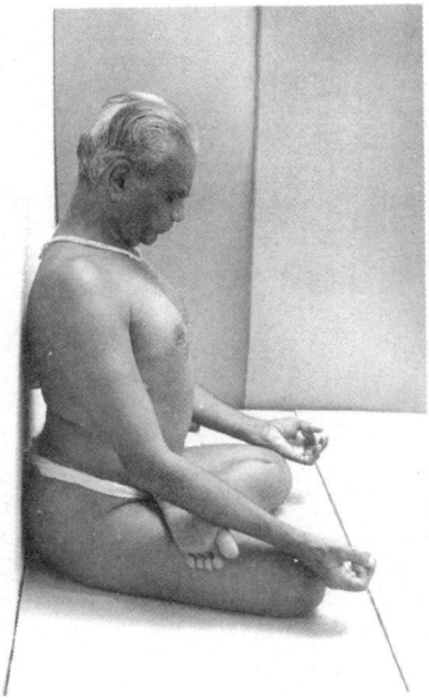

图 43

31. 颤抖是疲劳、注意力分散或缺乏自信的信号。如果颤抖了，就不要浪费时间练习调息法了，应该去练习体式，来强化肺部和舒缓神经。

32. 一开始，调整坐姿可能带来疼痛和不适，但是，定时和规律的练习会令疼痛和不适消失。如果疼痛和不适剧烈难忍，当天就要停止练习。这是躯干在为调息法调整好姿势的信号。

33. 学会区分正确和错误的疼痛。正确的疼痛只在调息练习时出现，且做完摊尸式后，疼痛立刻消失；持续的疼痛是错误的疼痛，并且会继续折磨修习者。正确的疼痛像一位真正的朋友，指导修习者调整和改进姿势，不断重塑头脑和身体。

无法坐在地上

34. 如果由于年龄较大或身体虚弱，无法坐在地上，可以用一把椅子或一个凳子进行辅助练习。双脚要平放在地上，大腿彼此平行，也与地面平行，小腿垂直于地面（图 44 和图 45）。手臂和两腿放松，没有任何紧张，尽可能地按照本章的要点调整坐姿。

双脚麻木

35. 任何调息坐姿，两脚都会麻木，因为用一个姿势坐着会限制血液循环。纠正的方法很简单，做两三分钟的摊尸式。首先，弯曲膝盖，脚跟靠近臀部（图 46）。然后，先后伸直两腿（图 47 和图 48），伸展小腿后侧肌肉、膝盖后侧肌肉、脚跟、足弓，脚趾指向天花板（图49）。保持这个姿势一会儿，然后双脚倒向两边（图50）。这个做法可以促进腿部的血液循环，双脚的麻痹感会消失。

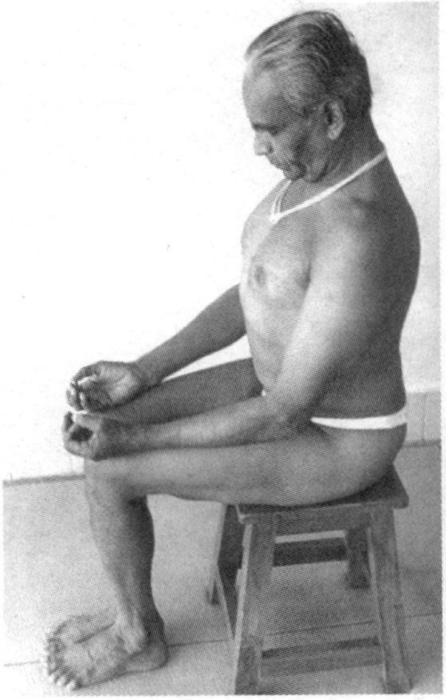

图44

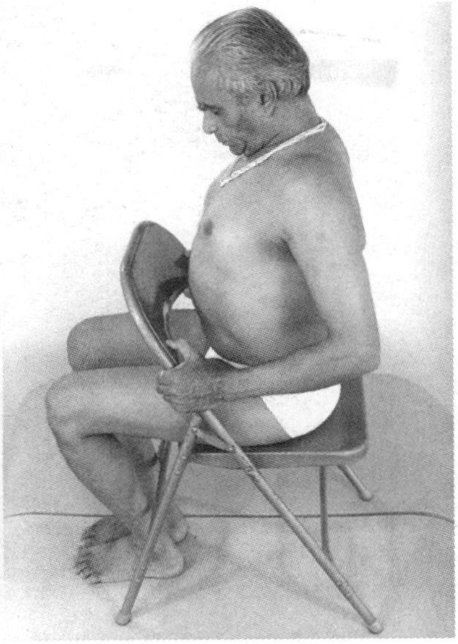

图45

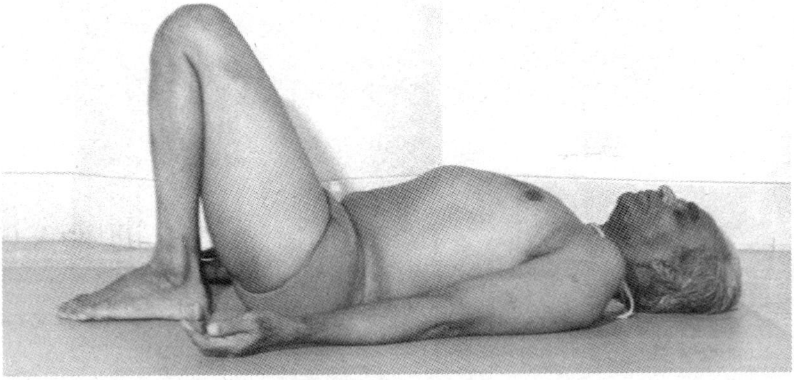

图46

图 46 ～图 50　摊尸式

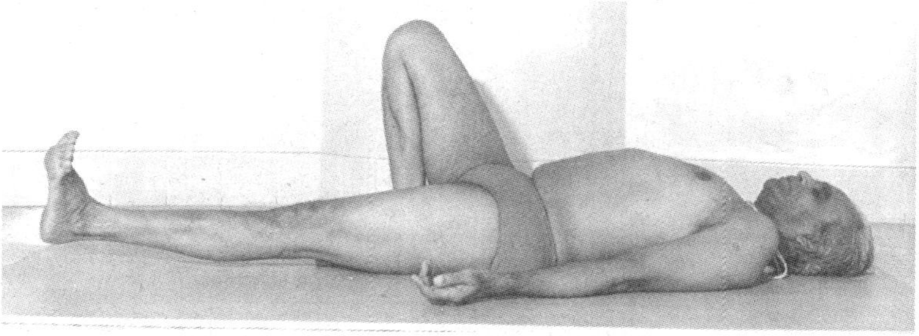

图 47

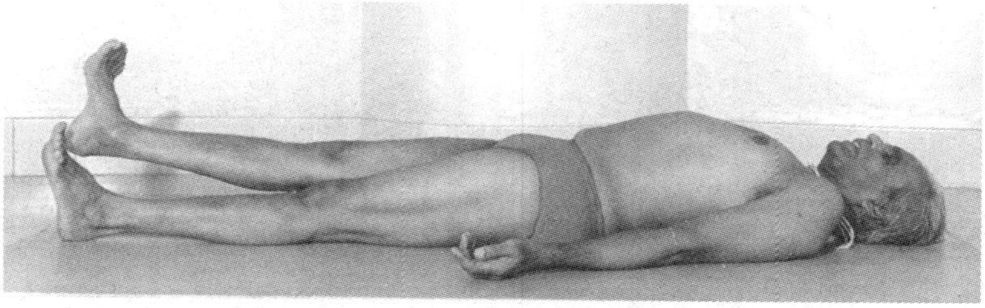

图 48

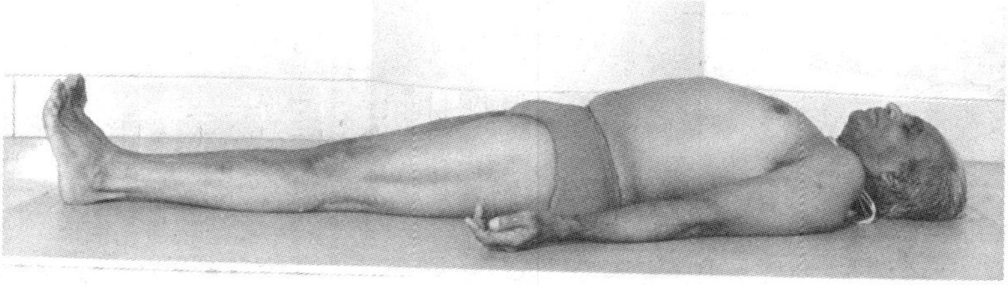

图 49

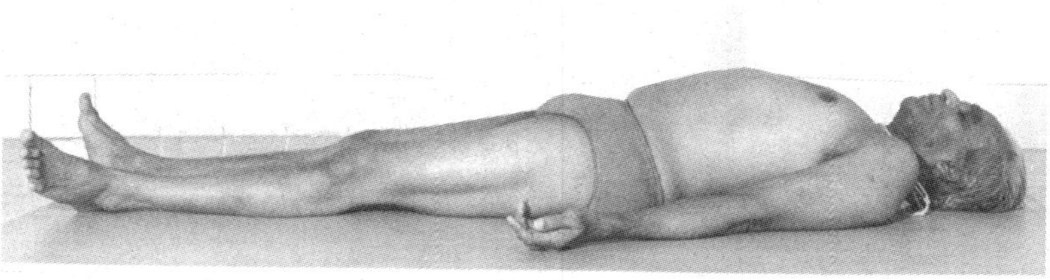

图 50

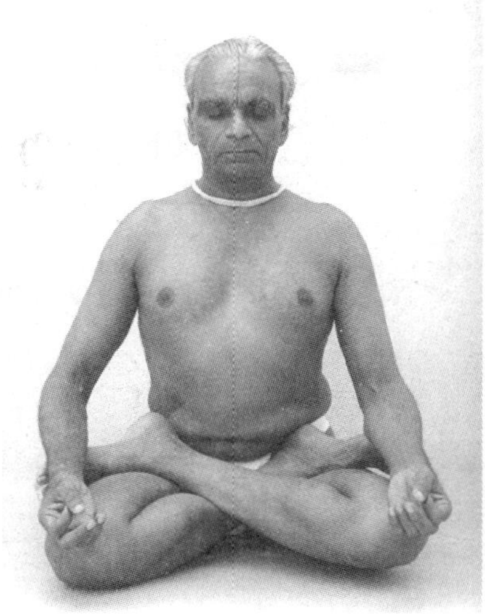

图 51

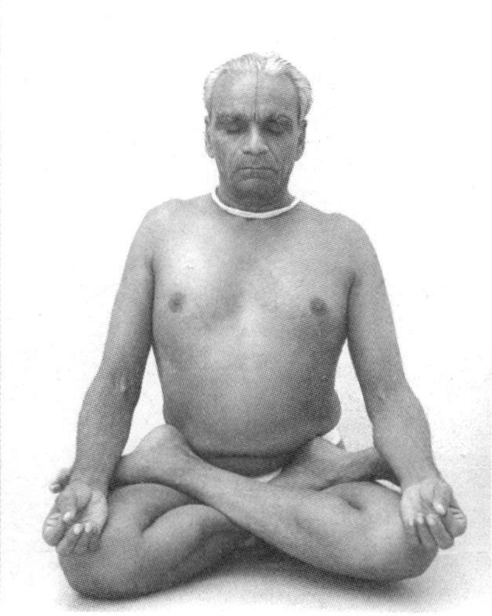

图 52

手臂和肩膀

36. 左右两侧的肩膀远离颈部，向外打开。肩膀尽量下沉，远离耳垂，双肩与地面平行。腋窝前面的皮肤面向上，后面的肌肤面向下。调息练习中容易耸肩，要有意识地不断调整肩膀的位置。肘部指向地面，确保上臂前面、后面的伸展和长度一致。肘部不要张开或向肩膀的方向移动（图 51 和图 52）。

37. 下臂的调整，以及某些调息法中手指在鼻子的位置将在第 22 章详细讨论。

头和喉咙

38. 除了仰卧时，头部永远不要直立。做好收颔收束，使头不会抬起。这样不仅保证了在调息练习过程中始终不被打扰，还可以清洁鼻梁两侧的两条微细通道（纳迪）。鼻梁变窄、喉咙僵硬和颈部后侧紧张都是头部位置错误的表现。获得正确的头部位置需要释放喉咙的内在压力，放松上唇，眼球向下。

39. 放松头皮，保持神经松弛，使大脑安静而稳定。永远不要绷紧或上提太阳穴的肌肤。不要闭紧嘴唇，双唇要松弛，嘴角柔软。

舌头

40. 舌头要放松，放在下颚上。注意舌尖不要碰到上颚或牙齿。不要咬紧下巴，也不要在吸气、呼气或屏息时摆动舌头。如果舌头移动了，就会分泌唾液。不过，当你开始练习调息法时，唾液就会分泌并聚集。不要担心，在吸气之前咽下即可。如果你的舌头保持放松，唾液分泌会渐渐停止。

鼻子

41. 鼻子调整呼吸的气流和声音。鼻尖和两眉之间的鼻梁要指向胸骨，注意，头不要向一侧偏。吸气时鼻尖容易上翘，要格外留心，使鼻梁向下。如果鼻梁或鼻尖上翘，呼吸声会变得粗糙。

眼睛和耳朵

42. 眼睛控制头脑的波动，耳朵控制心意。眼睛和耳朵是把头脑和心意送往灵魂之海的两条河流。练习调息法时要闭眼，眼球静止不动，耳朵接收呼吸的声音。温柔地闭上双眼，上眼睑在瞳孔上施加一点点压力，下眼睑保持放松，双眼会变得柔和。不要使双眼僵硬干燥。上眼睑向眼眶外角移动，释放鼻梁两侧眼眶内角的任何压力。瞳孔不动，并且与鼻梁等距。从额头正中的肌肤开始释放额头的压力，同时还可以抚平两眉之间的褶皱，使额头区域松弛下来。

43. 刚开始，很难掌握坐姿的要领，身体会不自觉地倾斜。所以，时常短暂地睁开双眼，检查一下身体是否陷下去了，头是抬起的还是低下的，抑或向一侧歪过去了。然后，留意喉咙是否紧张，面部肌肤是否绷紧了，尤其是太阳穴附近的肌肤。最后，检查一下眼球是颤动的还是稳定的。接下来，把身体和头部调整到正确的位置，放松喉咙，松弛眼睛。肌肉的放松会带动皮肤的放松。上唇和鼻孔影响感觉器官的功能。放松上唇，这会帮助面部肌肤和大脑放松。在坐姿中练习调息法时，如果太阳穴四周的皮肤向耳朵的方向移动，说明大脑是紧张的；如果向眼睛的方向移动，说明大脑正在休息。不过，如果是在仰卧姿势中，太阳穴周围的皮肤应该向耳朵的方向移动，不要向眼睛的方向移动。

44. 把视线引向内，好像在看身后的什么东西。虽然闭着双眼，但双眼又好似大大地张开着，视线向内（图 53 和图 54）。随着吸气和呼气，眼球容易跟着上移、下降。尽量控制住眼球，因为眼球的移动会为头脑带来波动。

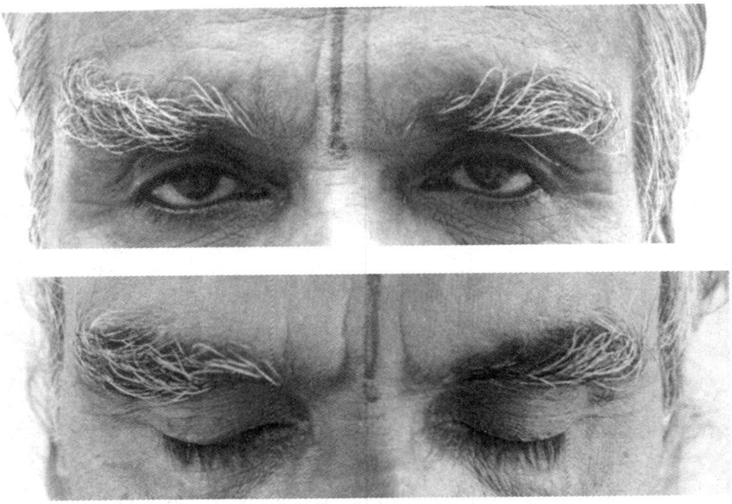

图 53 和图 54　内视

45. 眼睑一旦松散，整个人就会阴郁迟钝；眼球一旦开始转动，人就会分心、心乱。如果上眼睑收缩，杂念就会像风中的火苗一样闪烁不已。在彻底的放松中，以上的一切都不会发生。

46. 如果上下睫毛不能相交，头脑就会活跃，无法放松。如果眉弓处有些紧张，眉毛就会竖起，好像生气的样子；如果眉头平展，头脑也会安息。

47. 两个耳孔要在同一个高度，与肩膀的距离相等。耳朵要倾听呼吸的声音，并且，在整个练习中都感到轻盈。不要咬紧牙关，因为这会使耳朵的四周僵硬，堵塞耳朵，并且耳内会有沉重和发痒的感觉。

48. 要特别留意一个精微能量通道（纳迪）的汇合点，它位于大脑中心、双眼之间的后侧，控制来自眼睛、耳朵和肺的能量（见第 5 章）。它还是呼吸控制的起点。

大脑

49. 大脑是计算和思维的工具。心意有感觉，大脑却没有。大脑控制身体和感觉器官，它应该是静止不动的。在调息法中，大脑是指挥者和旁观者，不是行动者。肺才是行动者。

50. 如果坐姿正确、牢固、稳定、平衡，情绪便可稳定，大脑如飘浮般轻盈。人既不会紧张，也不浪费能量。如果大脑前部向上抬起，会感到愤怒和紧张；如果向一侧歪，另一侧就会感到沉重，失去平衡。

51. 智力出众的人容易骄傲。智力好似金钱，是一个好仆人，但同时也是一个坏主人。练习调息法时，瑜伽士要低下头，调整好头部前侧和后侧的位置关系，使自己谦虚，不因聪明才智而骄傲自大。

52. 瑜伽士应认识到，大脑是获得客观知识（vidyā）的场所，末那是体会主观知识（buddhi）的地方。末那好比包裹，智慧是其内容。末那位于心脏的中心，情绪的起伏也在那里发生。

53. 当情绪和智力全部静止，不再波动时，瑜伽士首先会体会到感官的平静，然后体验到心意的安宁。在这之后，灵性的宁静是更加稀少的、成熟的经验，那时瑜伽士已经从世俗的思虑和担忧中解脱。他知晓那纯净的存在状态，完全觉知，达到神性的境界。有限融入无限，那即是瑜伽士不断追求的目标——三摩地。

第 12 章
调整心意的艺术

1. 生命之树的根在上，枝叶在下；人也如此，神经系统的根基在大脑，脊髓如树干，向下贯穿脊柱，神经从大脑进入脊髓，如枝丫遍布全身。

2. 第 11 章详细解释了练习调息法的坐姿，本章将讨论如何调整心意。

3. 动脉、静脉和神经是负责能量在全身的循环和输送的管道（纳迪）。体式的训练，可以使纳迪通畅，普拉那在其间自由流动。如果纳迪被不洁之物阻塞，能量就无法遍布全身。如果神经纠缠不清，就不可能保持稳定。没有稳定的神经，调息练习是不可能完成的。如果纳迪被扰乱，一个人无法发现自我的真相与万物的本质。

4. 体式练习强健神经系统，摊尸式可以舒缓混乱的神经。如果神经崩溃了，心意也会崩溃。如果神经紧张，心意也会紧张。

除非神经是放松的、安静的，否则，无法进行调息。

5. 现代世界的人们寻求内心的安宁，因此，他们开始对冥想和古老的调息法感兴趣。刚开始，这两种修习法都特别引人入胜，可是一段时间后，人们发现，冥想和调息不仅非常难学，而且练习也非常枯燥，重复，进步非常缓慢。另一方面，瑜伽体式始终都那么令人着迷，因为练习体式时，智性专注在身体的各个部分，得到滋养，喜悦的感受油然而生。在调息法中，注意力在两个鼻孔、鼻窦通道、胸、脊柱和横膈膜上，智性不被转移到身体的其他部分，所以，只有当身体和心意经过训练，能够接纳流动的气息时，练习调息法才会迷人。尽管经过几个月甚至几年的练习，可能都没有显著进步，但是通过真诚的、不动摇的努力和坚持，练习者的心意终会接纳有规律的气流，那时，他开始体会到调息法的美丽和芬芳，多年练习之后，他将领会到调息法的微妙之处。

6. 练习调息法有两个基本要素：稳固（achala）的脊柱以及沉静（sthira）而警觉的心意。请记住，练习过多后弯的人的脊柱可能富有弹性，但不能长时间保持稳固；那些练习相当多前屈伸展的人可能拥有稳固的脊柱，但不一定有沉静而警觉的心意。在后弯体式中，肺得到伸展；在前屈体式中，肺得不到伸展。练习者必须在两者之间找到平衡，使脊柱保持稳固，心意保持警觉、不动摇。

7. 不应该机械地练习调息法。头脑和心意应保持灵敏，不时纠正和调整身体姿势和气息。一个人不该凭意志力来练习调息法，不要强硬地管理自己。完全接纳的心意和智性是至关重要的。

8. 在调息法中，意识（心意、智性和自我）和气息的关系像母亲和孩子。意识是母亲，普拉那是孩子。正如母亲用爱、关心和奉献来珍视她的子女，意识也应珍视普拉那。

9. 气息好比汹涌的河流，被大坝和运河驯服后，可以供应巨大的能量。调息法教导练习者如何驯服呼吸的能量，获得生命力和活力。

10.《哈达瑜伽之光》（第二章，16～17）警告习练者，正如驯兽员要慢慢地驯服一头狮子、一头大象或一只老虎，习练者也要渐渐地掌控他的气息，否则，气息会破坏他。通过正确地练习调息法，所有疾病都可以被治愈或控制。然而，不当的练习会引起各种不适，如咳嗽、哮喘、头痛、眼睛痛和耳朵痛。

11. 稳定的心意和气息相互作用，也会令智性稳定。当智性不再波动不已时，身体会变得强壮，习练者会充满勇气。

12. 心意是感觉器官（indriyas）的主人，而呼吸是心意的主人，呼吸的声音是呼吸的主人。呼吸的声音保持一致时，神经系统会安静下来，然后，气息可以顺畅地流动，这时，习练者就做好了冥想的准备。

13. 眼睛在体式练习中发挥重要的作用，耳朵在调息练习中发挥重要的作用。全神贯注地学习体式，并且用眼睛仔细观察，可以学会体式和如何在姿势中平衡。体式可以通过意志力来掌控，四肢将听从意志的安排。但是，调息不能用这种方式。在调息练习中，眼睛是闭着的，心意专注在呼吸的声音上。当耳朵聆听着呼吸的节奏时，习练者可以调节气流和呼吸的细微之处，例如放慢气流的速度，使气流更加和缓。

14. 体式法的种类多得数不清，有不同的姿势、不同的动作，做各种体式时，注意力的位置也会变化。调息法的特点是单一。首先，习练者只在同一个姿势中练习；其次，他要维持一种连贯不变的呼吸的声音。练习调息正如在学习旋律以前，先练习音阶。

15. 体式练习是从粗钝身到精微身的练习，调息法是从内在精微的气息到外在的粗钝身的练习。

16. 灰烬和烟雾会掩盖一块燃烧着的木头，身体和心意的不洁也会遮蔽修习者的灵魂。一缕清风驱散了灰烬和烟雾，木头又热烈地燃烧起来。调息法清洁了习练者心意中的不洁，他内在的神性火花发出耀眼的光芒，做好了冥想的准备。

第 13 章
契合法和收束法

1. 为了学习调息法的技巧，有必要了解契合法（mudrās）和收束法（bandhas）。梵文词“mudrā”表示封印或锁，它代表了关闭身体窍穴的姿势、手指放置的位置以及特殊的手势。

2. bandha 的意思是束缚、连接、上脚镣或拿住。它还表示某些器官或身体的某些部分被紧紧抓住、收缩或控制的姿势。

3. 电力被制造出来后，必须经过变压器、导体、保险丝、开关和绝缘电线把电力送到目的地，否则，电流可能会带来致命的后果。同样地，调息法为身体带来普拉那时，习练者必须运用收束法，以防止能量散发，并且把能量送到正确的部位而对身体没有任何损害。没有收束法的话，调息练习会扰乱普拉那的流动，损伤神经系统。

4. 在各种哈达瑜伽文献介绍的收束法中，收颔收束法（jālandhara bandha）、收腹收束法（uddīyāna bandha）和会阴收束法（mūla bandha）是练习调息法所必需的。它们帮助分配能量，避免过度换气造成的能量浪费。练习收束法是为了唤醒沉睡的昆达里尼，让昆达里尼能量在调息时沿着中脉一路向上。收束法是体验三摩地境界的必要条件。

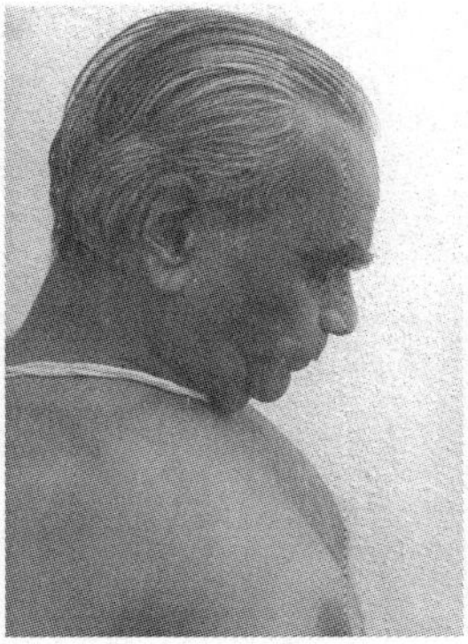
图 55

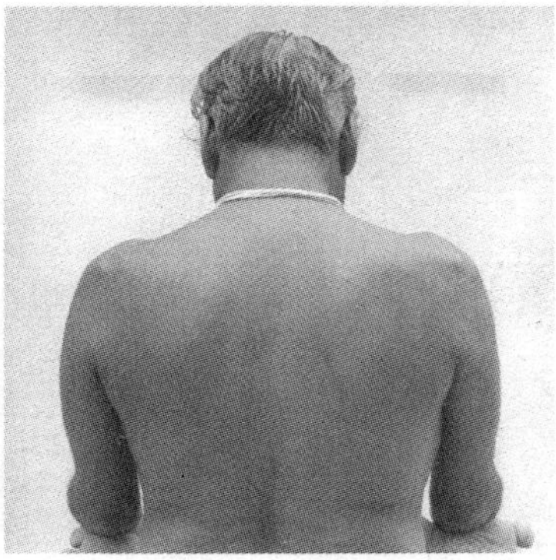
图 56

收颔收束法（jālandhara bandha）

5. 修习者应当首先掌握的收束法是收颔收束法。jāla 的意思是网、织物。在肩倒立（sarvāṅgāsana）练习中可以掌握这个收束法，因为在肩倒立中胸骨一直抵着下巴。

技巧

（a）以至善坐、吉祥坐、单莲花坐、英雄坐、束角式或莲花坐舒适地坐立（图 3～图 14）。

（b）背部保持竖直。提起胸骨和前侧肋腔。

（c）不紧张地延伸颈部的各个侧面，把肩胛骨推向身体内部；保持胸椎和颈椎向内凹，头从颈部后侧开始向着胸部的方向向前向下弯曲。

（d）不要收紧喉咙或绷紧颈部肌肉。颈部不应被迫地向前或向下沉，也不应向后梗着（图 55 和图 56）。颈部和喉咙肌肉要保持柔软。

（e）低下头，使下巴尖和下巴骨两侧均衡地放在胸前壁上的锁骨之间的凹陷内（图 57 和图 58）。

（f）下巴不要向一侧伸展（图 59），颈部也不要向一侧倾斜（图 60），否则会导致颈部长期疼痛和紧张。待颈部有弹性后，前屈的深度自会增加。

（g）不要像图 55 演示的那样迫使下巴贴近胸部，应该提升胸部，与低下的下巴相遇（图 58）。

（h）头顶中央和下巴应该与胸骨的中心、肚脐、会阴在一条线上（图 61）。

（i）下巴放在胸部上方时，肋骨不要下陷（图 62）。

（j）太阳穴、眼睛和耳朵保持放松（图 57）。

（k）以上就是收颔收束法。

功效

太阳神经丛位于躯干正中，根据瑜伽的观点，它是消化之火（jātharāgni）的所在地。消化之火负责消化食物，产生热量。月亮神经丛位于大脑的中央，制造清凉。练习收颔收束法时，颈部周围的纳迪被锁住，月亮神经丛的清凉能量不能向下流动，也不会被太阳神经丛的能量分散。这样，生命的精华被储存起来，延年益寿。这个收束法还能压迫左脉和右脉，使普拉那沿着中脉流动。

收颔收束法清洁鼻道，调节流向心脏、头部以及颈部内分泌腺（甲状腺和副甲状腺）的血液与普拉那（能量）。如果不加收颔收束法地进行调息，心脏、大脑、眼球和内耳会立刻感到压力，导致头晕。

收颔收束法放松大脑，使智性谦卑。

说明

颈部僵硬的人应在没有不适的前提下尽可能地低下头（图63），或者卷起一块布，放在锁骨的上端（图64和图65）。尽量通过抬起胸部夹住布条，而不是使劲压低下巴（图57）。这样可以释放喉咙的压力，使呼吸变得舒适。

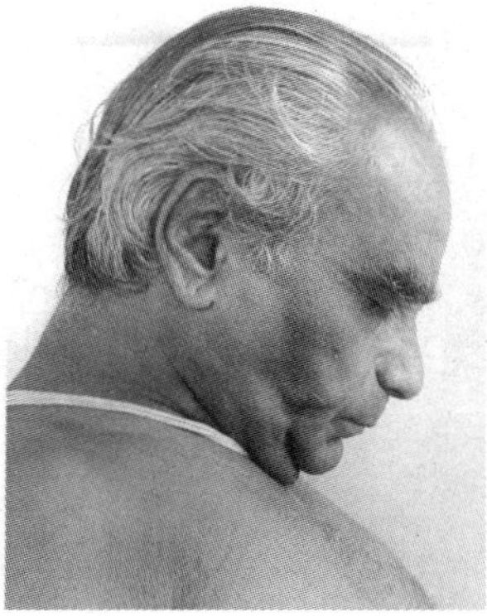

图 57

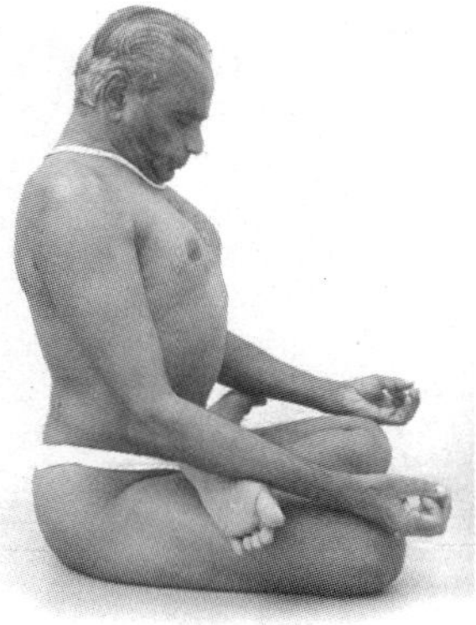

图 58

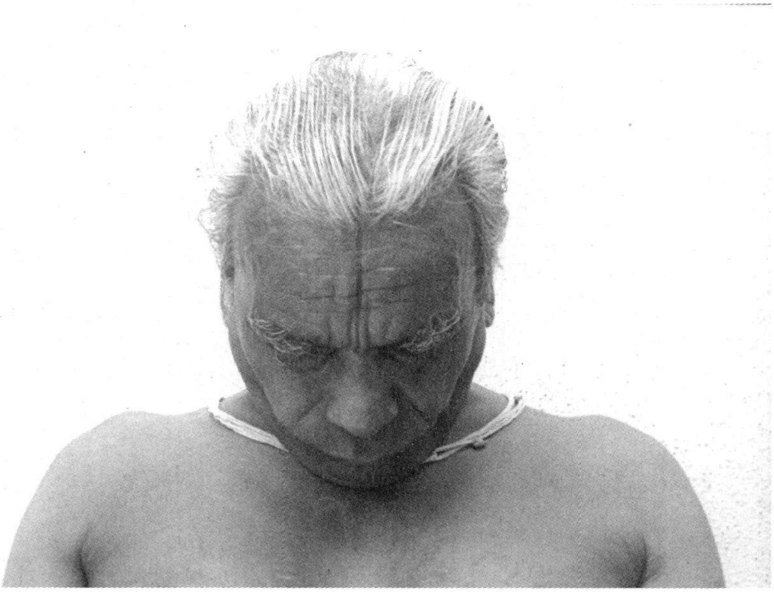

图 59

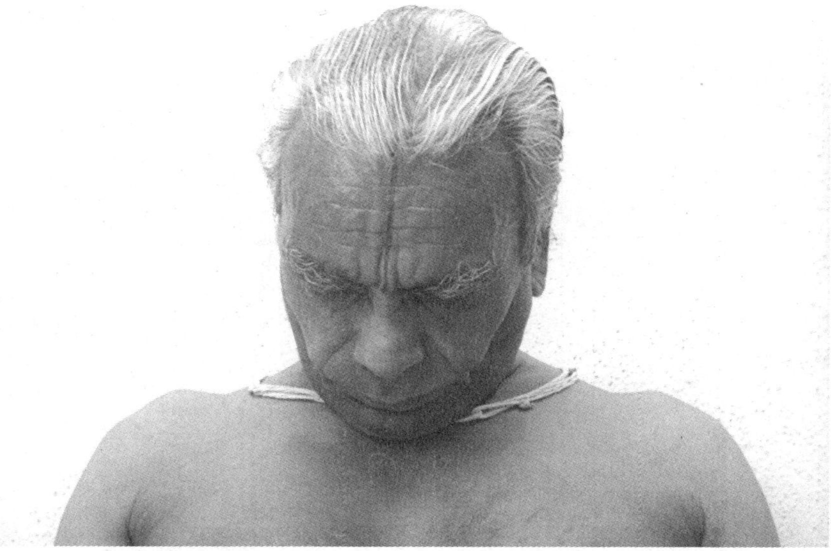

图 60

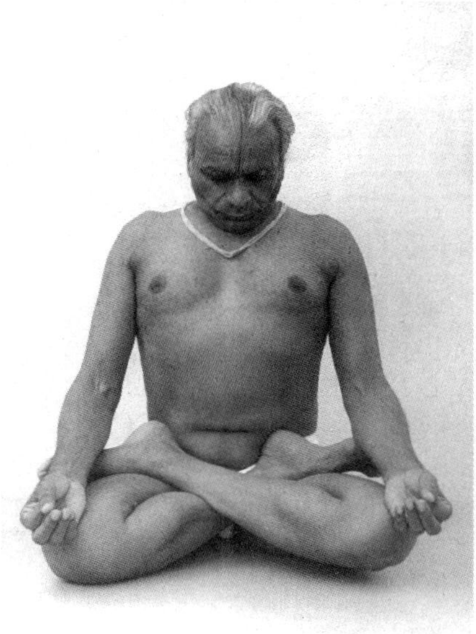

图 61

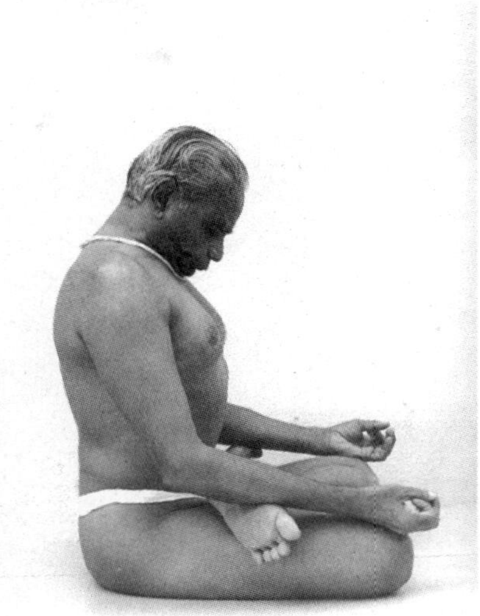

图 62

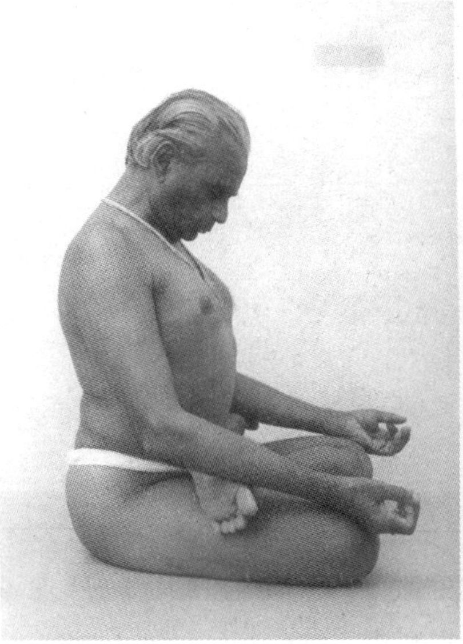

图 63

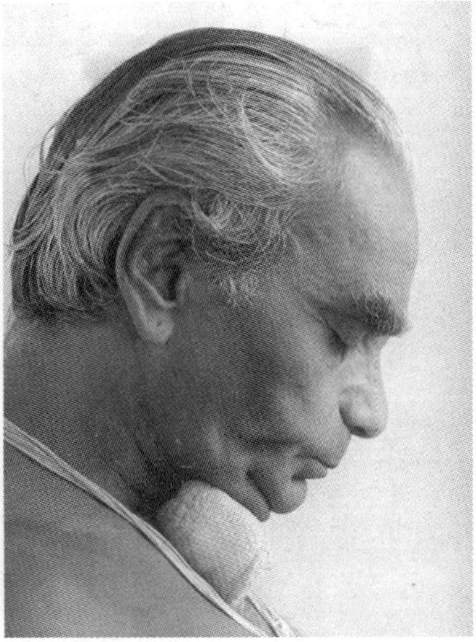

图 64

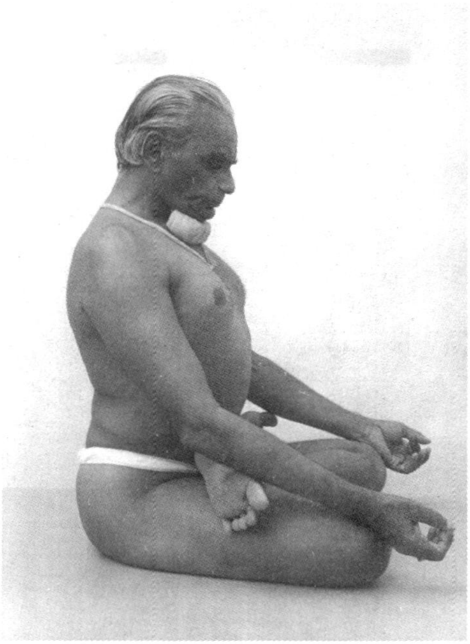

图 65

收腹收束法（uddīyāna bandha）

6. uddīyāna 的意思是飞翔，是腹部收束。收腹收束法令普拉那或能量从下腹部向头部流动。从下腹部向上提升，使横膈膜推向胸部，同时腹部器官向后、向上拉并靠近脊柱。

技巧

首先，以站姿熟练掌握收腹收束法（方法见下文所述），之后才能在坐姿的调息练习的外屏息阶段引入收腹收束。外屏息即彻底的呼气后和开始吸气前之间的间隔期。只有在比较精通调息之后，才可以在调息时做收腹收束练习，而且，不要在内屏息时，即在彻底吸气后和开始呼气前的屏息阶段做收腹收束，否则会使心脏用力过度。

技巧

（a）以山式站立（图 25）。

（b）两腿分开大概 30 厘米宽。

（c）屈膝，稍稍向前弯身，张开手指，抓住大腿的中部。

（d）稍稍弯曲两肘，尽量放低下巴，做收颔收束法。

（e）深深地吸气，然后快速地呼气，气体迅速从双肺呼出。

（f）屏气不吸。整个腹部区域向脊柱的方向拉，同时上提（图 66）。胸部不要凹陷。

（g）腰椎和背部的脊柱要向前、向上提。腹部器官同时向脊柱的方向挤压，使之贴紧脊柱。

（h）保持住腹部的收束，双手抬离大腿，放在骨盆边缘上边一点的位置，来更加稳固地收缩腹部。

（i）伸直背部，不要放松腹部收束或抬起下巴（图 67）。

（j）尽你所能地保持住收束 10～15 秒。不要为了延长保持时间，而超越自己的承受力，应随着收腹收束变得更加舒适，渐渐地延长保持的时间。

（k）先放松腹部肌肉，下巴和头不要动，否则，心脏和太阳穴区域会立刻感到紧张。

（l）让腹部回到正常的位置，然后慢慢吸气（图 68）。

（m）在（f）到（k）之间，不要吸气。

（n）呼吸几次，然后重复（a）到（k）的循环，最多进行6～8轮。随着你的能力的提高，渐渐增加收束的时长或循环的轮数，也可以在一位经验丰富的老师或古鲁的指导下增加练习的强度。

（o）收腹收束循环每天只能练习一次。

（p）当将收腹收束做得更加熟练，渐渐地，可以把它加进各种调息法练习中，但是，一定只在外屏息时做收腹收束。

说明

（1）只在空腹时练习。

（2）气息呼出之后，才可以收缩腹部。

（3）如果太阳穴紧张，或吸气时感到费力，说明没有在个人能力范围内做收腹收束。

（4）收腹收束放松之后，腹部器官回到原来的放松状态，这时才可以吸气。

（5）腹部器官被压缩时，不要收缩肺部。

功效

据说，收腹收束使伟大的鸟儿普拉那不得不沿着中脉向上飞翔，中脉是神经能量的主要通道，位于脊神经管内（merudanda）。收腹收束是最好的收束法，按照古鲁的教导，持续练习收腹收束的人，会重获年轻。收腹收束法是狮子，杀死了名为死亡的大象。

收腹收束只应在彻底的呼气和下一次吸气之间进行。它锻炼了横膈膜和腹部器官。提升横膈膜，能温和地按摩心肌，从而调节心肌的功能。收腹收束法还能滋养腹部器官，增加消化之火，排除消化道的毒素。收腹收束法也被称为“夏克提查拉那呼吸控制法”（śakti chālana prāṇāyāma）。

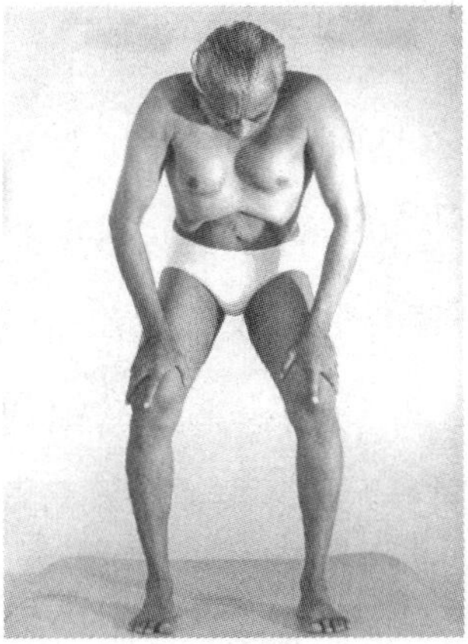

图 66　收腹收束法

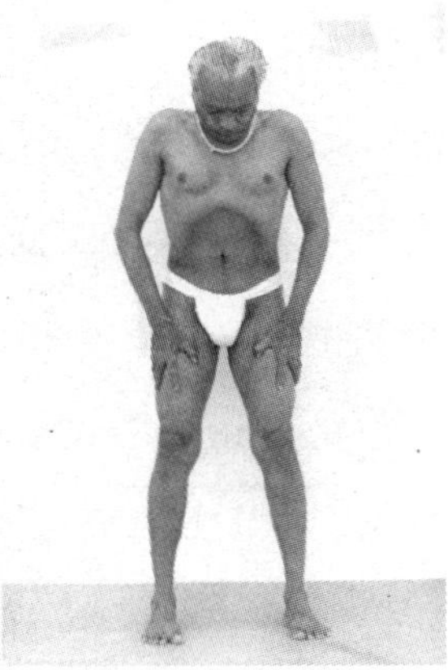

图 67　收腹收束法

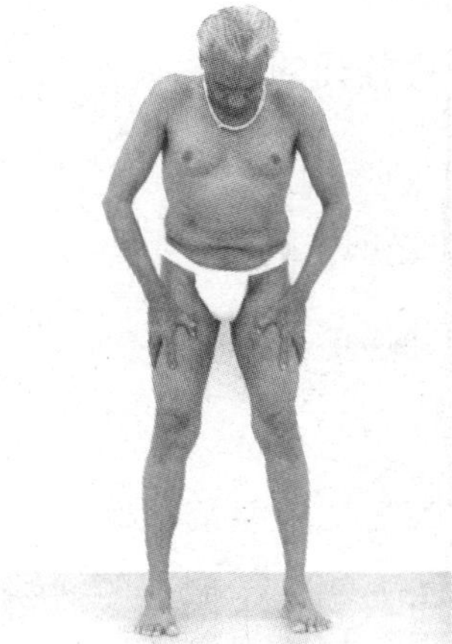

图 68　收腹收束法

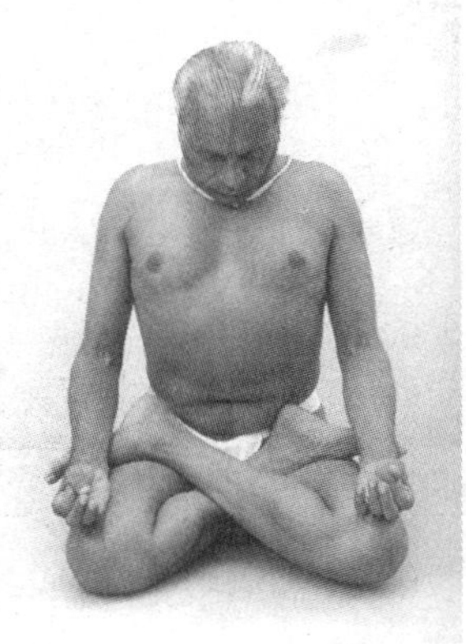

图 69　会阴收束法

会阴收束法（mūla bandha）

7. mūla 的意思是根、源头、起源、原因、根据或地基。它指的是肛门和生殖器之间的区域。收缩这个区域的肌肉，向肚脐的方向垂直提升。同时，肚脐下方的小腹前侧肌肉向后向上挤压脊柱。这将改变下行气的流动方向，下行气会向上流动，与胸部区域的命根气汇合。

刚开始，应该在吸气后的内屏息阶段尝试会阴收束法。收腹收束和会阴收束都需要吸住腹部，但是，两种收束法有所不同。在收腹收束法中，从肛门到横膈膜的整个区域向脊柱的方向拉，同时上提。但是，在会阴收束法中，只有会阴和肛门到肚脐之间的下腹部收缩，向后方的脊柱方向拉，同时向横膈膜方向上提（图69）。

练习收缩肛门括约肌［马氏契合法（aśvini mudrā）］可以帮助你掌握会阴收束法。Aśva 的意思是马，这个契合法由将马关进马厩的含义而得名。在做各种各样的体式时，来学习做马氏契合法，尤其是山式（tadāsana）、头倒立（śīrsāsana）、肩倒立（sarvāngāsana）、轮式（ūrdhva,dhanurāsana）、骆驼式（ustrāsana）和坐立前屈式（paśchimottānāsana）（参见《瑜伽之光》）。

自学收腹收束法和会阴收束法是不安全的。收腹收束法练习不当会造成无意识的遗精，流失生命力；会阴收束练习不当会严重地削弱习练者，使之缺乏男子气。即便是正确地练习会阴收束也有危险。会阴收束法会增加性持久力，而习练者可能把持不住而滥用性能力。如果他屈服于性的诱惑，所有沉睡的欲望都会被唤醒，正如去拨动一条沉睡的毒蛇。掌握这三种收束法的瑜伽士犹如站在命运的十字路口，一条路指向世俗享乐（bhoga），另一条路指向瑜伽或与至上灵性的结合。瑜伽士更受他的创造者的吸引。通常情况下，感官向外打开，被各种客体所吸引，跟随世俗享乐的道路。如果换一个方向，感官将转向内在，它们会走在瑜伽之路上。瑜伽士的感官是转向内在的，追求与万源之源的相遇。

当有志者精通了三种收束法时，是否有古鲁的指导成了最重要的事，因为，在恰当的指导下，有志者增加的精力和力量会得到升华，去追求更高、更神圣的目标。那时，习练者就成为洁身自好者（ūrdhvareta），他自然而然地驾驭了性冲动，不再浪费性能量。虽然他精力旺盛，但他能完美地掌控自己（bhava vairagī）。然后，他获得灵性和道德的力量，如太阳一般放射光芒。

练习会阴收束法时，瑜伽士尝试碰触一切造物的真正源泉。他的目标是完全地掌控或收束意识，包括末那、菩提（buddhi）和我慢（ahamkāra）。

第 14 章
吸气与呼气的艺术

1. 吸气（pūraka）是个体为了成长和进步而吸取宇宙能量的过程，它是行动之路（pravrtti mārga）。在吸气中，无限与有限结合。吸气时，吸收了生命的气息，仔细地，温柔地，正如闻到一缕花香后，芬芳均匀地遍布全身。

2. 做瑜伽体式时，修习者的心意和气息好似热情四溢的孩子，随时准备发明、创造和彰显自己的能力。然而，调息法中的气息如稚嫩的婴儿，需要母亲格外的关注和照顾。正如母亲热爱她的孩子，愿意为了孩子的幸福献上自己的生命，意识也要如此养育气息。

3. 要想理解吸气的艺术，最根本的是要理解它的方法、正确的和错误的做法、粗钝和精微的层面，然后，一个人才能体会调息法的精华。我们应该注意到，意识和普拉那之间的关系就如同一个母亲和她的孩子之间的关系。为了达到这种关系，肺部、横膈膜和肋间肌必须在体式中被训练和磨炼，气息才能有节律地移动。

4. 在呼吸过程中，意识的行动就像一个在远处观看孩子玩耍的母亲。虽然表面上是被动的，但是她的心意是警觉的，也就是说，她一边仔细地观察着孩子，一边彻底地放松。

5. 母亲第一次把孩子送到学校去时，她陪伴着孩子，拉着他的手，指引他通向学校的路，还叮嘱孩子在学校要和同学们友好相处，要认真学习。母亲放下自己，全心全意地关注孩子，直到他习惯了学校的生活。同样地，意识也要转变自己，与气息的步伐一致，像母亲似的跟随着气息，引导气息有节律地流动。

6. 母亲训练孩子要小心谨慎地走路和过马路。同样地，意识也要带领气息流过呼吸通道，使细胞能吸收它。孩子逐渐有了自信，也适应了学校的生活，这时，走到学校的大门口，妈妈就会放开手。相似地，当气息精确地、有节律地流动，意识就会观察气息，使气息与身体和真我结合。

7. 吸气时，习练者尝试把头脑转变为普拉那的接收和分配中心。

8. 吸气时不要鼓胀腹部，因为这会阻碍肺部充分扩张。吸气和呼气都不能过分用力或者太快，否则，心脏会因用力过度而受伤，大脑也会受损。

9. 呼气（rechaka）是吸气后释放气息的过程。呼气时排出不洁的空气或二氧化碳。呼出的气息温暖干燥，习练者感受不到气息的芬芳。

10. 呼气是自我能量（jīvātmā）流出，与宇宙能量（paramātmā）

结合的过程。呼气使大脑沉静。它表示习练者的小我向真我（the self）臣服，并且融入真我。

11. 呼气是身体的能量渐渐与心意的能量结合，再与习练者的灵魂融合，最终化入宇宙能量的过程。呼气是从身体的边缘向着意识的源泉回转的息念之路（nivrtti mārga）。

12. 有意识地抬起胸部，使呼出的气流稳定流畅。

13. 有条不紊地吸气和呼气，密切留心呼吸的节奏，就像蜘蛛对称地织网，沿着蜘蛛网来回穿梭。

14. 有的人吸气比呼气长，有的人则呼气比吸气长。吸气和呼气长短不同的原因来自我们生活中不得不面对的挑战以及我们对挑战的回应，这个挑战与回应的过程改变了气息和血压。调息法的目的是消除气息和血压的不平衡与纷乱，使人不受干扰，也不受个性的牵累。

吸气的技法

（a）以一种舒服的姿势坐好。

（b）胸部、浮肋和肚脐一道提升脊柱，让脊柱保持竖直。

（c）尽量低下头（图 63 或图 64）。颈部后侧有一定弹性后，做收颔收束法（图 57）。

（d）在瑜伽中，我们认为心意是情绪的起源，它位于肚脐和心脏之间的区域。背部要始终与情绪的中心保持联系。向上向外伸展身体的前侧，同时不要失去和意识中心的联系。

（e）吸气时，向上向外扩展胸部，不要向前、向后或向两侧倾斜。

（f）不要绷紧或颤动横膈膜顶部，要放松。从横膈膜的基底部开始吸气。深吸气的关键是从两侧浮肋下方的肚脐带开始吸气（图 70）。

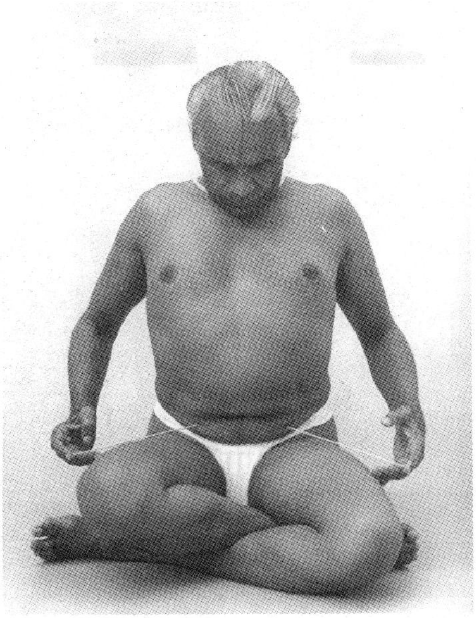

图 70

（g）吸气过程中，两肺要保持被动、不抵抗，以接收和吸收能量。吸气时，带着全然的专注，气息填满肺部。气息的流动与肺的内在扩张保持同步。

（h）正如从下向上灌满水壶，也要从下向上充满肺部，直到锁骨顶端和腋窝内。

（i）训练新人需要特别的照顾和关注，相似地，肺叶需要仔细地训练，才能满满地吸入气息。所以，在温和地深吸气时，延伸肺部的神经纤维，小心地探索肺的潜力。

（j）支气管从气管分出，到达肺的外围，在那里，支气管又分为无数小支气管。每一次吸气都要到达每个支气管的末梢。

（k）吸入的气息被体内的细胞吸收，就像水渗入土壤，你会感受到宇宙能量渗入身体带来的愉悦感。

（l）吸气的能量由鼻子进入体内，被因果体或灵性体吸收。吸气时，意识从肚脐［脐轮（manipūraka chakra）］上升到胸部的顶端［喉轮（viśuddhi chakra）］。习练者自始至终都要保持因果体和精微体的统一联系（见第2章），令意识从其起源处向上升。这样的联系会使身体、气息、意识和真我相结合，从而身体（ksetra）和阿特曼（ksetrajña）合二为一。

（m）为了吸收普拉那能量，躯干肌肤的每一个毛孔都应该是智慧的眼睛（jñāna chaksu）。

（n）如果吸气时动作太猛，手掌会感到僵硬。调整你的气息，使手掌一直保持柔软。

（o）如果吸气时肩膀抬起了，肺部的上部就不会被填满，颈项后侧也会紧张起来。要留意耸肩的倾向，一旦发现就立刻放下肩膀。为了使肩膀保持下沉，胸部上抬，拿一根棍子或其他重物，如图71到图74所示的那样使用。

（p）放松喉咙。舌头放在下颚，不要碰到牙齿。

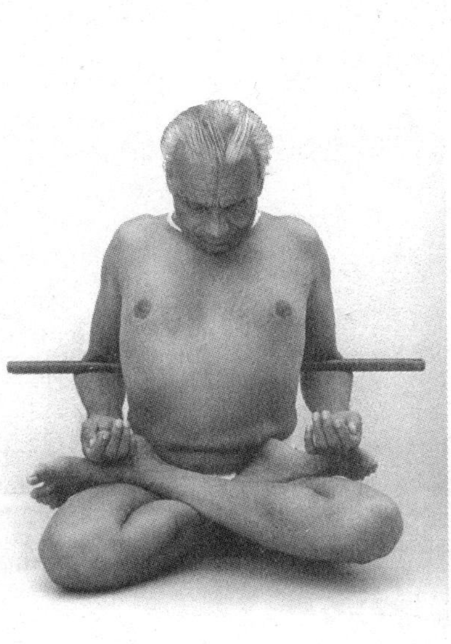

图 71

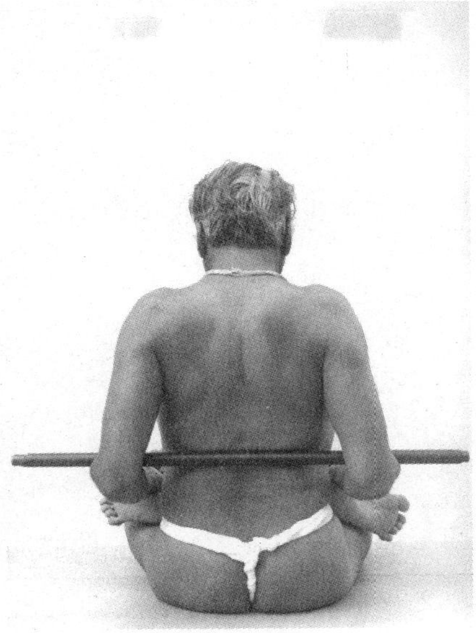

图 72

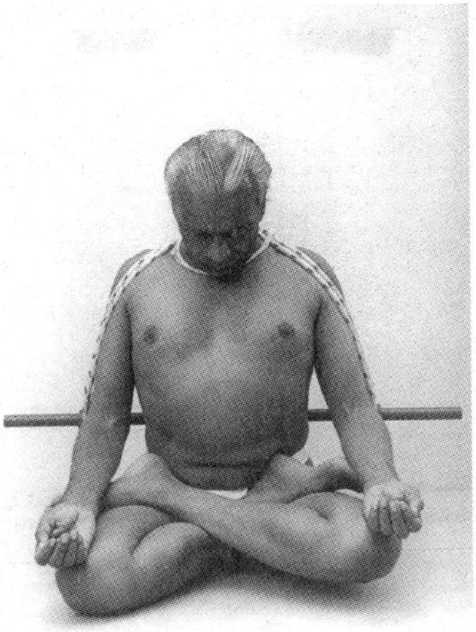

图 73

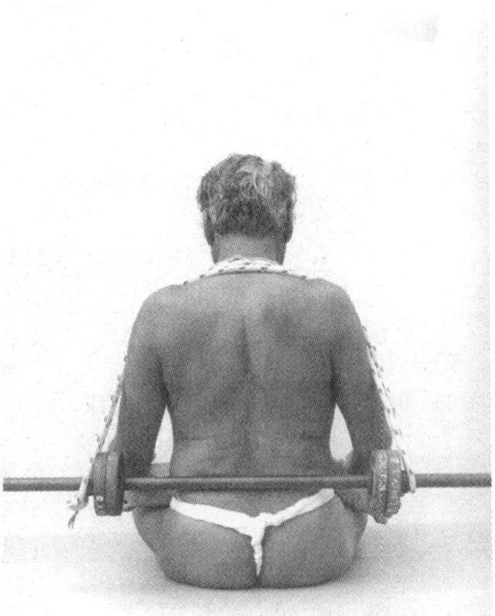

图 74

（q）闭上并放松双眼，但积极内视（图 54）。吸气时，眼睛易上翻，应避免（图 95）。

（r）耳朵、面部肌肉和前额的皮肤要保持放松。

（s）正确的吸气可以消除懒惰，激励身体和心意。

呼气的技法

（a）按照吸气技法中的（a）到（d）做。

（b）吸气时，身体是吸收气息能量的设备。呼气时，身体是动态的，缓慢释放气息。肋间肌和浮肋要保持紧扣，否则无法稳定流畅地呼气。

（c）呼气时，起点是胸部的顶端。胸部顶端不要松掉，慢慢地完全地呼气，直到肚脐下方的气息被呼尽。这时，身体将融入真我。

（d）当你呼气时，不仅脊柱要保持上提，脊柱的左右两侧也要向上，躯干如树干般稳固。

（e）身体不要抖动，这会扰乱气息、神经和心意。

（f）慢慢连贯地呼气，胸部不要塌陷。如果呼气变得粗糙，说明对身体的平稳关注和对气息的观察已经丧失。

（g）吸气时，躯干的皮肤拉紧；呼气时，皮肤变得柔软，但是不要降低身体内在结构的稳定性。

（h）胸部和手臂的皮肤不应紧紧地碰着腋窝（图 75）。腋窝和胸部与手臂之间应该有空间（图 76），但是不要过度张开双臂，如图 51 和图 52 所示。

（i）呼气是镇静神经和大脑的艺术。呼气带来谦逊，小我变得平静。

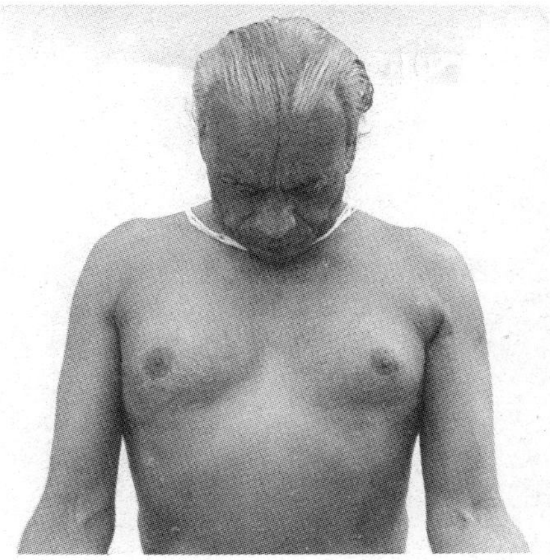

图 75

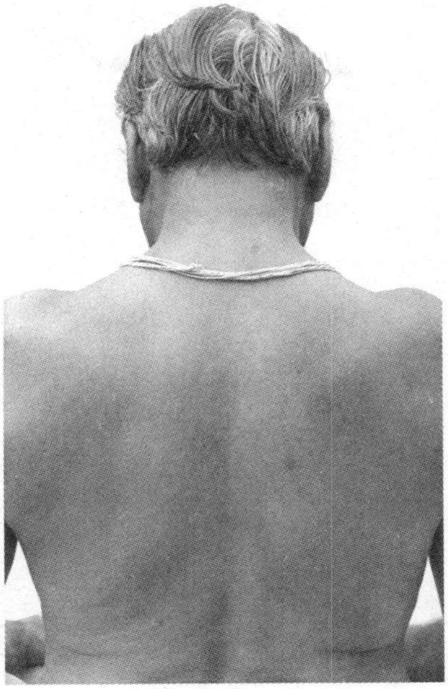

图 76

第 15 章
屏息的艺术

1.kumbhaka（屏息）中的“kumbha”，意思是陶罐，可以是空的，也可以是满的。屏息有两种：一种是在一次吸气和一次呼气之间的停顿，另一种是在一次呼气和一次吸气之间的停顿。屏息是在悬停的状态下保留气息的艺术。

2. 屏息也意味着把智性从感觉器官和行动器官中抽出，把专注放在阿特曼（即普鲁萨）和意识中。屏息使灵性寻求者在身体、道德、心意和灵性层面上静止不动。

3. 屏息不应该让大脑、神经和身体再次紧张起来。这种再次紧张会导致紧张过度。做屏息时，大脑要保持放松，才能为神经系统补充活力。

4. 屏息时，气息静止了，感觉和心意也静止下来。气息是身体、感觉和心意之间的桥梁。

5. 屏息有两种方式：和谐屏息法（sahita）和自发屏息法

（kevala）。有意、故意地屏息是和谐屏息法。和谐屏息法指的是：（a）完全吸气之后，呼气开始之前（antara 或 pūraka kumbhaka）；（b）完全呼气之后，吸气开始之前（bāhya 或 rechaka kumbhaka）的呼吸停顿。kevala 的意思是“自发的”或“绝对的”。自发屏息法（kevala kumbhaka）是呼吸的停顿，既不吸气，也不呼气，好比一个全然投入的艺术家或虔敬的皈依者不吸气、不呼气。在进入自发屏息状态之前，身体常常颤抖和恐惧，像一个人正要被完全出乎意料的事物带来的震撼所淹没，耐心和坚持会克服这种感受。自发屏息是本能性的、直觉性的。在这种状态中，人彻底地被一个对象吸引，与世隔绝，体会到不可思议的愉悦与和平，个体与无限和谐一致。（见《哈达瑜伽之光》，II, 71）。

6. 内屏息（antara kumbhaka）是以宇宙能量或普遍能量的形式握住至上（the lord）。这一能量与个体能量汇合，是至上灵魂（paramātmā）与个体灵魂（jīvātmā）相结合的境界。

7. 外屏息（bāhya kumbhaka）是瑜伽士以气息的形式向至上臣服的状态，并且融入宇宙气息（universal breath）之中。这是最高尚的臣服，瑜伽士的自我身份完全与至上融合。

8. 在《薄伽梵歌》（IV, 29～30）中，克里希那（Krsna）向阿朱那解释各种各样的祭祀（yajñas）和瑜伽士。屏息是一种祭祀，分为三类：吸气—屏息、呼气—屏息（这两种都是和谐屏息）和绝对屏息（自发屏息）。瑜伽士的身体是圣坛，吸入的气息是祭品，呼出的气息是火焰。屏息即是作为祭祀品的吸气在呼气的火焰中燃烧，祭品与火焰成为一体。瑜伽士获得了控制呼吸的知识（prāṇāyāmavidyā）。胸部的上半部分是命根气的居所，下半部分是下行气的居所（apāna），当两者在吸入时结合，就是内屏息的状态。当下行气与命根气相遇，然后经呼气流出体外，那种空的状态就是外屏息。瑜伽士在经验中吸取屏息的知识，呼吸控制的知识成为他的菩提智慧（buddhi）的一部分。最终，瑜伽士献上自己的知识、智慧、独一无二的生命气息和他的“真我”作为祭品（ātmāhuti），这便是自发屏息，或称为“绝对臣服”。彼时，瑜伽士全神贯注在对至上的崇拜之中。

9. 正如母亲保护孩子远离每个灾祸，意识也保护身体和呼吸。脊柱和躯干是活跃好动的，就像孩子一样，而意识是警觉而具有保护性的，像母亲一样。

10. 屏息时，身体的振动就像行驶中停下的动力机车，车上的司机保持敏锐，随时准备出发，同时保持放松。相似地，普拉那在躯干中振动，但意识保持放松，随时准备好呼气或吸气。

11. 躯干的皮肤的敏感度、紧绷和伸展，就像一个被规训的孩子，既勇敢又谨慎。

12. 可以将屏息的时长比作交通信号灯。如果一个人闯红灯，可能导致交通事故。屏息也是一样，如果一个人超越自己的能力范围，神经系统会受损伤。身体和头脑中的紧张表明意识无法在屏息中把握住普拉那。

13. 不要靠意志力来保持气息。大脑紧张、内耳僵硬、眼睛变红、感到沉重或易怒，这些都说明习练者超越了自己的能力范围。要留意这些警告信号，它们表明危险即将来临。

14. 屏息的目标是保持屏住气。当气息被把握住，言语、感知和听觉也被控制了。在这种状态下，意识从热情与仇恨、贪婪与欲望、骄傲和嫉妒中解脱了。普拉那和意识在屏息中合二为一。

15. 屏息激励出潜伏在身体中的神性，身体是阿特曼的居所。

内屏息的技法

（a）掌握深吸气和深呼气之前，不要尝试在吸气后屏息。掌握内屏息之前，不要尝试在呼气后屏息。

（b）“掌握”的意思是能训练有素地进行巧妙的调整，能控制气息的运动。尝试屏息之前，先使吸气和呼气等长。加入屏息之前，先阅读第13章关于收束法的内容。

（c）慢慢地一步步学习做内屏息。一开始只屏息几秒钟，并且不要让内在身体松懈。留意观察身体、神经和智性的情况。需要一段时间，你才能在屏息时理解、体会并且保持肋间肌和横膈膜的内在紧绷。

（d）刚开始学习内屏息时，每次屏息之后就休息一会儿，使双肺回到常规、自然和生气勃勃的状态，然后再做另一次尝试。例如，三到四轮常规呼吸或深呼吸之后，可以做一轮屏息，这样循环交替，直到练习结束。

（e）如果初学者在每一次吸气之后都做屏息，会造成肺部过度用力、神经僵硬、头脑紧张，练习的进步会异常缓慢。

(f) 随着练习的进步，缩短常规呼吸循环和内屏息循环之间的间隔。

(g) 在做内屏息时，增加保持气息的时长，但是不要超越个人的能力范围。

(h) 如果吸气和呼气的节奏被屏息打乱了，说明你已经超越了个人的能力范围，所以，要减少保持内屏息的时间。如果呼吸的节奏没有被打乱，那么你的练习是正确的。

(i) 收束法的知识对于恰当地练习屏息来说，是至关重要的。收束法是分配、调节和吸收能量时的安全阀，还能防止能量浪费。如果电压太高，电动马达就会烧坏。同样地，当肺部被气息充满，而能量又没有被收束法限制住时，双肺就会受损，神经会紧张，大脑会过度绷紧。如果一个人同时在练习收颔收束法，就不会发生不良情况。

(j) 永远不要站着做内屏息，因为你可能失去平衡，然后跌倒。

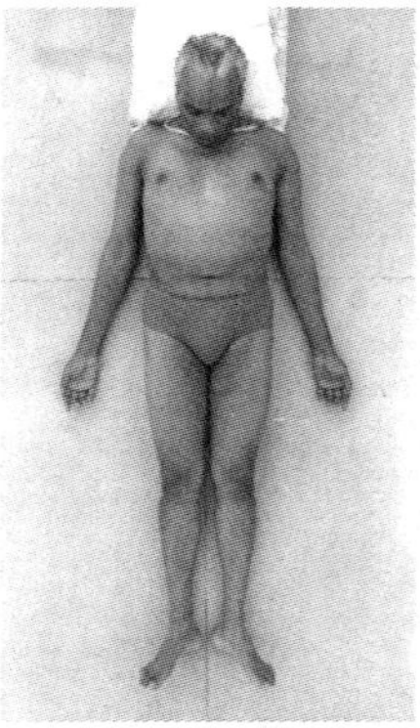

图 77

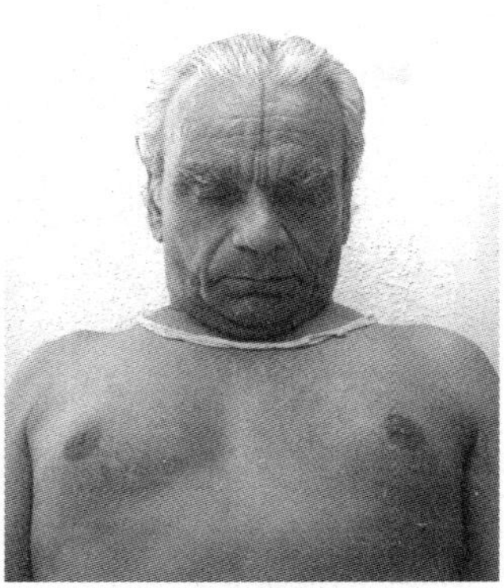

图 78

（k）在仰卧姿势中，头下方垫一个枕头，使头高于躯干，头部就不会感到紧张（图 77）。

（l）内屏息时不要抬高鼻梁。如果抬高鼻梁，头脑就会被束缚住，也就不能关注躯干了（图 78）。

（m）在整个调息法练习中，头部和颈椎仿佛处于一条轴线上，一起向前向下。胸椎和胸骨向上（图 76）。这能帮助头脑和颈椎向着胸骨移动，并且使前额放松。此时，头脑的能量会向下，靠近真我的居所。

（n）在每个内屏息的过程中，横膈膜和腹部器官都要稳定住。无论是无意识的还是刻意的，为了使屏息的时间更长，我们会倾向于绷紧横膈膜和腹部器官，再放松它们。不要这样做，因为这样会使能量耗散。

（o）如果肺部或心脏感到紧张，呼气，然后做几次深呼吸或常规呼吸，双肺将恢复精力，重新开始做内屏息。如果感到紧张后，你仍然继续做内屏息，就打乱了身体和智性的协调运行，会导致心意混乱。

（p）当你能够保持内屏息 10～15 秒时，你可以加入会阴收束法。初期，在吸气结束时做会阴收束，屏息的过程中保持着收束。

（q）内屏息时，把腹部器官向内向上拉，同时脊柱下部向前（图 69）。躯干始终保持有力，头、手臂和双腿放松。

（r）从骶骨区域开始保持脊柱上提，肝脏和胃的底部也要向上。

（s）脊椎管的外层和内侧有节奏地、均衡地向前向上。脊柱向前移动时，将脊柱附近的皮肤卷入躯干里。

（t）如果胸部包裹肋骨的皮肤松弛了，说明肺部的气息不知不觉地泄漏了。

（u）不要过度伸展或内凹胸部。要从前侧、后侧和左右两侧向上提升胸部。肋骨的内部要稳固，外部要轻盈，这样可以使身体平衡，增加屏息的持久性。

（v）要留意后侧和前侧肋间肌，以及左右两侧的内层和外层肋间肌应当既独立又一致地运动。

（w）从后向前调整腋窝的皮肤。不要压迫腋窝的肌肤，而是要提升它。如果腋窝和肩膀的肌肤抬起来了，这是紧张的信号。要放松皮肤，把它放下。

（x）在吸气的末端和屏息的开始，修习者感到神性的火花。他感到身体、气息和自我合一。在这种状态里，感觉不到时间的流逝。修习者超脱于因果，他应该在屏息的过程中保持这种状态。

（y）一个密封的瓶子中的挥发性液体不会泄漏，哪怕来回摇动瓶子。当运用收束法做屏息时，修习者的生命能量也不会逃逸。通过收缩肛门和会阴，从底部把躯干密封了，并且从根轮开始向上提升肛门和会阴，修习者从而充满了精力和命力精髓。

（z）初学者在掌握了呼吸的节律之前，不要做收腹收束法和会阴收束法。高级的学生可以在掌握了屏息时单独运用某个收束法的技巧之后，同时练习所有收束法。

外屏息的技法

（a）外屏息（彻底呼气后，屏住气息）分为两种：沉思的或动态的。沉思的外屏息不带收腹收束。它可以使人宁静，可以随时做。动态的外屏息带着收腹收束，按摩腹部器官和心脏，避免能量散失。

（b）开始时，做沉思的外屏息循环。然后，带着收腹收束，专注在动态的外屏息上。

（c）一开始，每一次动态的外屏息后都休息一会儿，使肺部和腹部器官回到通常的位置。

（d）带着收腹收束的外屏息需要量力而行，如果强迫自己练习，就会气喘、失掉腹部器官的稳定，还会感到肺部干燥。

（e）渐渐地开始做带着收腹收束的外屏息，并且在每个循环中，收腹收束的保持时间是相等的。一天做六到八个循环。

（f）做几轮常规的呼吸或深呼吸，然后做一个带着收腹收束的外屏息。例如，三到四轮常规呼吸后可以做一次带着收腹收束的外屏息。重复这个顺序，随着稳定性的提高，可以减少常规呼吸的轮数。

（g）练习时，按照“内屏息的技法”中的（b）（d）（e）（f）（h）（l）（m）（p）（s）（t）（u）（w）所讲的技法去做。

用“外屏息”代替其中的“内屏息”。

(h) 正如一个人用镊子拔掉手上的刺，立刻就免除了痛苦，也应该把智慧当成镊子，来去除练习中像刺一样的错误动作和行为。

(i) 眼睑本能地阻止异物进入眼睛，修习者应该一直保持警觉，避免错误的紧握感、动作和习惯进入你的调息练习中。

(j) 如果脸红、眼睛发热、感到愤怒，说明你的屏息做错了。永远不要在睁着双眼时做屏息。如果你有心脏或胸部的问题，或者感到不适，不要练习屏息。

(k) 身体是王国。皮肤是它的边疆。身体的统治者是阿特曼，它的眼睛能观察一切，注意着调息时的每一个细节。

(l) 山上的激流冲开岩石，凿出峡谷，但是，当流水的能量和岩石的能量静止不动、互相平衡时，两者都失去了各自的身份，结果形成了一个湖，反映了山峰的沉着之美。情绪就是激流，坚定的智性构成岩石。在屏息时，两者都在平衡之中，灵魂以原始淳朴的状态呈现自身。

(m) 意识随着气息波动，而屏息能使意识静止，使其远离欲望。云开雾散，自我如太阳一般熠熠生辉。

(n) 调息练习和屏息练习之后，以摊尸式放松（见第30章）。

第 16 章
修习者的级别

1. 依据练习调息法取得的进步，我们可以将习练者分为三大类，即：初级（adhama），呼吸是粗糙的；中级（madhyama），呼吸柔和了一半；高级（uttama），呼吸柔和且精致。

2. 这些类别又可以再被分为次类，表现更细微的差别。初级可以被分为最初级（adhamādhama）、中初级（dhamamadhyama）和高初级（dhamamadhyama）。中级和高级也可以按相似的方式分类。每个修习者的最高目标都是达到最高的“高”（uttamōttama）级。

3. 初级习练者用的是体力，缺乏节律和平衡。他的身体和头脑是僵硬的，而他的气息是强力的、颤抖的和浅层的。中级习练者在坐姿方面有了一定的掌控力，比初级者的肺容量大。他缺乏保持稳定的身体姿势或有节律呼吸的能力。中级习练者的练习是中庸的，而更完美的习练者是训练有素的。他坐得笔直且保持觉知，他的肺可以更长时间地支持调息。他的气息是有节律的、柔和的，他的身体、心意和智性是平衡的。他随时准备好调整姿势或纠正自己的错误。

4. 理解和练习经常是不同步的。一个习练者可能擅长理解，而另一个习练者可能拥有更好的练习技巧。无论如何，他们都要培养技巧和智慧的一致性，并且和谐地运用到调息练习中。

5. 帕坦伽利提到地点（deśa）、时间（kalā）、环境（samkhyā，包括内在的和外在的）对调息练习的重要影响。它们可以被调节、延长或精微化（《瑜伽经》，II，50）。他所说的地点是躯干，时间是年龄，环境是慢慢达到的、稳定的平衡和均匀的气息。

6. 初级者可能只使用肺的上部，而中级练习者会注意到横膈膜或肚脐，以及灵巧地运用骨盆区域。习练者要学习调动整个躯干去参与调息。

7. 时间代表每次吸气和呼气的长度，以及细节，包括被控制的气流和气息的精细度。

8. 环境代表吸气、屏息、呼气和再屏息的数量和时长。习练者应当决定某一天的数量和时长，还必须遵守一个有规律的日程表。最佳的环境是每个呼吸循环都有柔和精细的气流。

9. 习练者可以做一个 10 秒钟的呼吸循环，再做一个 20 秒钟的，然后再做一个 30 秒钟的。他可以在三个层面上练习：一是纯身体层面，身体作为工具；二是情绪层面，只使用心意的种种功能；三是智性层面，用智慧控制气息。如果一个初级者的练习循环尽管非常短，但是柔和而精致，那么他的练习是完美的；反之，如果一个可熟练运用调息法的人以他的呼吸循环的长度为傲，但气息粗糙，那么他就只是初学者。

10. 习练者应当发展身体的稳定性，保持心意和情绪平和，同时保持智性清明。然后，他就能够观察到他的精细的气息流，并且感受到身体系统正在吸收它。他的身体、呼吸、心意、智性和自我不再具有各自的特性，已经融合为一了。能知、知者和知识变成了一。（《瑜伽经》，I, 41）。

11. 音乐家表现出一首乐曲的所有微妙之处（音乐的符点、旋律与和谐）时，他会陷入狂喜。那乐曲是他擅长的，并且从中体验到了至高意识。他可能意识到，也可能意识不到，他正在和观众分享他的体验。这就是音声的探求（nādānusandhāna）。修习者也陷入狂喜，但是，他对于调息的体会是纯主观的。他独自倾听着他自已呼吸的精细柔和的声音。这就是对真我的探求。

12. 吸气是吸收宇宙能量的过程，内屏息是宇宙真我与个体自我的结合，呼气是个体能量的臣服，之后的外屏息是个体与宇宙真我融合。这就是无分别的三摩地（nirvikalpa samādhi）。

第 17 章
种子调息法

迦帕（japa）是什么？

1. 虽然灵魂是脱离因果和喜怒哀乐的，但是灵魂被束缚在骚动的心意中。曼陀罗迦帕（mantra japa）的目的是把不安的心意集中在一点和一个念头上。曼陀罗是一种吠陀赞歌或音乐韵文，不断重复曼陀罗就是迦帕，或称为祈祷。必须带着真诚、爱和奉献来做曼陀罗迦帕，这可以发展人与其创造者的关系。一到二十四个音节之间的曼陀罗迦帕就是一个种子（bīja）曼陀罗，其关键字可以解开灵魂的锁。觉悟的古鲁已经赢得神的恩典，他接纳并且把关键字给予他得意的学生，打开了学生的灵魂。种子曼陀罗是学生研习自我的种子，还将引领他走向瑜伽的所有方面。

2. 思想是心意的表现形式，所以，好思想意味着好心意，邪恶的思想意味着邪恶的心意。迦帕（反复唱诵曼陀罗）可以把心意从闲谈、嫉妒和流言中放开，使心意转到关于灵魂和神的思想上。这使得胡思乱想、纷乱的心意专注在一个想法、行动或感受上。

3. 曼陀罗就是以理由、目的和对象做重复连续的发声。持续不断地重复（japa）一个曼陀罗，同时反思它的含义（artha-bhāvana；artha = 含义，bhāvana = 反思），可以带来觉悟。通过持续重复和反思，修习者的思想被搅动和净化。他看到他的灵魂映在心意之湖上。

4. 迦帕转变了修习者，也改变了他的小我，使他谦虚。他获得内在的宁静，变成征服了感官的人（jitēndriyan）。

5. 在做调息练习时，在心里默默地重复曼陀罗，不动口舌但是与其声音的流动同步。这可以使心意专注，还帮助增加呼吸的三个阶段即吸气、呼气和屏息的时长。呼吸的气流和心意的成长变得顺畅和稳定。

6. 调息练习可以分为两种：种子调息法（sabīja，加入种子曼陀罗）和沉默调息法（nirbīja，不加入种子曼陀罗）。种子调息法包括重复一个曼陀罗，传授给四种习练者，他们处在不同的心意发展阶段，即阴郁（mūdha）、摇摆不定（ksipta）、软弱（viksipta）和愚痴（ekāgra）（见第 2 章）。

7. 不要为了完成一轮调息而快速地重复曼陀罗。应当有节奏地重复曼陀罗，吸气、呼气和屏息的气息节奏应当是一致的。然后，感官会沉默下来。当一切臻于完美，习练者无须曼陀罗的支持也可达成自由和纯净的状态。

8. 沉默调息法（nirbīja prānāyāma）要教给第五种修习者，

他们拥有最高的心意发展水平，被称为拘谨者（niruddha）。沉默调息法不用曼陀罗的支持，习练者呼吸、生活并且体会“你即是那”（tattvamasi）的境界。

9. 种子调息法，犹如一颗种子产生思想、念头和想象力。而沉默练习法像一粒烤过的种子，不能长出什么。种子调息法有开始和结束；它有形状、形式和内涵，就像灯与光或者光与火焰。沉默调息法没有条件，没有开始，没有结束。

10. 种子调息法把修习者的心意和智性转向至上。至上是无所不知的，是一切存在的根源。表示他（him）的字是那神秘的音节——奥姆（ĀUM/pranava）。至上被帕坦伽利形容为不受行动和反应、原因和结果、苦恼和愉悦触动的那一位。

11. 据说，在《唱诵奥义书》中，普拉扎帕提（Prajāpati，创造者）孵出众世界。从中生发出三部吠陀——梨俱（Rg）、耶柔（Yajur）和娑摩（Sāma）。三部吠陀诞生时，从中生出三个音节——bhuh（地）、bhuvah（空气）和 svah（天）。三个音节诞生时，从中生出音节 ĀUM。正如枝条把树叶拢在一起，一切言语都归于奥姆（ĀUM）。

12. 奥姆传达了全知全能和无处不在这两个概念。它包括所有吉祥的事物，也包括所有令人敬畏的事物。它是宁静安详和威力的象征。奥姆是永存的精神、最高的目标。如果彻底知晓了它的内涵，所有愿望都会被满足。奥姆是最可靠的拯救之路，也是最高的帮助。它意味着人类生命、思想、经验和崇拜的最圆满状态。

它是不死的声音。进入奥姆，在其中求庇护的人会变成不朽的人。

13. 奥义书提到各种各样的灵魂的三和弦，用三重的奥姆来表示敬拜。在性方面，奥姆象征了女性、男性、中性，以及它们的超越性别的创造者。奥姆拥有力量和光，它象征了火、风和太阳，以及它们的创造者。奥姆是至上的形式，它被敬拜如创造者梵天，被敬拜如守护者毗湿奴，被敬拜如毁灭者鲁陀罗（Rudra），它合成一切生命和物质所具有的力量。对于时间，奥姆代表过去、现在和未来，还有那超越时间的全能者。关于思想，奥姆代表心意或末那，智性或理解（buddhi），以及自我或小我（ahamkāra）。奥姆也代表三德，即悦性、变性和惰性，以及任何超越三德的人（gunātīta）。

14. 三个字母A、U、M，以及A上的一点，是人类沿着知识、行动和奉献这三条道路探寻真理的象征，也是一个伟大的灵魂演变成为获得平衡的灵魂，其智性已经达到稳定的境界，成为拥有般若智慧和定力的人（sthita prajñā）。如果他跟随智慧的道路（jñāna-mārga），他的欲望（ichhā）、行动（kriyā）和学识（vidyā）将全部处于掌控之中。如果他跟随行动的道路（karma-mārga），他要经受苦行（tapas）的考验，才能实现自我研习（svādhyāya）的人生目标，然后将他的行动的果实献给神（Īśvara-pranidhāna）。如果他跟随奉献的道路（bhakti-mārga），他将被浸入神的名字（Śravana），冥想神的特质（manana），思考神的荣耀（nididhyāsana）。他的状态超越睡眠（nidrā）、梦幻（svapna）或清醒（jāgrti），因为尽管他的身体似乎在沉睡，他的心意似乎在梦中，他的智性似乎完全警觉，他实际上在第四种超然的境界，即图里亚瓦刹（turīyāvasthā）之中。

15. 认识到奥姆的多重含义的人会从生活的各种枷锁中解脱。他的身体、呼吸、感觉、心意、智性和奥姆合而为一。

16. 奥姆是所有吠陀颂扬的词语，是一切自我牺牲所要表达的。它是所有神圣学习的目标，是神圣生命的象征。火潜伏在干木头中，反复摩擦可以产生火焰。潜伏在修习者心中的神性被奥姆激发、显现。将智性觉知在神圣的奥姆上研磨，令他看到了隐藏在自身之中的神性。

17. 通过冥想奥姆，修习者保持稳定、纯净和虔诚，他变得伟大。正如眼镜蛇蜕掉旧皮，修习者摆脱一切邪恶，他在至高灵性中找到和平，那里没有恐惧、腐朽或死亡。

18. 奥姆拥有无上威力，它的力量必须通过一个神祇的名字被传播，使这个组合成为调息练习中的一个种子曼陀罗。例如，八音节的“ĀUM NAMŌ NĀRĀYANĀYA”，或五音节的“ĀUM NAMAH ŚIVĀYA”，或十二音节的“ĀUM NAMŌ BHAGAVATE VĀSUDEVĀYA”，或二十四音节的“GĀYATRI MANTRA”。

第 18 章
波动调息法

1.vṛtti prāṇāyāma（波动调息法）中的“vrtti”，意思是行动、移动、举止或方法。

2. 波动调息法分为两种：均一调息法和非均一调息法。如果每个吸气、呼气和屏息的时间是相等的，则是均一调息法；如果时间不等，则是非均一调息法。

均一调息法（samavṛtti prāṇāyāma）

3.sama 的意思是相等的、相同的或同样的方式。在均一调息法中，习练者试图使呼吸中四个过程，即吸气、内屏息、呼气和外屏息的持续时间统一。如果吸气的时间是 5 秒或 10 秒，那么，呼气和屏息的时间也是 5 秒或 10 秒。

4. 开始练习均一调息法，吸气和呼气持续的时间相等。

5. 要保持完美的、轻柔的吸气和呼气的节奏，使时长统一。

6. 然后再尝试吸气后的屏息。一开始，你做不到使内屏息与吸气和呼气的时间相等。

7. 渐渐开始练习内屏息。一开始，吸气、内屏息和呼气的时间比例应是1∶0.25∶1，慢慢地增加到1∶0.5∶1。当这个比例做起来很容易时，再增加内屏息的时间，使比例达到1∶1∶1。

8. 在做到1∶1∶1之前，不要尝试在彻底呼气后屏息。

9. 然后，渐渐开始练习外屏息。一开始，吸气、内屏息、呼气和外屏息的时长比是1∶1∶1∶0.25。慢慢地比例增加到1∶1∶1∶0.5。牢固地掌握了这个比例之后，尝试1∶1∶1∶0.75。最后，增加比例，达到1∶1∶1∶1。

10. 首先，单独练习内屏息，在三或四轮常规呼吸之间，增加一次内屏息。重复这样的内屏息循环五或六次。当这样做容易且舒适了，就降低常规呼吸的轮数。待这样练习也变得容易后，做连续的吸气、内屏息和呼气。

11. 能够轻易地保持吸气、内屏息和呼气的统一比例之后，每三到四轮呼吸中，加入一次外屏息。

12. 渐渐地降低两个外屏息之间的呼吸轮数，然后，连贯地做吸气、内屏息、呼气和外屏息。

非均一调息法（viṣamavṛtti prāṇāyāma）

13.visama的意思是不规则的。非均一调息法的吸气、内屏息、呼气和外屏息的时长不同，故得名。因此，这种调息法的节奏是断断续续的，除非习练者拥有强健的神经和健康的肺脏，否则比例的不同会带来困难和危险。

14. 首先以1：2：1的比例做吸气、内屏息和呼气。渐渐地，比例增加到1：3：1，之后达到1：4：1。然后，调整比例到1：4：1.25、1：4：1.5、1：4：1.75、1：4：2。熟练做到1：4：2以后，才渐渐加入外屏息，从1：4：2：0.25、1：4：2：0.5、1：4：2：0.75到1：4：2：1。这四个比例的调息构成一轮非均一调息法。

15. 一开始，习练者会发现很难在呼气—外屏息—吸气之间保持节奏，还会气喘。但是，长期不间断的练习会使之变得容易。

16. 在非均一调息法中，理想的比例是：如果完全地吸气需要5秒，则内屏息用20秒，呼气用10秒，外屏息用5秒，比例为1：4：2：1。

17. 做到这个比例之后，把顺序调过来。用10秒吸气，屏息20秒，再呼气5秒，比例为2：4：1。然后，加入外屏息，比例是2：4：1：0.25。渐渐地，增加外屏息的比例到2：4：1：0.5、2：4：1：0.75和2：4：1：1。

18. 时长可以有所变化。例如，如果吸气20秒，屏息10秒，呼气5秒，缩短外屏息的时间到2.5秒，这样，比例为2：4：1：0.5。

19. 不同比例的非均一调息的时长可以不同，如1：2：4：0.5、2：4：0.5：1、4：0.5：2：1和0.5：1：4：2。非均一调息法的排列和组合法数不胜数，没有人能在一生中把它们练完。第27章关于太阳调息法和月亮调息法的内容中，给出了一个非均一调息法的排列与组合的例子。

说明

20. 非均一调息法之路潜藏着危险。所以，如果没有一位经验丰富的古鲁监督，不要独自练习。

21. 由于吸气、内屏息、呼气和外屏息的不同的比例，身体的所有系统，尤其是呼吸器官、心脏和神经负担过重、用力过度。这会引起大脑和血管的压力，反过来造成高血压、不安和易怒。

22. 关于非均一调息法和屏息练习的警告，对均一调息法的影响不是那么大。牢记斯瓦特玛拉摩（Svatmarama）在《哈达瑜伽之光》中说的话："要比驯服狮子、大象和老虎更谨慎地驯服普拉那，否则，它会杀死习练者。"

上卷

第三部分

瑜伽调息技法

第 19 章
乌伽依调息法

“ujjāyī”的前缀来自梵语“ud”，意思是向上或扩展。它还传达了杰出和力量的概念。“jaya”的意思是征服或成功，从另一个角度看，也表示克制。在乌伽依调息法(ujjāyī prāṇāyāma)中，肺部完全扩展，胸部像强大的征服者一样挺起。

这个调息法除了在屏息时，在其他任何时间都可以练习。不过，如果心脏感到沉重或疼痛，抑或横膈膜僵硬，并且你很兴奋或心律不齐，就把几块木板（下面木板的面积大约是 30.48 平方厘米，3.81 厘米厚）放在地上，然后，躺在木板上。后背在木板上，臀部在木板外，双臂向下伸展（图 79～图 81）。你也可以躺在一个瑜伽抱枕上，如图 82 所示。为了舒适和放松，把重量放在腿上，如图 83 所示。也可以用两个垫子代替木板（图 84）。如果由于虚弱或疾病，双腿无法伸直，就屈膝，把腿放在一个瑜伽抱枕或一个板凳上（图 85 和图 86）。

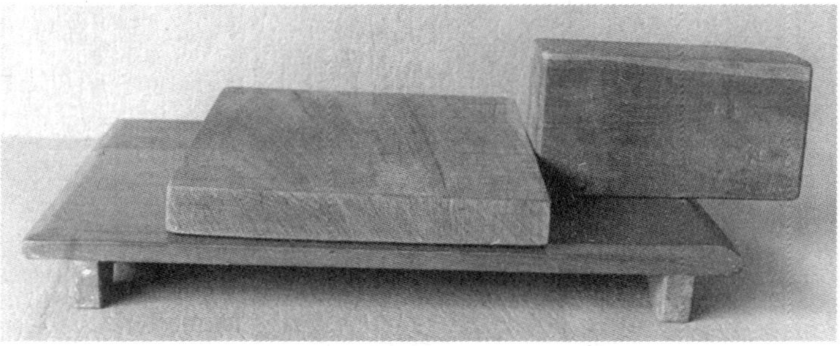

图 79

后背放好之后，由骨盆肌肉带动吸气，这会释放所有压力，使横膈膜柔软。肺和呼吸肌顺利地运转，呼吸变得深长。这个调息法对心室过大和先天性心脏病患者有极大的舒缓功效。此外，有的心脏病患者因担心情况恶化而不敢做一点运动，这个调息法能缓解这种恐惧。

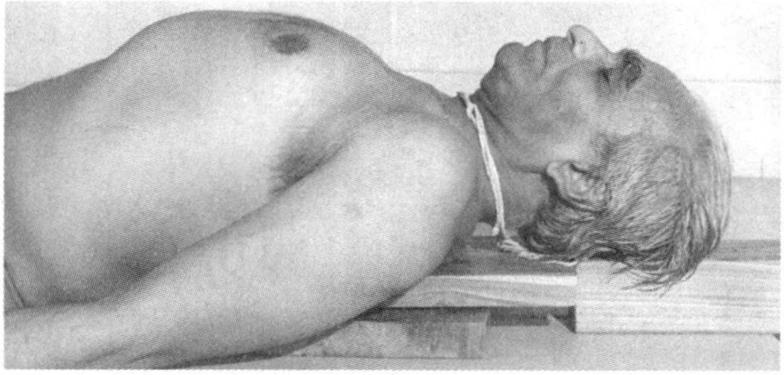

图 80

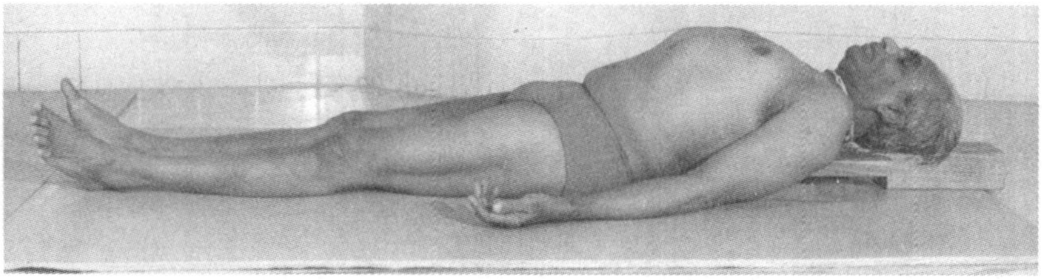

图 81

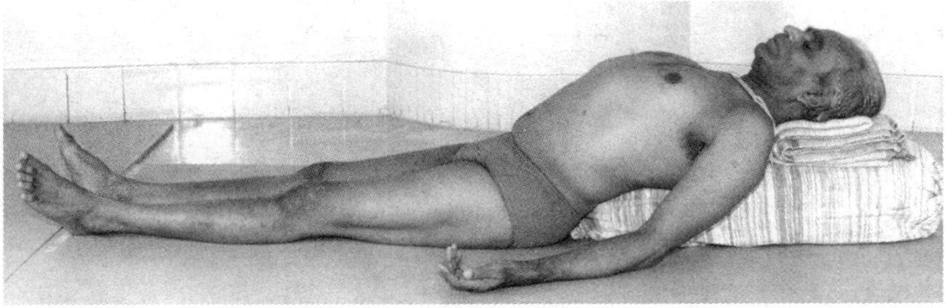

图 82

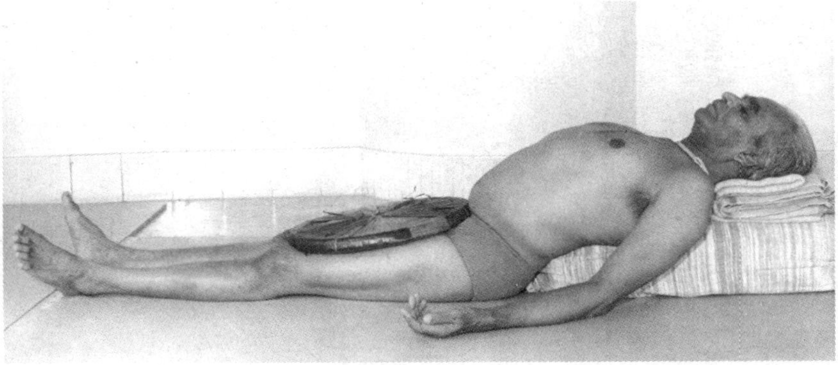

图 83

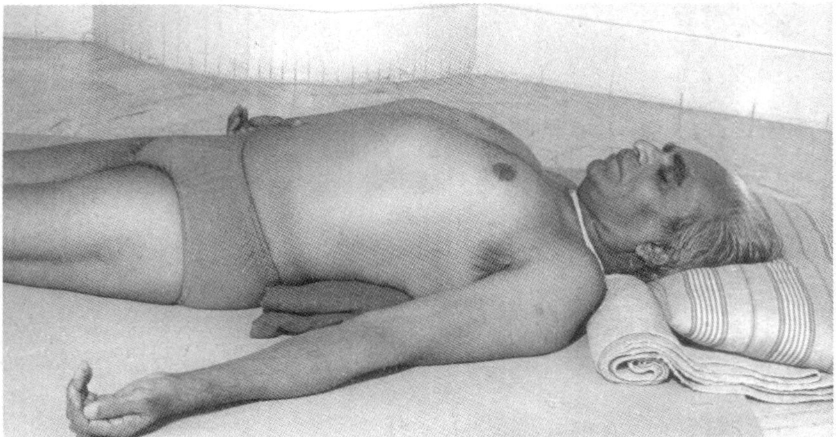

图 84

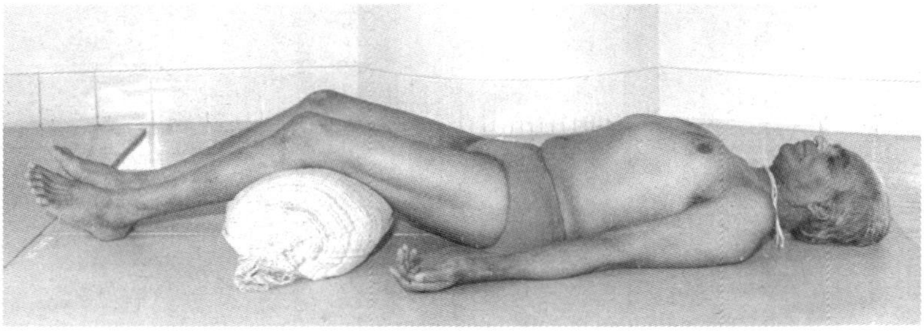

图 85

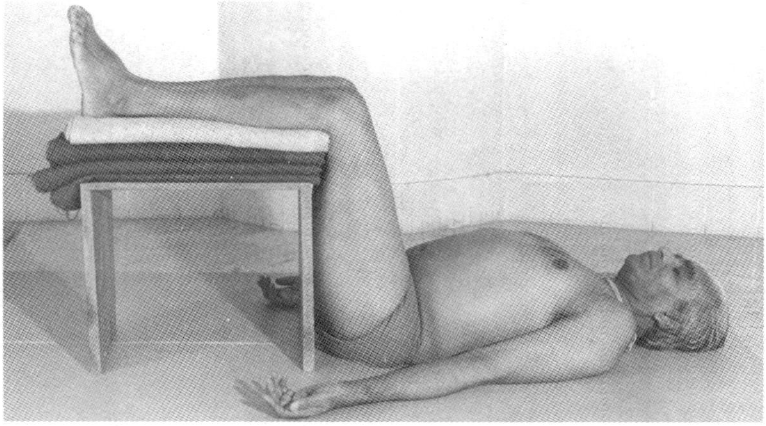

图 86

说明

1. 所有调息法都从呼气开始，以吸气结束。首先，你必须呼尽肺部的气体，然后开始练习调息法。不要以呼气结束，这样会使心脏过劳，应当在练习调息法的末尾，做一个常规的吸气。不要用蛮力。

2. 鼻窦内负责吸气和呼气的通道是不同的。吸气时，气息接触鼻窦底部的内表面（图 87）。呼气时，气息接触鼻窦上端的外表面（图 88）。

3. 所有吸气伴随着“嗞嗞嗞嗞（ssss）”的声音，所有呼气伴随着“嗬嗬嗬嗬（hhhh）”的送气音。

4. 一开始以坐姿练习调息法时，臀部下方放一个坐垫，参考第11章第30段（图43）。

5. 虽然建议做完每段调息后都做摊尸式，但是如果你想做不止一段调息，或者练习多种调息法，那么，应当在整个练习结束时再做摊尸式。

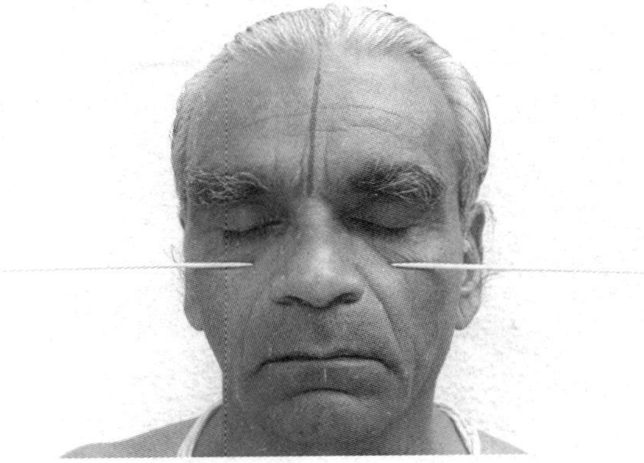

图 87

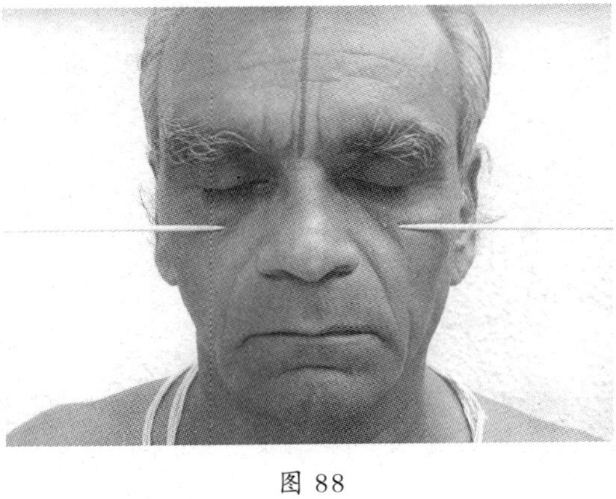

图 88

第一阶段

这一阶段训练习练者体会双肺的感觉，使呼吸均匀。

技巧

1. 打开一条毯子，沿着长边折起，放在地上。取出另一条毯子，对折三次或四次，放在第一条毯子上，边缘对齐，使它正好位于头和躯干的下方（图 89）。

2. 平躺在对折的毯子上，身体呈一条直线。胸廓不要凹陷。闭上眼，静静地躺 1～2 分钟（图 50）。为了快速地放松面部肌肉，把一块软布盖在眼睛上（图 90）。

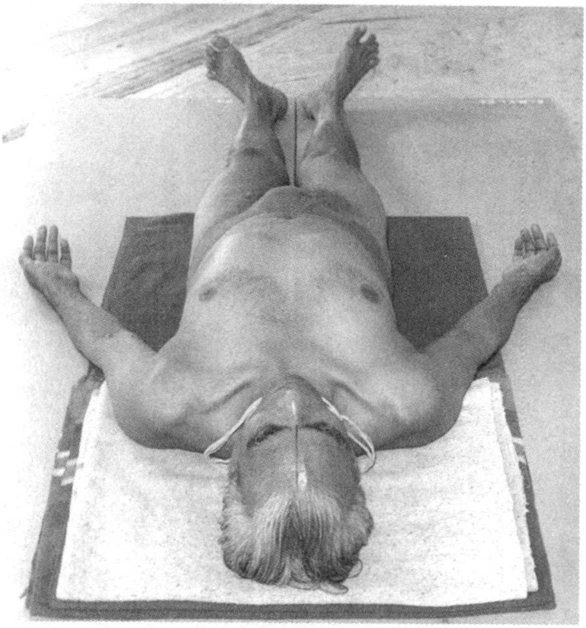

图 89

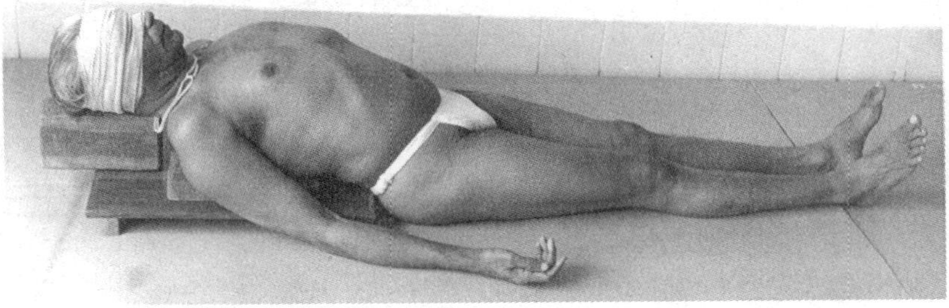

图 90

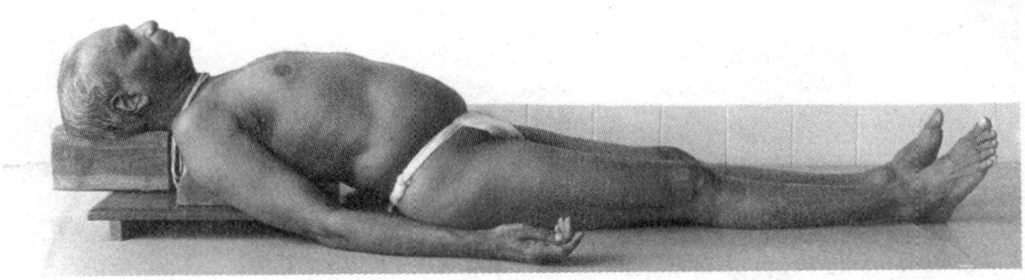

图 91

3. 正常地呼吸。有意识地观察气息的流动。

4. 吸气时，确保双肺均匀地被空气填充。感觉胸部向上向外扩展。肺和胸的动作要同步。

5. 静静地呼气，均衡地排空肺部。如果肺部的运动不均匀，立刻纠正。

6. 继续做这个练习 10 分钟，保持双眼闭上。

功效

上面这个练习令人专注，还能提神，使双肺松软，为深呼吸做好准备。

第二阶段

这一阶段训练习练者延长每个呼气的时间，学习呼气的艺术。

技法

1. 躺下，跟随第一阶段中的第 1 段和第 2 段指导（图 89）。

2. 闭上双眼，不要绷紧眼球，眼球保持放松而具有接纳性，目光向内注视（图 54）。

3. 内在的耳朵保持警觉而具有接纳性。

4. 首先静静地呼气，直到感觉肺部已经排空了，但是不要挤压腹部器官（图 91）。

5. 用鼻子常规地吸气。这是吸气。

6. 慢慢地、深深地、稳定地呼气，直到感觉肺部已经排空。这是呼气。

7. 继续做这个练习 10 分钟，然后放松。这个练习的重点是缓慢、深长、稳定地呼气。

功效

这个阶段舒缓神经，使大脑镇静。缓慢、稳定、深长地呼气对于受心脏病困扰的人和高血压患者来说，是非常理想的。

第三阶段

这一阶段训练习练者延长每个吸气的时间，并且学习吸气的艺术。

技法

1. 躺下，如第一阶段第 1 段和第 2 段所述。然后，跟随第二阶段第 2～4 段的指导。

2. 放松横膈膜，吸气时，向两侧伸展它，同时不要鼓胀腹部（图 92）。为了避免鼓胀腹部，不要让横膈膜卷起或高于浮肋（图 93 和图 94）。

3. 通过鼻子缓慢、深长、稳定地“嗞嗞”吸气。确保双肺均匀地被填充。

4. 聆听吸气的声音，始终保持住吸气的节奏。

5. 彻底地填满肺部，直到听不见吸气的声音。

6. 深吸气时，眼球容易向上（图 95）。有意识地把眼球向下拉，注视双肺（见图 54）。

7. 呼气开始时，固定横膈膜，然后慢慢地呼气，但是不要很深。在这里，呼气只要比常规的呼气稍稍长一点就可以了。

8. 以同样的方式继续练习 10 分钟，然后放松。

重点是缓慢、深长、稳定地吸气，并且聆听吸气的声音，保持吸气的节奏。为了更好地做有节奏的深呼吸，建议在背部下方放两个木块，如本章开头形容的那样（见图 80～图 86）。

功效

这个预备练习有利于血压低、哮喘和沮丧的人。它能振奋神经系统，增强自信。

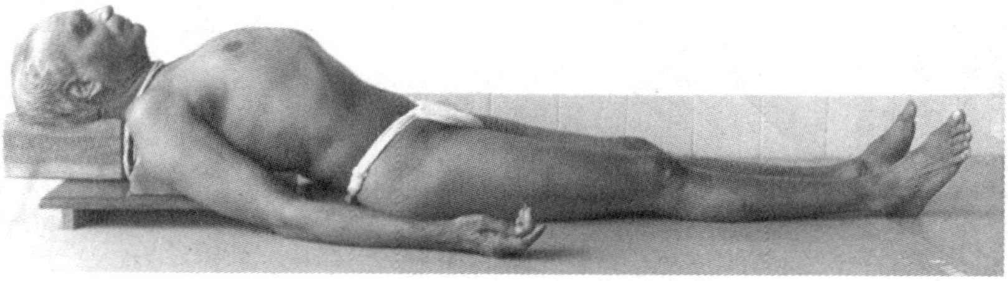

图 92

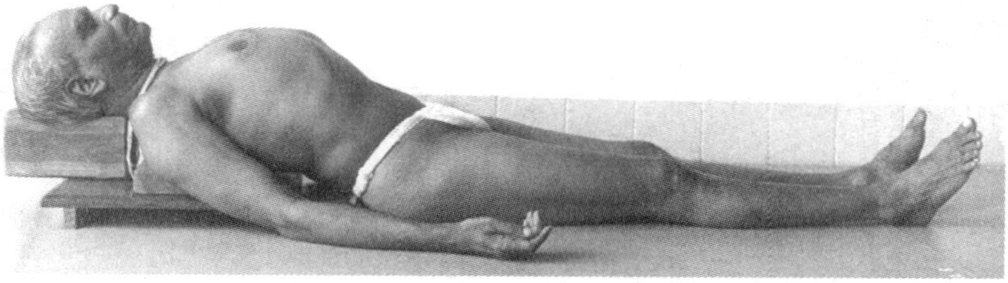

图 93

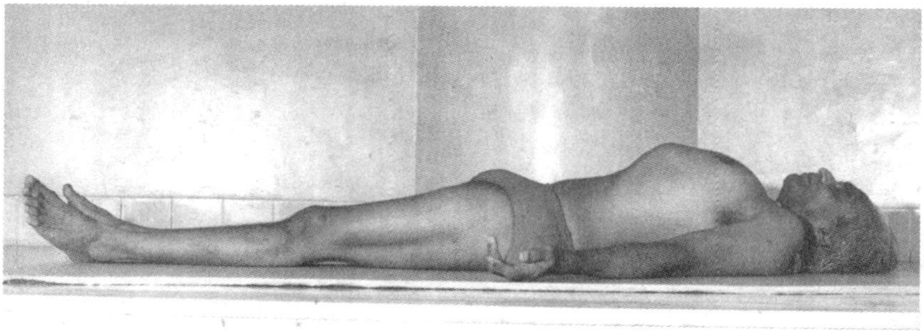

图 94

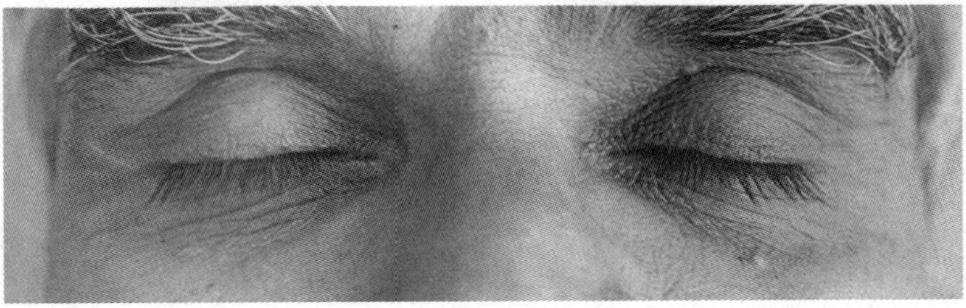

图 95

第四阶段

这个阶段训练习练者延长每个吸气和呼气的长度，帮助掌握深吸气和深呼气的艺术。

技法

1. 仰卧，如第一阶段的第 1 段和第 2 段所示。然后，跟随第二阶段的第 2 段到第 4 段的指导。

2. 现在吸气，跟随第三阶段的第 2 段到第 5 段的指导。

3. 收缩横膈膜，然后渐渐放松，缓慢地、深长地、稳定地呼气，直到感觉肺部被排空了。

4. 这是一个回合，重复做 10～15 分钟。

功效

这个阶段可以给予能量，舒缓并强化神经。第一阶段到第四阶段是乌伽依呼吸的准备阶段，以仰卧的姿势练习。

第五阶段

第五阶段的呼吸与第一阶段相似，不过，在坐姿中完成。它能训练习练者的观察力，把呼吸引向均匀。

技法

1. 以莲花坐、至善坐、吉祥坐、英雄坐或其他任何方便舒适的姿势坐好。

2. 安静地坐一会儿，背和脊柱保持稳定，但是，为了调整躯干，脊柱附近的肌肉要柔软灵活。脊柱的坚实要和背部肌肉的灵活达到平衡，背部肌肉随着气息的吸入和呼出而扩展和收缩。吸入气息的过程应当和背部的运动相协调。背部的运动越缓慢，气息调整得越好。

3. 向躯干的方向低下头，向上提升胸部的内层，让胸腔靠近低垂的下巴。下巴放在胸骨上面的凹槽里。这是喉锁（收颔收束）（图 57）。如果你不能完全做到收颔收束，就尽量低下头，但不要过度用力，然后继续做调息练习（图 63）。

4. 双臂放下，手背放在膝盖上（图 32），或者食指与大拇指相碰，其余三指延伸［智慧手印（jñāna mudrā）］（图 13）。

5. 不要绷紧眼球，如图 95 所示，要使眼球松弛且具有接纳性。闭上双眼，向内注视（图 54）。

6. 保持内耳警觉且具有接纳性。

7. 首先静静地呼气，尽量深长，不要压低腹部器官（图 96 和

图97)。注意躯干上的圆点,表示呼气、吸气和屏息时皮肤的动作。

8.按照第一阶段第3段到第6段给出的技法,观察气息的流动。做这个练习10分钟,然后以摊尸式(图182)休息几分钟。

第六阶段

第六阶段的呼吸与第二阶段相似,不过,以坐姿进行。它训练习练者延长每个呼气的长度,学习呼气的艺术。

技法

1.以任何舒服的姿势坐好,按照第五阶段第1~7段来做,呼出肺里的全部气体(图96)。

2.通过鼻子吸气。

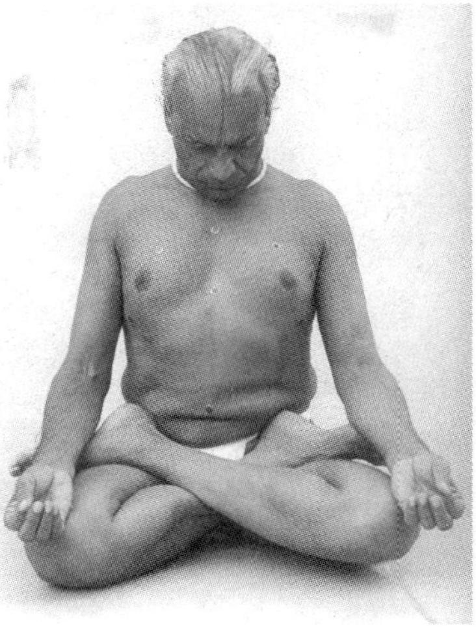

图 96

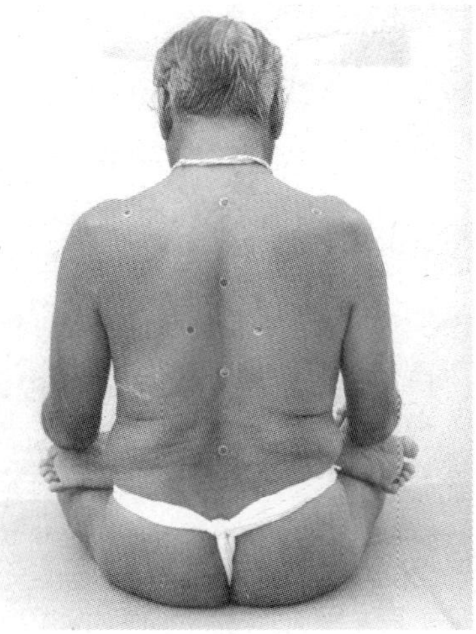

图 97

3. 缓慢地、深长地、稳定地呼气，直到清空肺部。

4. 呼气时注意自己的姿势，仔细聆听呼气的声音。始终保持呼气的节奏和流畅。

5. 这样就完成了一个回合。重复这个回合 10 分钟，吸气，然后以摊尸式放松（图 182）。

这里要强调的是缓慢、深长和稳定地呼气。

第七阶段

这个阶段的呼吸与第三阶段相似，不过，以坐姿完成。它训练习练者延长每个吸气的长度，学习吸气的艺术。

技法

1. 以任何舒服的姿势坐好，按照第五阶段的第 1～7 段的指导来练习，然后呼气（图 96）。

2. 缓慢、深长、仔细地从鼻孔吸气，按照第三阶段的第 3～7 段给出的技法来做。

3. 慢慢地呼气，但是不要太深，比常规呼气的时间稍稍长一点。

4. 这就完成了一个回合，重复这个回合 10 分钟，吸气，然后以摊尸式放松（图 182）。

第五阶段到第七阶段是乌伽依调息法的准备阶段，以坐姿进行。

第八阶段

现在，开始恰当地做乌伽依调息法，深长地吸气和呼气。

技法

1. 以任何舒服的姿势坐好，按照第五阶段的第 1 段到第 7 段的指导来练习，呼出肺里的气体（图 96）。

2. 通过鼻子缓慢、深长、稳定地吸气。

3. 聆听气息的“咝咝”声。控制和调整气流、音调和节奏，并且使三者同步。气流由声音的回音控制，音调由气流控制。这是成功练习调息法的关键。

4. 从下向上填充双肺，一直到达锁骨。有意识地把气流导向肺的边缘区域（正面：图 98；背面：图 99；侧面：图 100）。

5. 要连续地觉知吸入的气流。

6. 当你吸气时，你的身体、肺、大脑和意识应当是处于接纳状态而不是兴奋状态。气息作为神的礼物被接收，不应大力地把气息拉进身体。

7. 吸气时不要鼓胀腹部，始终保持横膈膜在肋骨下方。在所有的调息法中都要观察这一点。如果横膈膜高于浮肋，腹部就会鼓胀起来，胸部反而不会向外扩展。

8. 从耻骨到胸骨的整个腹部区域向着脊柱的方向拉，然后向头部的方向上提，这样来完成第 4 段、第 6 段和第 7 段描述的动作，同时自动按摩了内脏器官。

9. 深吸气时，身体前面的肋间内肌上提。马上要开始呼气时，肋间内肌再向上提一点，为呼气做好准备。

10. 现在开始深吸气，躯干和横膈膜发挥主力的作用。

11. 保持肋间肌的上提，同时还有横膈膜的上提，然后开始呼气。使气息缓慢地、深长地、稳定地呼出。

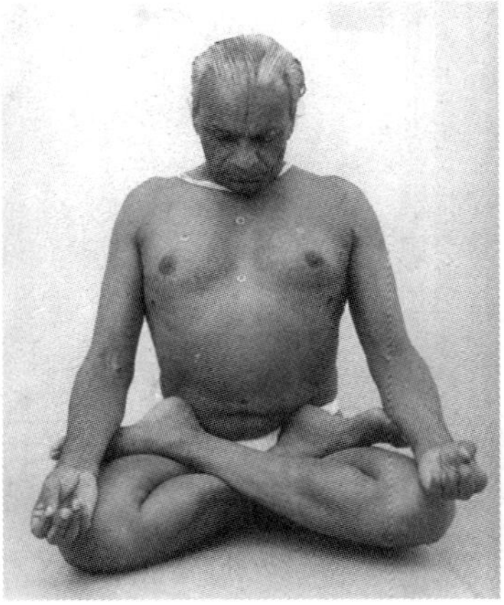

图 98

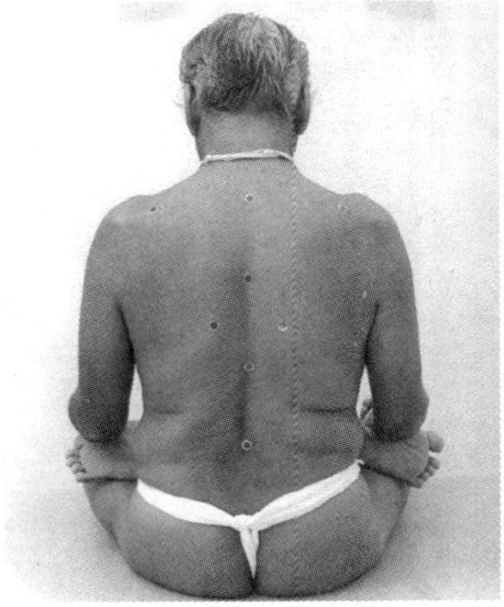

图 99

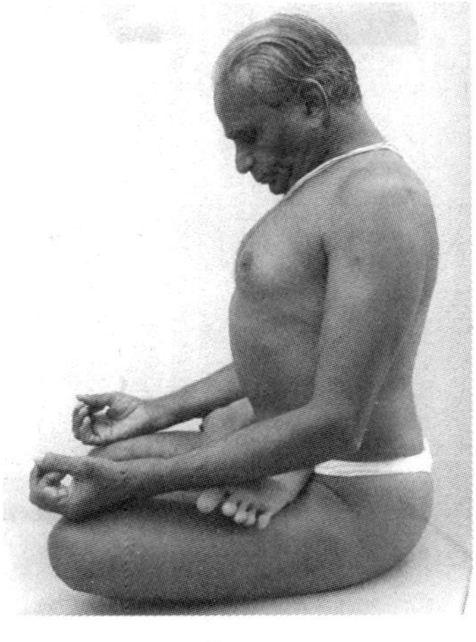

图 100

12. 几秒钟后，躯干的紧张会自动渐渐放松，直到双肺在放松状态下被清空。呼气过程中，持续保持觉知。

13. 这就完成了一个回合，重复它 10～15 分钟，闭上双眼，四肢放松。吸气，然后仰卧，以摊尸式放松（图 182）。

14. 诚恳地、喜悦地吸气，好像你正在接受神的礼物似的接受生命力。以感激的心态呼气，默默地表达你对至上谦卑的臣服。

15. 躯干的肌肉进行自我调整时，每个吸气和呼气之间有一个停顿。学会感知它。

功效

这个调息法使双肺充满空气，舒缓调节了神经系统。深呼吸使血液携带生命气走向组织的最微细部分。它能消痰，缓解胸部疼痛，嗓音也会变得动听。

第九阶段

这是为初学者准备的阶段。肺被填满时，加入屏息。它被称为“有意的内屏息”（sahita antara kumbhaka）。

技法

1. 以任何舒服的姿势坐好，按照第五阶段的第 1 段到第 7 段的指导进行，然后呼气（图 96）。

2. 吸气，然后屏息。躯干保持稳定警觉（正面：图 101；背面：图 102；侧面：图 103）。

3. 屏息时，不要抬起鼻梁、眼睛或头。

4. 感知气息渗入躯干每一寸肌肤的毛孔的过程。

5. 几秒钟后，这种觉察会消失，一旦消失，就正常地呼气。这是一个回合，练习 10～15 个回合。

6. 如果在练习过程中感到任何疲惫，可以与常规呼吸交替做。

7. 当这个练习变得容易，强化它，直到你可以舒服地一次屏息 10 ～ 15 秒。为了增加屏息的长度，向肺的方向提升横膈膜，稳定地保持住，将腹部向脊柱的方向拉。然后屏息，不要抬起鼻梁（图 78）。

8. 如果感到肺部僵硬，或感到太阳穴及周围有压力，或头部紧张，说明你超过了自己的能力范围。如果这样，就要减少内屏息的长度。从内屏息到呼气应当是顺畅的。

9. 慢慢地呼气，不要失去对躯干、横膈膜和肺的控制。完成练习后，做几次深呼吸，然后以摊尸式休息（图 182）。

说明

做内屏息时，也可以仰卧，在头下方垫枕头来模仿收颔收束（图 77）。

功效

有意的内屏息可以发展气息和肺部，以及神经和心意之间的和谐关系。如果正确地做内屏息，会给身体一种生机勃勃的状态，使身体充满能量。它能增强一个人的工作能力，消除绝望，创造希望。通过能量的创造，神经系统受到激发，耐力得到增强。内屏息是低血压、情志消沉、懒惰和疑虑的人的理想练习。

但是，内屏息不适合患有高血压和心脏疾病的人练习。

第十阶段

这是为初学者准备的一个阶段，加入了清空肺部后的屏息。它被称为“有意的外屏息”（sahita bāhya kumbhaka）。

技法

1. 以任何舒适的姿势坐好，按照第五阶段的第 1～7 段的技法进行，呼尽肺里的气体（图 96）。

2. 常规地吸气，稳定、缓慢地呼气，在不过度用力的条件下，尽量清空肺部。

3. 保持松弛，尽量屏住气息，然后常规地吸气。这是一个回合。重复 10～12 个回合，或者练习 10 分钟。

4. 腹部紧缩、太阳穴紧张或气喘都是你已经达到能力范围极限的信号，此时，减少屏息的长度。外屏息到吸气的衔接应当是顺畅的。如果在练习过程中感到疲倦，这个阶段的回合可以和常规的呼吸回合交替进行。

5. 做几个深呼吸，然后仰卧，做摊尸式（图 182）。

说明

外屏息也可以仰卧进行，头下垫枕头即可。

功效

外屏息尤其有利于神经过度紧张或患有高血压的人，因为它能舒缓神经紧张。外屏息带来一种被动的状态，一种宁静的感受，好像你是漂浮在水面上的一叶轻舟。但是，外屏息不适合患有抑郁症和低血压的人练习。

第十一阶段

这是为高级习练者准备的内屏息练习。

技法

1. 以任何舒适的姿势坐好，按照第五阶段的第 1～7 段进行，然后呼气（图 96）。

2. 有力深长地吸气，但不要强迫、颤抖或者生硬地吸气，躯干保持警觉。

3. 保持屏息 10～15 秒（图 101 到图 103）。

4. 几秒钟后，身体会松懈下来。要想保持住躯干的位置和感觉，提升两侧的肋骨。现在从耻骨、会阴和肛门开始收缩躯干下部，并且沿着脊柱向胸部的方向提升。这是会阴收束法（图 69）。

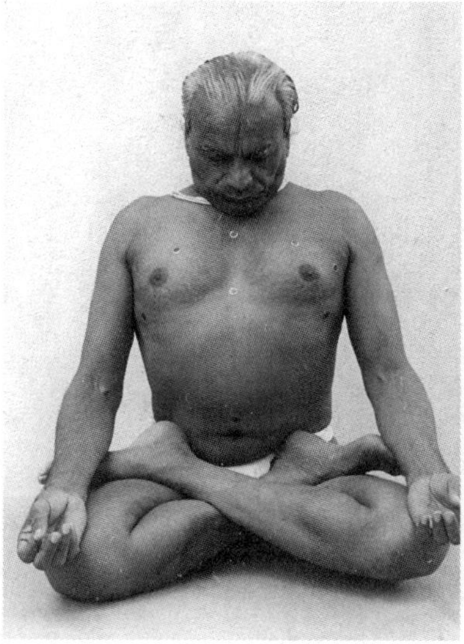

图 101

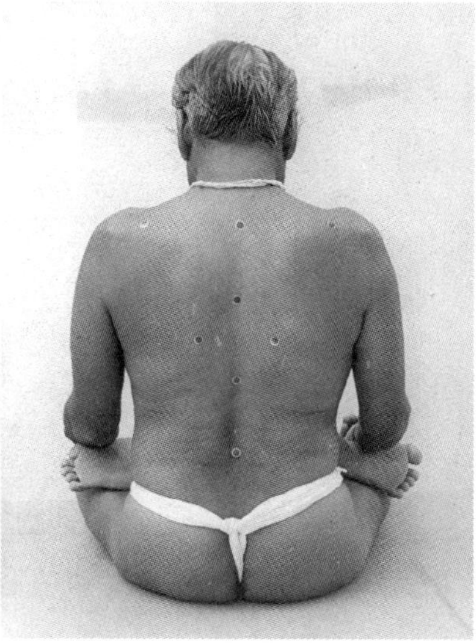

图 102

5. 躯干的提升给头部带来压力。从颈部后侧的底部开始，低下头。这样做就是很好的收颔收束，可以释放头部的紧张和压力。

6. 感受气息渗入躯干每一寸肌肤的毛孔中，唤起全部感知力。

7. 眼睛、耳朵和舌头保持放松，大脑平静。

8. 如果保持屏息时间太长，喉咙感到紧张，面部肌肤和太阳穴紧绷起来，这说明你失去了对身体的掌控。所以，要重新为躯干注入能量，具体做法见上文第 4 段。

9. 如果感到头部和躯干仍然紧张和有压力，而且脸发烫，说明你没有正确地掌控身体，或者已经超越了个人的能力范围，这样会损伤神经系统，所以应停止屏息。

10. 正常呼气或者深呼气，不要松懈躯干、横膈膜和肺。

11. 这是一个回合。练习 10～12 个回合，始终如做第一个回合那样保持觉察力。由于每个人的屏息能力不同，所以无法明确要求屏息的时长。建议在 3 个或 4 个呼吸的间隔之后，再做内屏息。

12. 完成这个练习后，吸气，然后仰卧，做摊尸式（图 182）。

这个阶段的重点是屏息，不是吸气和呼气。

功效

这个阶段适合昏沉、恶心和疲倦的人。它能使身体保持温暖，去除黏液，还能带来喜悦和信心，以及更佳的专注力。错误的练习会导致怒气、抽动、急躁和筋疲力尽。

第十二阶段

这是为高级习练者准备的外屏息练习。

技法

1. 以任何舒适的姿势坐好，按照第五阶段的第 1 段到第 7 段进行，然后呼气（图 96）。

2. 常规吸气，然后稳定地、彻底地呼气。尽量清空肺部，不要强迫、颤抖或者生硬地呼气。

3. 呼气完成后，不要吸气，停顿一下，然后整个腹部区域向脊柱的方向拉，同时向胸部上提。这是收腹收束法（图 104）。

4. 尽你所能保持收束。当你感到压力和紧张时，放松腹部，使其回到原来的位置，然后吸气。

5. 这是一个回合。重复 8～10 个回合，然后吸气，以摊尸式仰卧（图 182）。

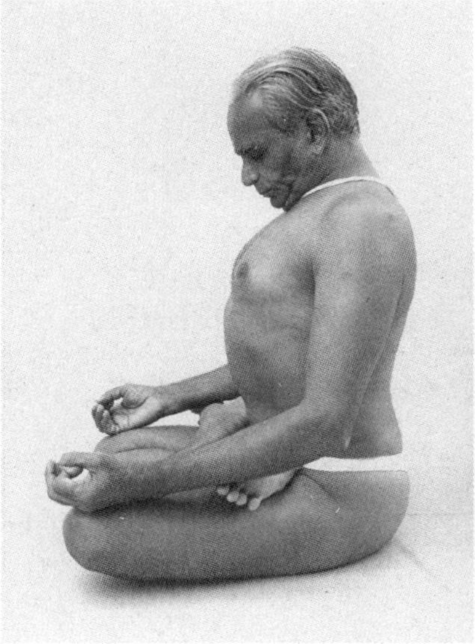

图 103

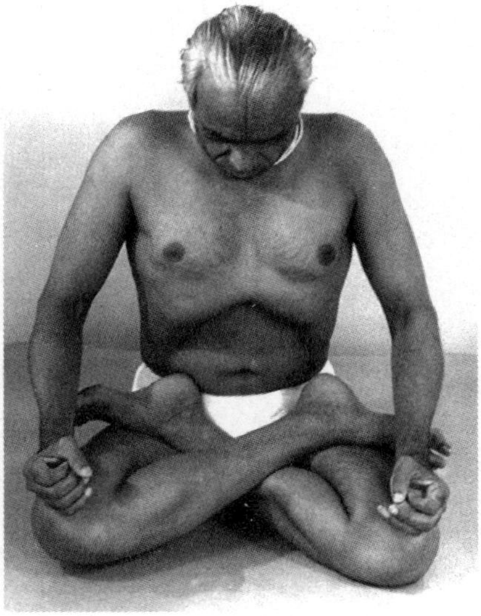

图 104

6. 随着练习的进步，增加呼气后屏息的长度。每个人的耐力不同，留意你自己的耐力，逐渐提高屏息的耐力。

7. 永远不要在收腹收束时吸气，否则，会导致气喘和拉伤心脏。

8. 一开始，建议在 3 个到 4 个回合的深呼吸间隔之后，再做外屏息。

功效

这个阶段清洁腹部器官，防止下垂。

第十三阶段

这是一个高级阶段，把内屏息和外屏息与2或3个吸气和呼气相结合。

技法

1. 首先，呼气（图96）。

2. 深深地吸气。完全吸气后，屏息10秒钟（图101）。

3. 深深地呼气。彻底呼气后，屏息，同时做收腹收束，保持5秒钟（图104），然后深吸气。这是一个回合。

4. 呼气，然后做两或三次深呼吸。然后，重复加入屏息的呼吸回合，之后再做两或三次深呼吸。

5. 做5到6个回合，以吸气结束。然后仰卧，做摊尸式（图182）。

乌伽依调息法各阶段总表

阶段	吸气		内屏息		呼气		外屏息	
	常规	深长	无会阴收束	会阴收束	常规	深长	无收腹收束	收腹收束
仰卧：								
一	√				√			
二	√					√		
三		√			√			
四		√				√		
坐姿：								
五	√				√			
六	√					√		
七		√			√			
八		√				√		
九	√		几秒		√			
十	√					√	尽量长	
十一		极深长		10~15 秒	常规或深长			
十二	√					极深长		尽量长
十三		极深长		10~15 秒	常规或深长			尽量长

第 20 章
间断调息法

viloma（间断）中，“loma”的意思是毛发，“vi”表示分离或否定。viloma 的意思是反毛发或与事物的自然规则相反。

间断调息法中，吸气或呼气不是连续的，而是被几个停顿打断的。例如，如果一个完整的吸气持续 15 秒，那么，做间断调息时，每 2 或 3 秒就被打断一次，使一个吸气的长度达到 25 或 30 秒。相似地，呼气也由于停顿而被延长到 25～30 秒。练习这个调息法好比爬一架高高的梯子，一个停顿相当于一步。留意，停顿时，要确保没有无意识吸气或呼气。下面是间断调息法的技法，分为九个阶段。

第一阶段

这一阶段在仰卧的姿势中加入间断的吸气。它适合初学者或基础不牢的习练者，或经受疲惫、虚弱、拉伤或有低血压的人。

技法

1. 静静地仰卧几分钟，如同乌伽依调息法的第一阶段，最好使用木板或垫子，参见第 19 章开头部分。

2. 按照乌伽依调息法第二阶段的第 2 段、第 3 段、第 4 段的技法做，呼出肺中的气体（图 91）。

3. 现在开始做间断的吸气。吸气 2 或 3 秒，然后停顿，屏住气息 2 或 3 秒，然后再吸气。停顿时，横膈膜轻轻地保持不动。再次吸气前，不要让横膈膜在每个停顿之后就松懈下来。继续这个方式，直到肺被完全填满，这个过程可能伴随着四或五个停顿。练习的始终，都不应感到有过度用力的不适感。

4. 现在缓慢、深深地呼气，如乌伽依调息法的第二阶段，渐渐放松横膈膜。

5. 这是一个回合，重复练习 7～10 分钟，或者以你不感到疲倦为限，能做多久做多久；之后做两到三次常规的呼吸，然后以摊尸式休息（图 182）。

第二阶段

这一阶段在仰卧的姿势中加入间断的呼气。它适合初学者、虚弱的人和基础不牢的习练者，也适合疲惫、紧张、有高血压或心脏病的人。

技法

1. 静静地仰卧几分钟，与乌伽依调息的第一阶段相似，然后，按照乌伽依调息法第二阶段的第2段、第3段、第4段的技法做，呼出肺中的气体（图91）。

2. 不停顿地深吸气，如乌伽依调息，完全充满肺部，但是不要过度用力。

3. 呼气2或3秒，然后停顿，屏住气息2或3秒，然后再呼气。继续这样练习，直到感觉肺被彻底清空了，这可能需要四或五个停顿。渐渐地放松对腹部的控制。

4. 这是一个回合，重复练习7～10分钟，或者以你不感到疲倦为限，能做多久做多久。吸气，然后做摊尸式（图182）。

功效

这个练习给身体带来安逸轻盈的感受。

第三阶段

这个阶段在仰卧姿势中结合了第一和第二阶段。

技法

1. 静静地仰卧几分钟，与乌伽依呼吸的第一阶段相似，然后，按照乌伽依调息法第二阶段的第2段、第3段、第4段的技法做，然后呼气。（图91）。

2. 现在按照第一阶段的第 3 段，开始做间断的吸气。

3. 屏息 1 或 2 秒。

4. 现在按照第二阶段的第 3 段，开始做间断的呼气，同时渐渐放松对横膈膜的控制。

5. 这是第三阶段的一个回合。重复练习 8～12 分钟，或者以不过度用力为限，能做多久做多久，之后吸气，以摊尸式休息（图 182）。

第四阶段

这个阶段采取坐姿，加入间断的吸气，适合初学者。

技法

1. 以任何舒服的姿势坐好，按照乌伽依调息法第五阶段的第 1 到 7 段练习。呼气，但不要过度用力（图 96）。

2. 现在开始做间断的吸气，技法如下：吸气 2 或 3 秒，停顿并屏息 2 或 3 秒；再吸气 2 或 3 秒，停顿并屏息 2 或 3 秒。为了停顿，轻轻收住横膈膜。每个停顿后吸气时，不要让横膈膜松懈。继续这个练习，直到肺被充分填满，可能需要四或五个停顿。自始至终，不应感到过度用力的不适。

3. 轻柔地把腹部器官拉向脊柱，并且向上伸展。然后，缓慢、深长地呼气，如乌伽依调息法第六阶段，渐渐放松对腹部的控制。

4. 这是一个回合，重复练习 7～10 分钟，或者在不感到疲惫的情况下，能做多久做多久。常规呼吸 2～3 分钟，然后以摊尸式休息（图 182）。

功效

功效与第一阶段相似。

第五阶段

这个阶段采取坐姿，加入间断的呼气，适合健康状况尚可的初学者。

技法

1. 以任何舒适的姿势坐好，按照乌伽依调息法第五阶段的第 1 段到第 7 段进行，然后呼气（图 96）。

2. 一口气做一个深长的吸气，不要任何停顿。让气息填满肺部。

3. 现在开始做第二阶段中的间断的呼气，但不要移动横膈膜：呼气 2 秒，停顿，控制住横膈膜，然后屏息 2 或 3 秒，然后重复呼气。继续这个练习，直到肺部被彻底清空，可能需要四或五个停顿。然后，渐渐放松对横膈膜的控制。

4. 这是一个回合，重复练习 8～10 分钟，或在不感到疲惫的情况下，能做多久做多久。做两或三个常规呼吸，然后以摊尸式休息（图 182）。

功效

这个练习会带来喜悦和镇定的感受。

第六阶段

这个阶段是第四阶段和第五阶段的组合，以坐姿进行。

技法

1. 以任何舒服的姿势坐好，按照乌伽依调息法第五阶段的第1～7段练习。呼气，但不要过度用力（图96）。

2. 现在按照第四阶段的第2段，开始做间断的吸气。

3. 屏息2或3秒。稳定住腹部，然后按照第五阶段的第3段，开始做间断的呼气。

4. 这是一个回合，重复练习10～15分钟，在不感到疲惫的情况下，能做多久做多久。然后呼吸两到三次，以摊尸式放松（图182）。

功效

这个练习能增强耐力，带来喜悦的感受。

第七阶段

这个阶段在间断的吸气后，加入内屏息，适合中级习练者和已经获得一定力量和稳定性的学生。

技法

1. 以任何舒服的姿势坐好，按照乌伽依调息法第五阶段的第1～7段练习。呼气，但不要过度用力（图96）。

2. 现在按照第四阶段的第2段，开始做间断的吸气。

3. 现在屏息10～15秒，这是内屏息。稳定住横膈膜，然后缓慢、深长地呼气，渐渐放松横膈膜。

4. 这是一个回合，重复练习10～15分钟，或者在不感到疲惫的情况下，能做多久做多久。然后呼吸两到三次，最后做摊尸式（图182）。

功效

这个阶段可以帮助血压低的人。肺部细胞充盈着氧气，肺部获得弹性，并可以让你精确、容易、舒适地学习深呼吸的艺术。

第八阶段

这个阶段加入了外屏息，之后是间断的呼气，它适合已经在练习中获得力量和稳定性的习练者。

技法

1. 按照乌伽依调息法第五阶段的第1～7段练习。慢慢地呼气，直到感觉肺已经清空，注意不要过度用力（图96）。

2. 深吸气，不要停顿。彻底填满肺部，但是不要过度用力。

3. 屏息 2～3 秒。

4. 现在按照第五阶段的第 3 段做间断的呼气。

5. 吸气前，屏息 5～6 秒。

6. 这是一个回合，重复练习 15～20 分钟，或以不感到疲惫为限，能做多久做多久。做两到三次常规呼吸，然后仰卧，做摊尸式（图 182）。

功效

这个练习可以安抚神经，舒缓大脑。

第九阶段

这个阶段结合了第七阶段和第八阶段，包括：（a）间断的吸气和呼气；（b）内屏息和外屏息；（c）收束。它只适合已经练习瑜伽多年的高级习练者。

技法

1. 以任何舒服的姿势坐好，按照乌伽依调息法第五阶段的第 1～7 段练习。呼气，但不要过度用力（图 96）。

2. 按照第四阶段的第 2 段，开始做间断的吸气。

3. 然后屏息，同时做会阴收束，保持 10～15 秒，或能做多久就做多久（图 101）。

4. 现在按照第五阶段的第 3 段，开始做间断的呼气。

5. 感到肺部清空后，屏息 5～6 秒，同时做收腹收束，参考乌伽依调息法第十二阶段的第 3 段，但是注意不要过度用力（图 104）。

6. 这是一个回合，重复练习 15～20 分钟，或在不感到疲惫的情况下，能做多久做多久。做两或三次常规呼吸，然后仰卧，做摊尸式（图 182）。

功效

这个阶段的功效结合了第七阶段和第八阶段。

间断调息法各阶段总表

阶段	吸气		内屏息		呼气		外屏息	
	无停顿	停顿	无会阴收束	会阴收束	无停顿	停顿	无收腹收束	收腹收束
仰卧：								
一		√			√			
二	√					√		
三		√				√		
坐姿：								
四		√			√			
五	√					√		
六		√				√		
七		√	10~15 秒		√			
八	√					√	5~6 秒	
九		√		10~15 秒		√		5~6 秒

第 21 章
蜂鸣调息法、晕眩调息法和流溢式调息法

蜂鸣调息法（bhrāmarī prāṇāyāma）

bhramara 的意思是黑色的大黄蜂，这个调息法在呼气时发出柔和的“嗡嗡”声，好似黄蜂发出的声音，故得名蜂鸣调息法。练习蜂鸣调息法的最佳时间是静谧的夜间。可以仰卧练习蜂鸣调息法，也可以坐着做。

技法

以乌伽依调息法深吸气，然后深呼气时发出蜂鸣或“嗡嗡”的声音。但是，不建议在练习蜂鸣调息法时屏息。练习六头战神契合法（sanmukhī mudrā）时，也可以练习蜂鸣调息法，不过不做收颔收束，因为没有屏息。

六头战神契合法（sanmukhī mudrā）

抬起双手到脸部，抬起手肘到肩膀高度。大拇指尖端放在耳孔里，阻隔外部的声音。如果大拇指使耳朵疼痛，就减少压力，或推动耳屏（耳朵入口处的小突起），覆盖住耳孔，然后施以压力。

闭上双眼，食指和中指盖在眼睑上。中指指腹把上眼皮向下拉，食指指腹覆盖着眼睑上方的其他空间。眼球保持放松并具有接纳性，手指轻柔地按压它们。

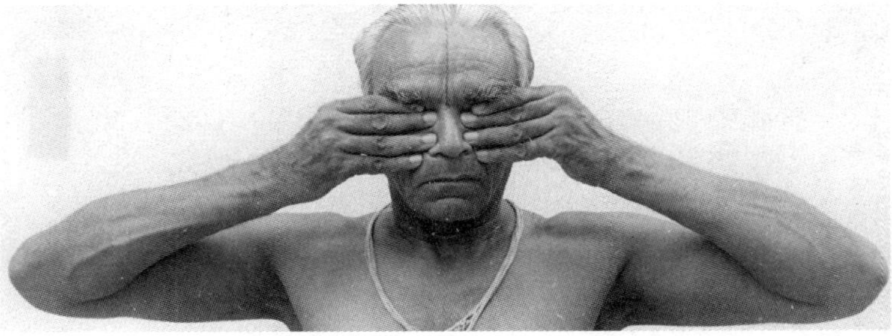

图 105

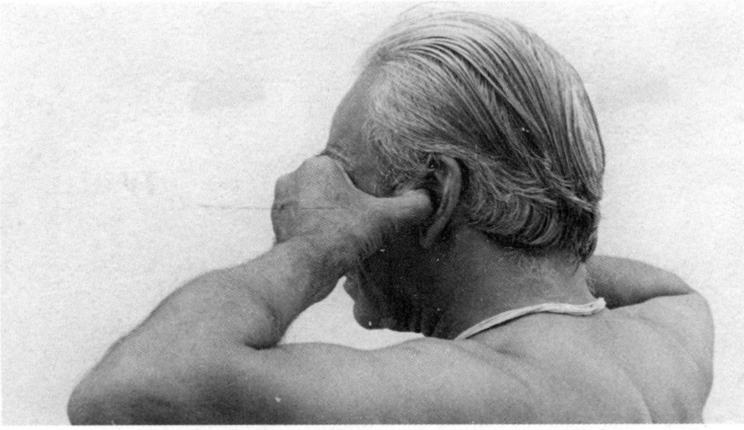

图 106

现在，以无名指指尖按着鼻孔，使鼻道变窄，呼吸更加缓慢、稳定、有节律和精细。小指放在上唇，感受气流。

耳朵被大拇指关上后，修习者能够听到内在的响声。眼球上的压力，使他也能看到多彩的光线，有时如太阳一般。如果练习六头战神契合法感到困难，那么就用一块布缠绕并包裹头部，盖住耳朵和太阳穴（图 107）。

练习完蜂鸣调息法后，吸气，然后做摊尸式（图 182）。

说明

做所有其他调息法时，可用布包着头练习收颔收束法，可以尝试屏息（图 108）。

功效

“嗡嗡”的蜂鸣声能引来睡意，这个调息法能帮助失眠的人。

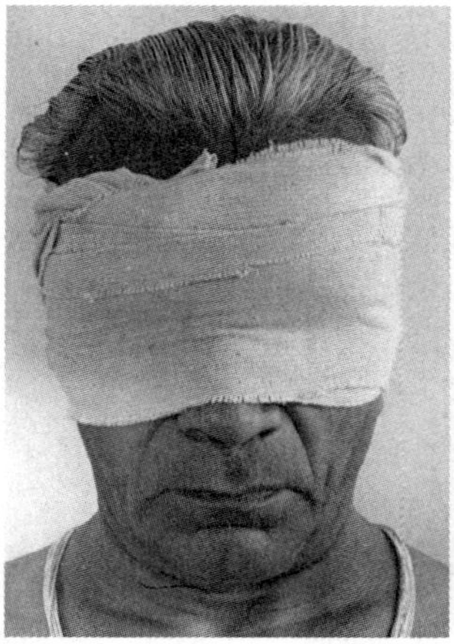

图 107

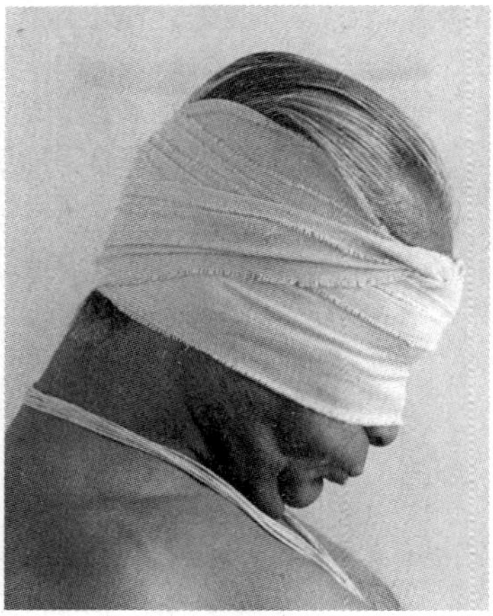

图 108

晕眩调息法（mūrchhā prāṇāyāma）

mūrchhā 的意思是“昏厥的状态”。这个调息法与乌伽依调息法相似，但保持内屏息，直至感到头晕。它使心意静止，使感官安详。

流溢式调息法（plāvinī prāṇāyāma）

plāvana 的意思是游泳或漂浮。我们现在对这种调息法知之甚少，据说它能帮助修习者轻松地浮在水上。晕眩调息法和流溢式调息法已经不再流行。

蜂鸣调息法各阶段总表

阶段	吸气		呼气	六头战神契合法
	常规	深长	深长的“嗡嗡”声	
仰卧：				
一 A	√		√	
一 B	√		√	√
二 A		√	√	
二 B		√	√	√
坐姿：				
三 A	√		√	
三 B	√		√	√
四 A		√	√	
四 B		√	√	√

第 22 章

手指调息和摆放的艺术

鼻子

1. 鼻子是一个锥形小室，由硬骨和软骨支撑，外部是皮肤，内部是黏膜，鼻中隔支撑并分隔两个鼻孔。鼻孔内部形状不规则，由小洞与头颅内的鼻窦相通。

2. 进入鼻孔的空气被过滤，然后沿着气管进入肺。气流流入鼻梁一半高的位置的宽阔通道时，速度会稍稍放缓。颅骨内的鼻窦由被称作“鼻甲”的三个螺旋状的多孔骨支撑。鼻甲的形状如鸟儿的翅膀，它们使气流呈螺旋形，以复杂多变的形式冲刷鼻黏膜。大拇指和其余两指放在鼻子上，施加的压力使鼻道变宽或变窄，帮助控制气流的形态、方向和流动。密切监视气流所需的注意力，可以培养内在的觉知力。聆听气流的微细的震颤声也加强了这种觉知力，所以，耳朵在调息练习中发挥着重要的作用。

3. 气流也通过头颅底部的筛骨影响嗅觉器官。筛骨有小孔，供嗅觉神经纤维穿过。嗅觉神经刺激大脑边缘系统，把受到的外在刺激转化为人的嗅觉感受。

4. 吸入的空气在鼻黏膜之间流通，如果运行不畅，呼吸就会费力而且不规则。鼻黏膜区域可能因空气状况的变化而堵塞，烟草、烟雾、感染、情绪状况等都会影响鼻黏膜的分泌。血液循环的变化，或受伤、疾病、感冒，会使气流周期性地从一个鼻孔转向另一个鼻孔。这些变化会改变鼻子、鼻孔和鼻道的形状和尺寸。

5. 附着在鼻软骨上的肌肉作为辅助肌，扩张或收缩鼻孔。它们作为面部肌肉是系统的一部分，与嘴唇和眉毛相连，还可以表达情绪状态，如发怒、恶心或危险，并且显示人的内在性格。

6. 根据瑜伽文献 Śiva Svarodaya，鼻子是五个基本元素——地（prthvi）、水（ap）、火（tejas）、风（vāyu）、空（ākāśa）所在的位置（图 109）。在调息法中，气息中的生命能量流与五大元素相接。气流流经这些元素时，会影响习练者的行为。五大元素所在的位置每过几分钟就会变动。例如，当气流在右鼻孔掠过地元素时，它还掠过左鼻孔的水元素。模式如下：

右鼻孔	**左鼻孔**
地	水
水	火
火	风
风	空
空	地

元素从一个地点转移到另一个地点是渐进性的。需要多年练习才能确定和分辨五大元素（或能量）的位置，并且知道气息在何时何地正在碰触何种元素。如果在一位有经验的老师的指导下，可能所需的时间短一些。精确敏锐地调整鼻子上的右手的大拇指、无名指和小指，使气息同时流过两侧鼻孔的同一个位置，头脑会变得清晰，心意会变得稳定。Śiva Svarodaya 还认为，冥想（dhyāna）的最理想时机是气流流入两侧鼻孔中央的空元素时。

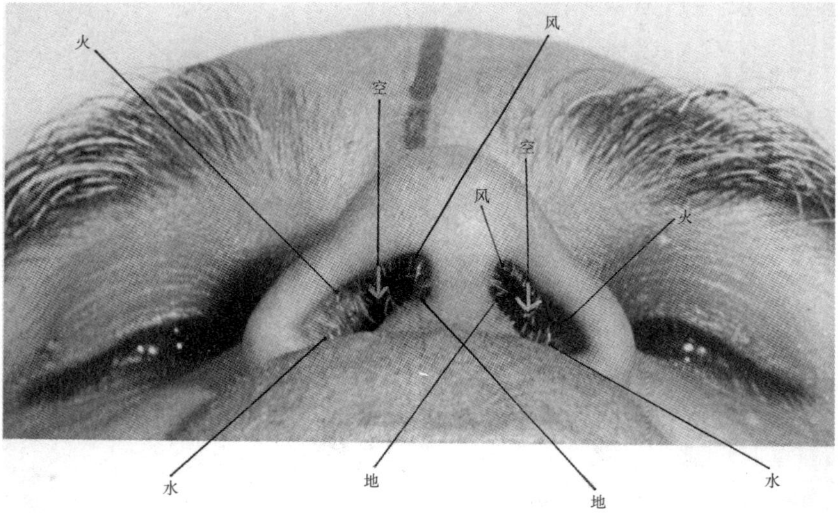

图 109

手指摆放的艺术

7. 瑜伽调息法需要的训练量相当于成为一个音乐家所需的训练量。神圣的牧牛者克里希那迷惑了他的挤奶女，通过演奏笛子征服了她们的心。他操纵笛子，创造了一个神秘音响的世界。在调息法练习中，习练者“演奏”他的两个鼻孔，从而克制并征服他的感官。他精巧地运用手指，像吹奏笛子似的操控呼吸模式。

笛子上有好几个孔，可是鼻子只有两个孔，所以习练者比吹笛人需要更大的技巧，才能控制无限细致和精微的气息的调子与节律。

一个优秀的音乐家研究他的笛子的结构、形状、孔、气流对它的影响以及其他特点。他的手指在不断练习中获得精湛技艺，可以精微地调音，他的耳朵可以捕捉微小的声音的振动，然后，他学会协调手指和耳朵的能力。直到那时，他才能够捕捉音乐的调子、音高、回响和节奏。

修习者要研究他的鼻孔的形状和结构，鼻孔外面的肌肤的纹理，还有他的鼻子的特殊性，例如鼻道的宽度、鼻中隔偏离的角度等，还包括空气的变化对鼻子的肌肤的影响、鼻道的湿度等。

他有规律地练习手腕和手指，直到它们变得灵活、精致。他调整手指，在鼻子外面的肌肤上，覆盖着鼻孔内的五大元素（地、水、火、风和空）的所在地，好比压住笛子上的孔。他灵巧的手指把元素所在位置的鼻道变窄或变宽，并且专注地倾听气息的声音，以此调节气息的流动、节奏和回响。

神庙的看门人控制进出神庙的信徒的数量，同样，手指调节气息的体积和流动。呼吸时，手指把鼻道变窄，还可以过滤不洁物。

由于缩窄鼻道，吸气被控制着，肺部有更多时间来吸收氧气。另一方面，有控制地呼气时，尚未使用的氧气被重新吸收，废物被排出。修习者用手指来缩窄鼻道，培养了更大的敏感度和感知力。通过练习乌伽依调息法和间断调息法，修习者的调息知识更加深入，而他的身体则从练习经验中收获了实践知识。

在瑜伽调息法中，通过手指的控制，修习者把理论知识和实践知识相结合，这将会点燃知识的火花，直至燃起智慧的火焰，使他充满决心和能量（vyavasāyātmika buddhi）。

8. 瑜伽调息法大体上可以分为两类：（1）不用手指控制鼻孔；（2）右手的大拇指和另外两指调节和控制进出鼻子的气流，这是手指控制调息法。手指控制调息法也可分为两类：（a）两侧鼻孔同时吸气和呼气，利用大拇指和另外两指的压力部分地关闭鼻孔，使气流平顺（图 110）；（b）一个鼻孔用指尖堵住，气息从大拇指所在的鼻孔进出，反之亦然。例如，如果右鼻孔吸气，无名指和小指就在不破坏鼻中隔的位置的情况下关闭左鼻孔（图 111），反之亦然（图 112）。要小心谨慎，不让空气流入被堵住的鼻孔。

在第一类（1）调息法中，只有身体参与；第二类（2）调息法是更为高级的做法，运用手指的技巧和对手指的精妙控制来人工调节气流。

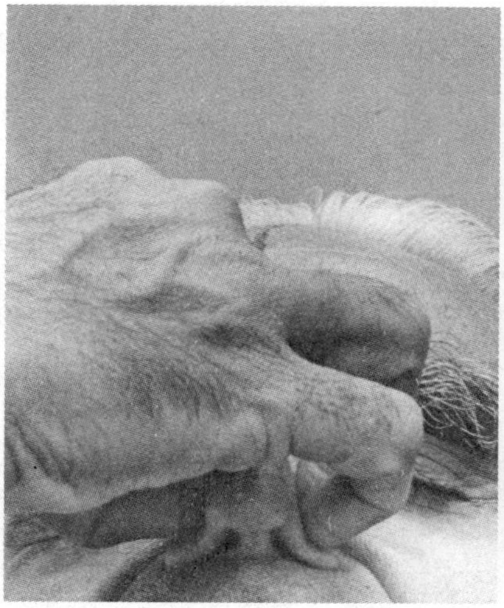

图 110

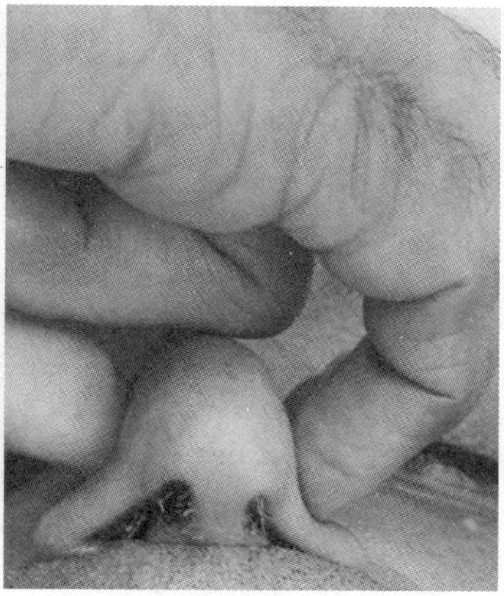

图 111

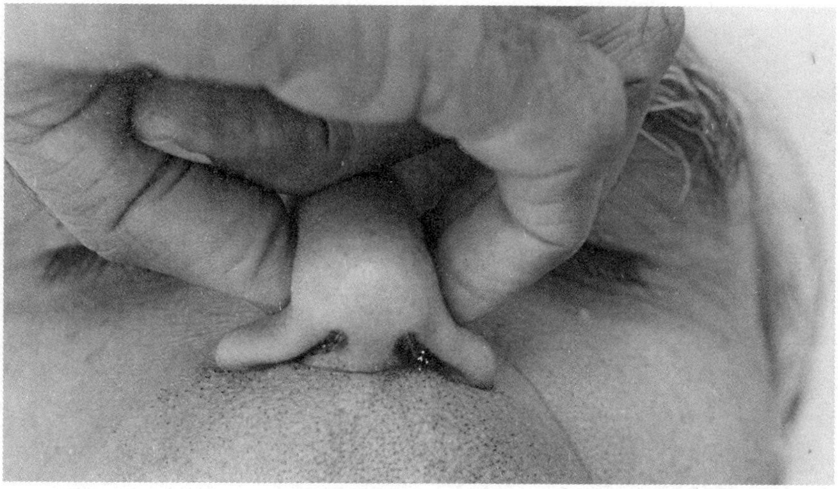

图 112

9. 在古印度，如同其他古老的文明，吉祥的仪式典礼上都是用右手。所有用左手的活动和仪式被认为是不吉的。所以，只在右手或右臂失去功能时，才可以用左手练习调息法（图 113）。

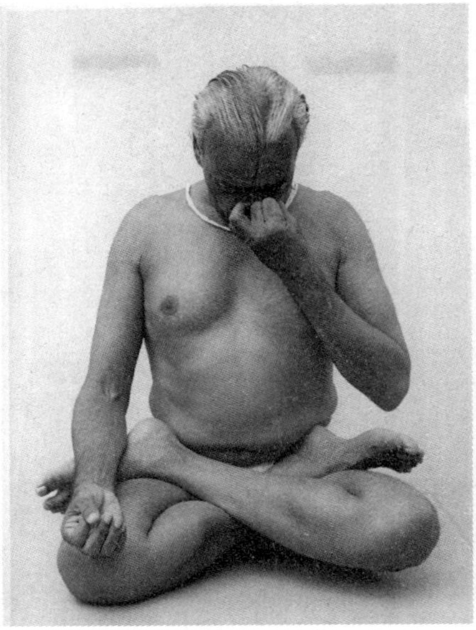

图 113

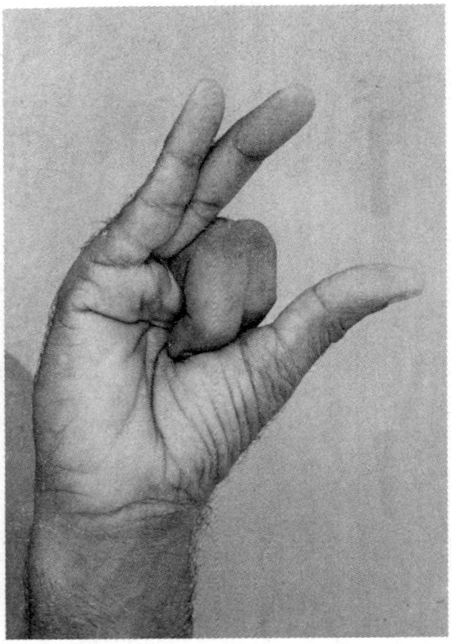

图 114

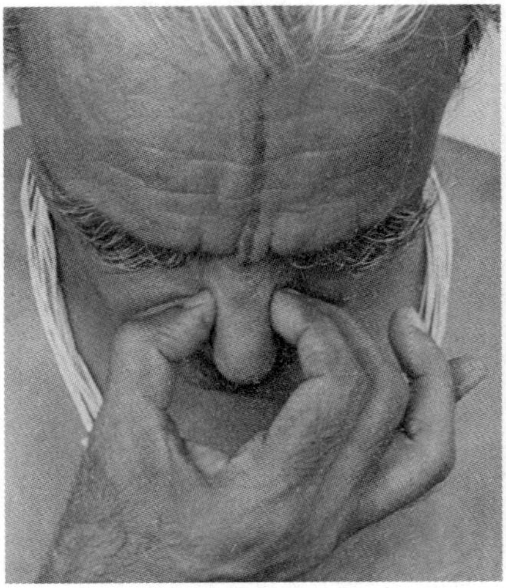

图 115

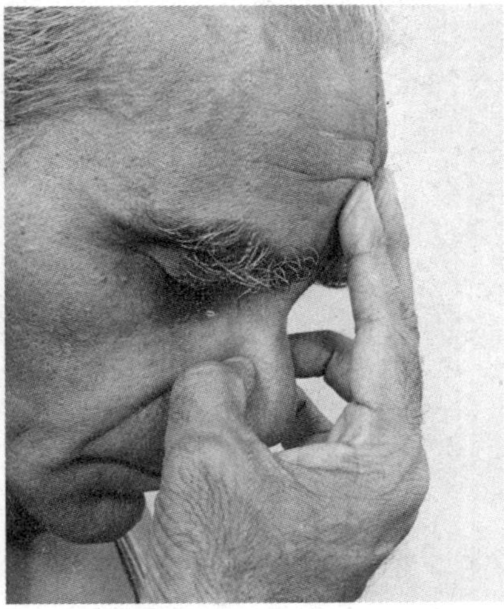

图 116

10. 各种瑜伽文献，如《格兰达本集》（*Gheranda Samhitā*），建议使用大拇指、无名指和小指，但是没有明确它们的正确位置

（图 114）。这些文献都强调不使用食指和中指。如果使用了食指和中指，前臂和手腕会歪斜、沉重（图 115）。此外，如果使用食指和中指，则不能给鼻子施加正确和精准的压力，因为鼻子会把手指向下拉，进而失去调息练习的精确度。同样，如果把食指和中指放在前额（图 116）或伸直（图 117），会给大拇指、无名指和小指带来压力，使手指不平衡地弯曲，气息不规则。

11. 如果把食指和中指折进手掌的空心里，让大拇指处于鼻子右侧（图 118），无名指和小指处于左侧（图 119），手腕处于正中位置（图 120），这样大拇指、无名指和小指可以在两侧自由移动，手掌也会更加对称平衡。右前臂中部的神经和肌肉是手指控制气息的关键，因为它调节手腕和手指的运动。

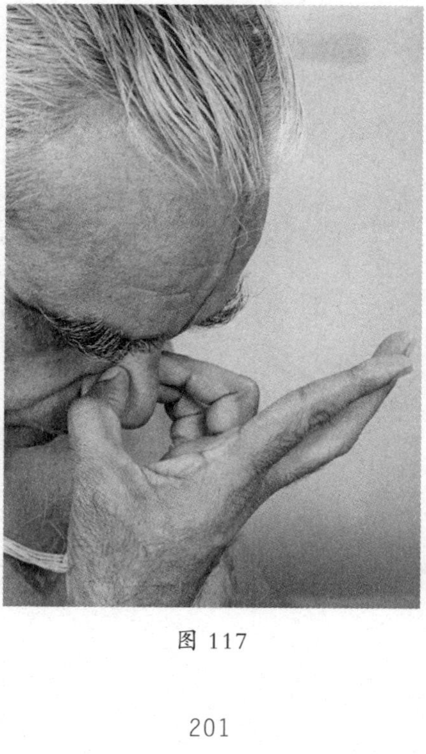

图 117

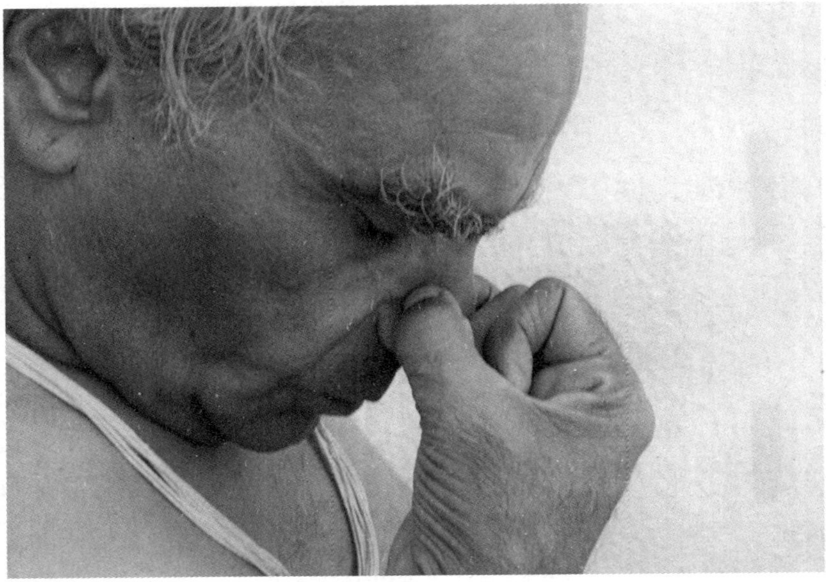

图 118

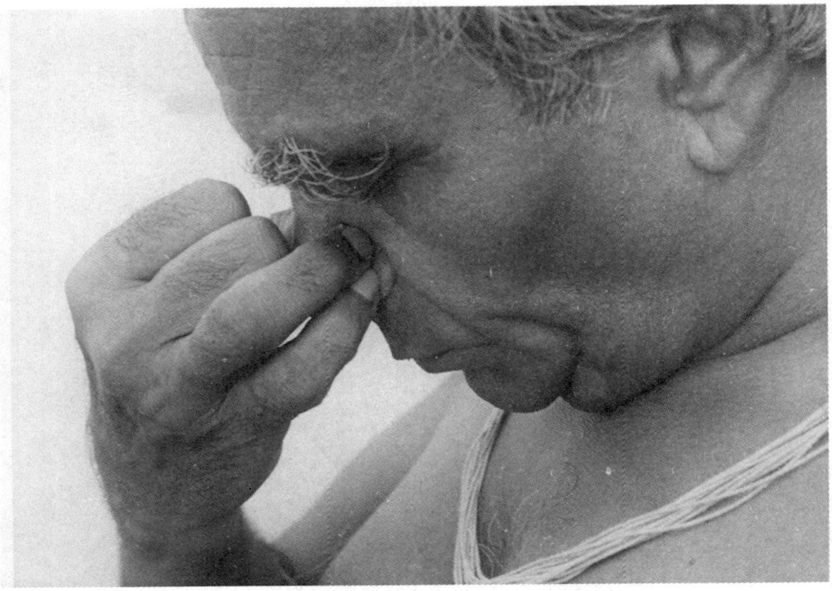

图 119

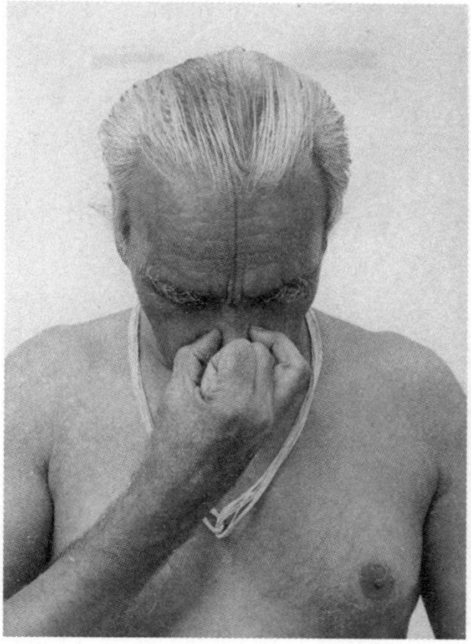

图 120

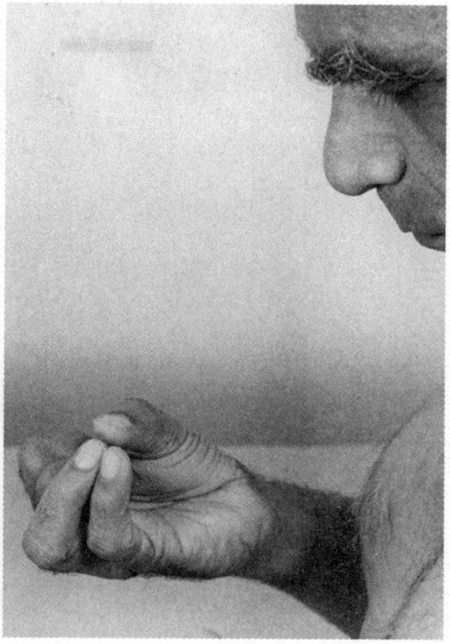

图 121

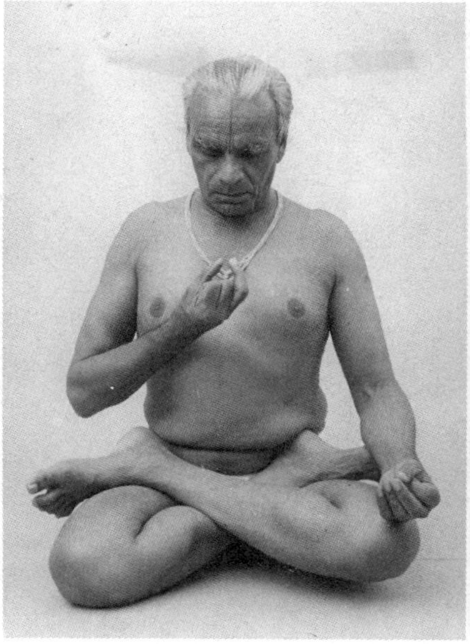

图 122

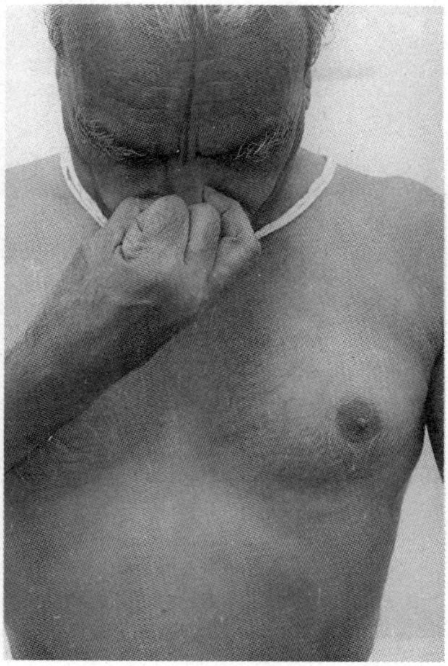

图 123

12. 以坐姿练习手指调息法时，注意两肩高度要一致，且与地面平行，下巴放在两个锁骨之间的凹槽里（图 57）。

13. 左手放在左膝上，弯曲右肘，不要让肱二头肌、前臂和手腕紧张（图 121 和图 122）。用稳定性、技巧和觉知力控制鼻道的宽度，而不是紧压或用蛮力。

14. 弯曲着的右手不要碰到胸部（图 123）。不要夹紧腋窝。手臂不要压在胸膛上。沉肩，除了大拇指、无名指和小指的指尖，手臂的其余部分要保持放松而轻盈的状态（图 120）。

15. 弯曲食指和中指，放在手掌的空心里（图 124）。这样能恰当地调整无名指指尖、小指指尖与大拇指指尖的位置，创造空间，还能保持手掌的柔软。

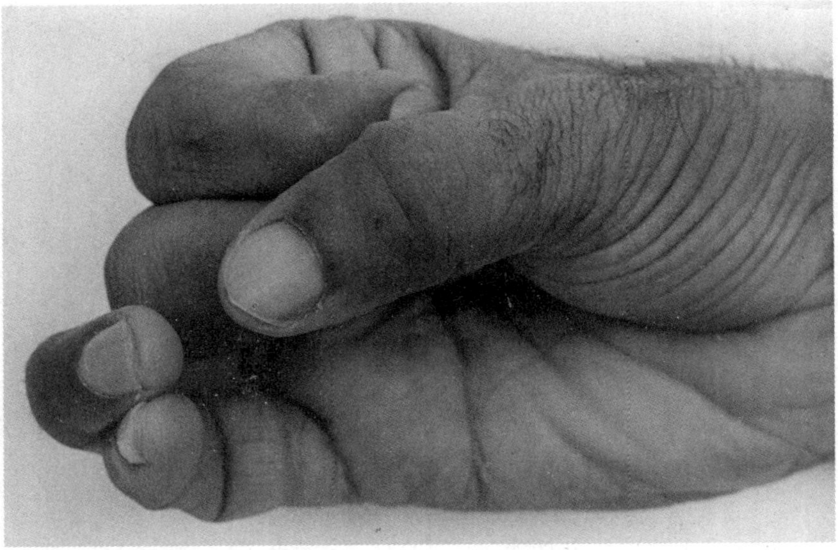

图 124

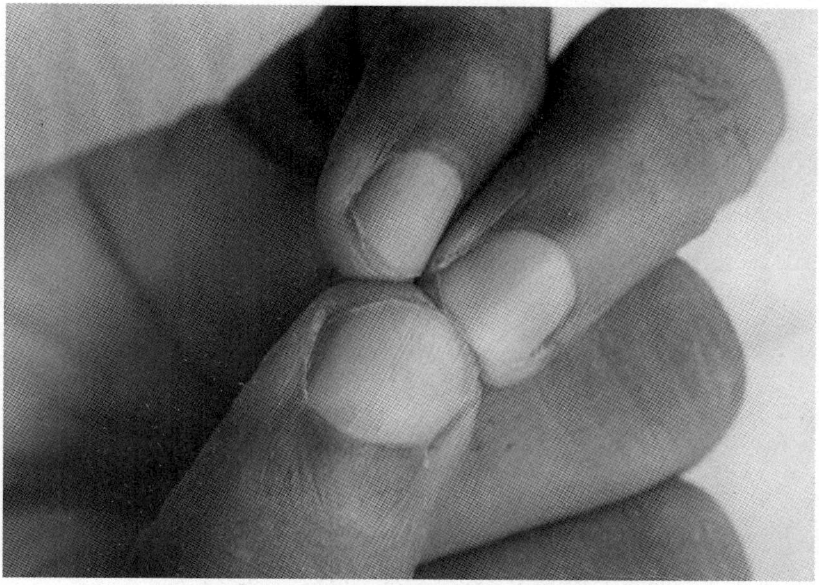

图 125

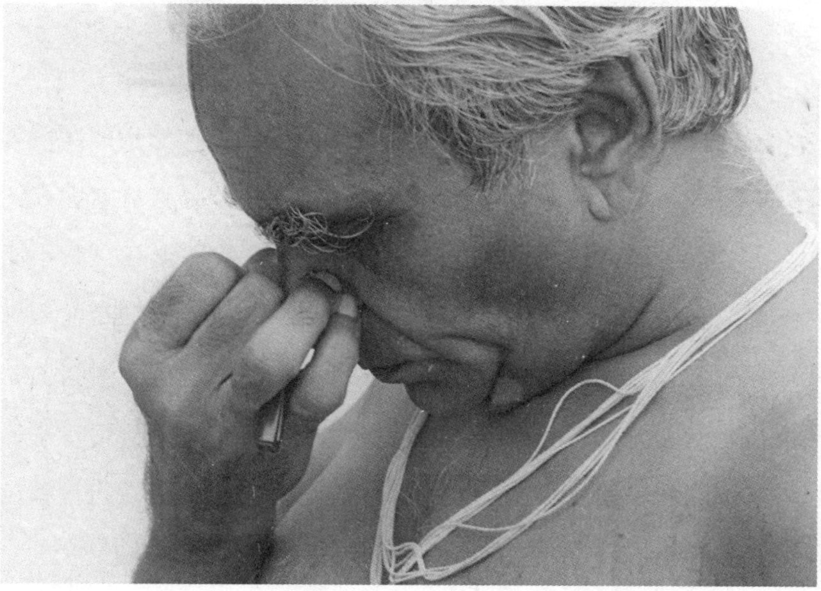

图 126

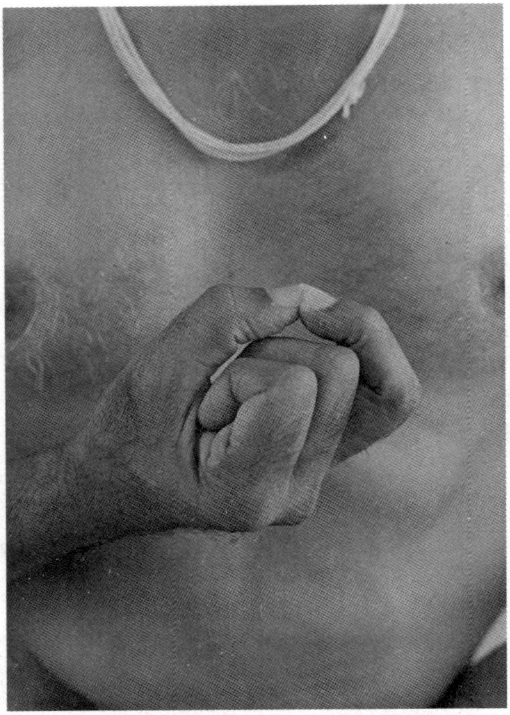

图 127

16. 无名指和小指的宽度比大拇指小得多。要使它们的宽度相等，弯曲无名指和小指，指尖并拢，并在指关节处留有空隙（图125），与大拇指相触。如果觉得这有些难，就在无名指和小指的指关节之间放一个球状物，如一个大约半英寸（约 1.27 厘米）宽的软木塞（图 126）。手指会渐渐习惯新的位置。大拇指的指肚应当正对并拢的无名指和小指指尖（图 127）。通常情况下，大拇指指尖的皮肤比另两个手指的皮肤更硬更厚。大拇指稍稍压着无名指和小指指尖，这样可以让大拇指指尖变得柔软。

17. 抬起右手腕，直到大拇指、无名指和小指的指尖与鼻子相对。手腕内侧远离下巴，大拇指、无名指和小指指尖与鼻孔呈水平（图 128）。

18. 在鼻骨和鼻软骨之间，有细小的倒 V 形凹槽，凹槽下面的皮肤是凹陷的。大拇指和其他手指的指尖是突起的，所以，把大拇指、无名指和小指均衡地放在凹槽上，如图 129 所示。鼻道壁与鼻中隔保持平行，自始至终，从大拇指、无名指和小指指尖的上端和下端施加压力。永远不要像图 130 那样做，而是在鼻根处将指尖轻柔地转向鼻孔的方向，感受流经的气息（图 131 和图 132）。部分关闭两个鼻孔的通道，使两个鼻道内的气流均匀（图 110）。如果手指不稳健，气流就会变得不均匀，给神经系统带来紧张和压力，使脑细胞沉重。根据气息的流动以及个体需要，随时用指尖的精巧技艺去调整鼻道的宽度。用手指来调节鼻道的宽度，就好比仔细地调节照相机光圈的孔径，是彩色胶卷恰当曝光的前提。如果光圈调节不精确，拍出来的相片就不能准确地显示色彩。同样，如果不能巧妙地控制鼻道的宽度，调息练习的成果就会受影响。正确地调节鼻道就是从外部可测量的鼻孔开始，去控制内部不可测量的气流的深度。

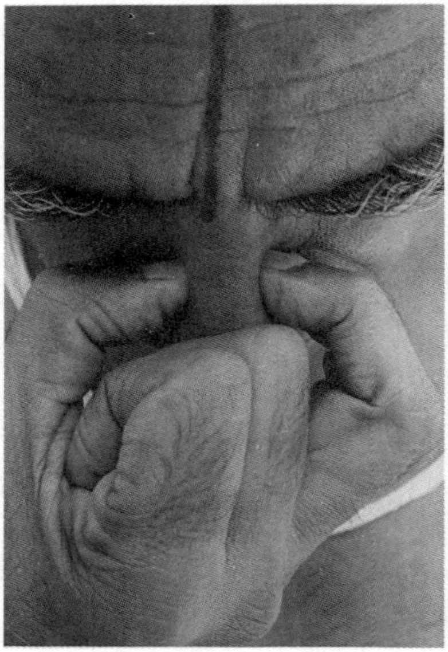

图 128

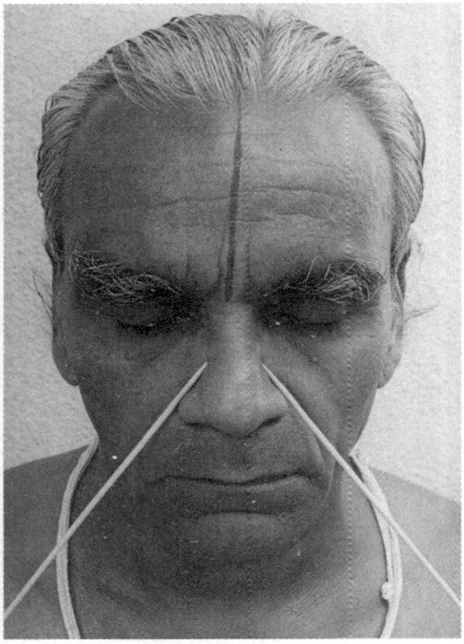

图 129

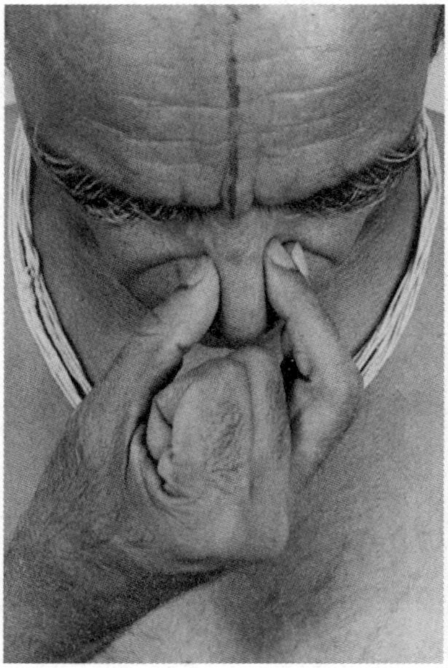

图 130

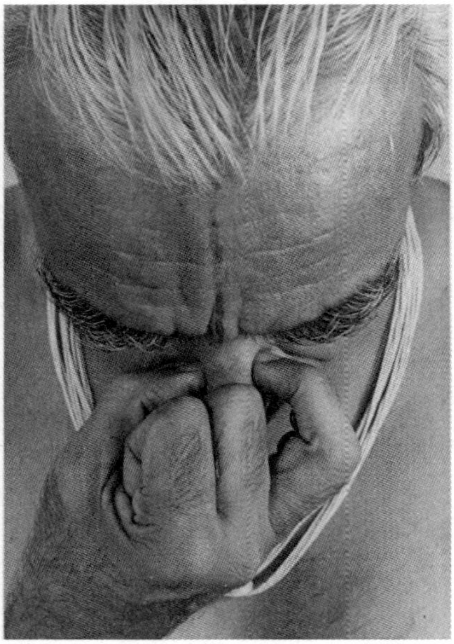

图 131

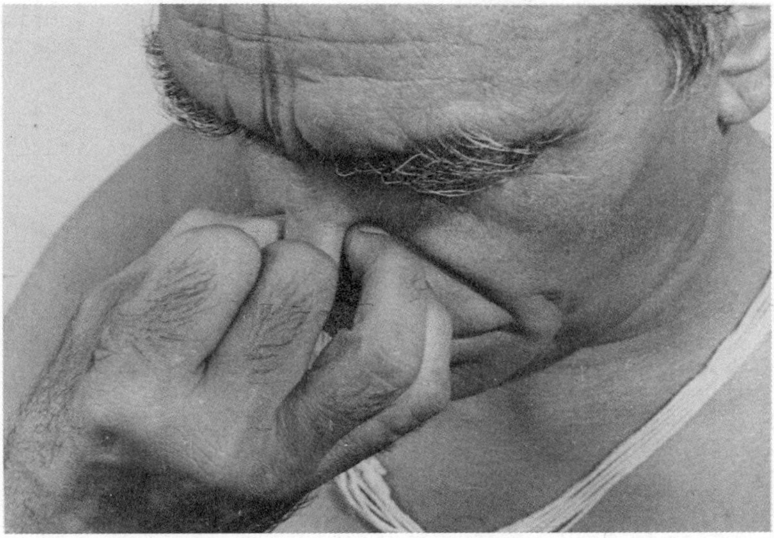

图 132

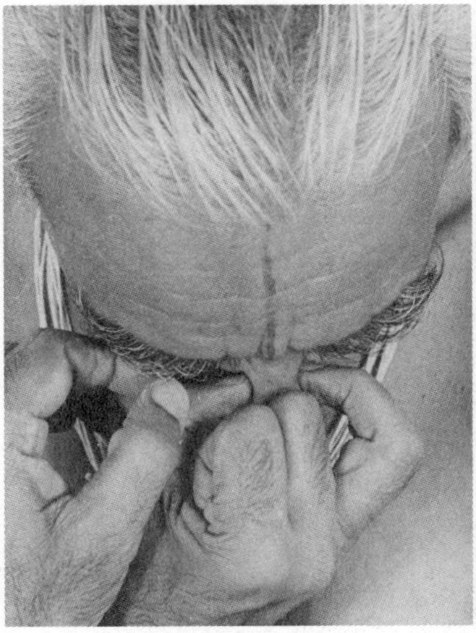

图 133

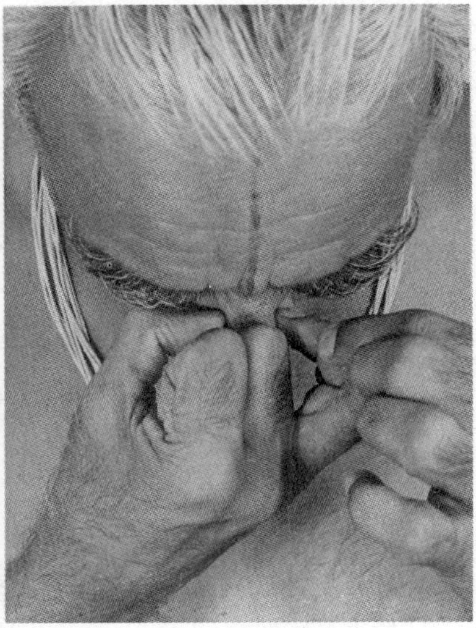

图 134

19. 在手指控制调息法中，右手大拇指和其他两指像一对钳子

（图 127）。右手大拇指控制右鼻孔，右手无名指和小指控制左鼻孔。这三根手指是获得最佳练习效果的最好选择。

20. 通常情况下，鼻子的皮肤比大拇指和其他手指指尖的皮肤柔软。手指尖放在鼻子上后，手指的皮肤还会变得紧张。为了缓解这种紧张，用左手，从指尖到指肚，把右手的手指皮肤向后拉（图 133 和图 134）。这时，鼻孔和指尖的皮肤一样柔软，鼻黏膜放松且具有接纳性。进出的气流可以顺畅、轻柔地经过鼻黏膜。鼻黏膜的接纳性帮助大拇指和其他手指学习、感受、检查、控制并且延长气息和气息的持久性。为了气流能顺畅、轻柔地经过鼻黏膜，要学会巧妙细致地调整手指。

21. 指尖肌肤越柔软敏感，就越能精确地控制气息。用非常轻柔的压力调节每个鼻道的宽度，以此来调节气流和伴随的微妙形式的能量。

22. 既不要用力捏或者弄痛鼻子（图 135），也不要移动鼻中隔的位置（图 136），否则不仅会干扰鼻子两侧的气流，还会使下巴向气流较强的一侧倾斜。手指不要颤抖，它们的动作应当是细致而精微的，同时具备调节鼻道宽度所需要的灵活性。

23. 无论何时，当鼻黏膜感觉干燥或受到刺激时，就减轻手指在鼻子上的压力，但不要离开鼻子，以免影响血液流动。这能使鼻子和指尖的皮肤保持鲜活、清洁和敏锐。如果有时感觉到发黏，可以用左手把鼻子上的皮肤向下拉（图 137 和图 138）。

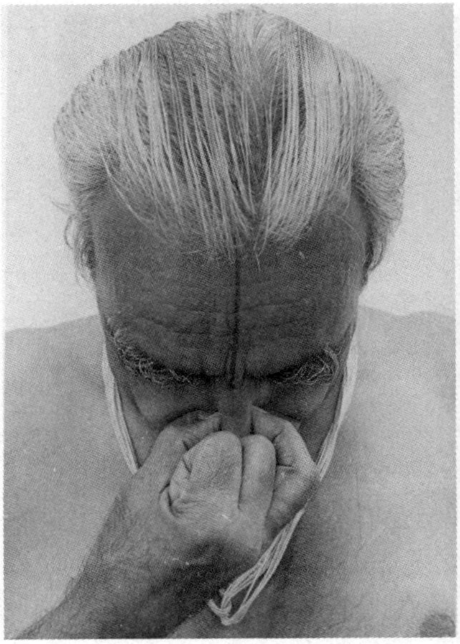

图 135

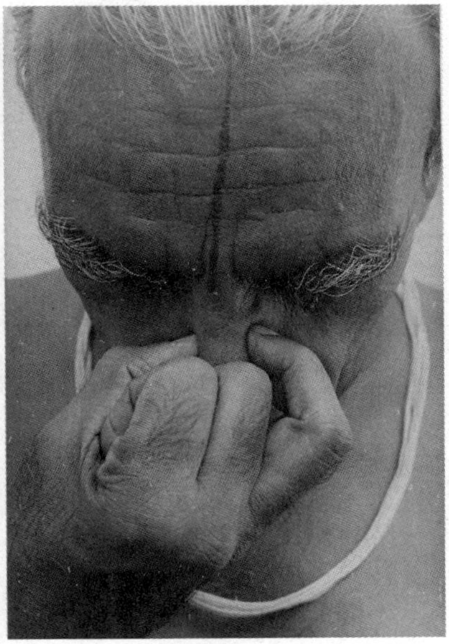

图 136

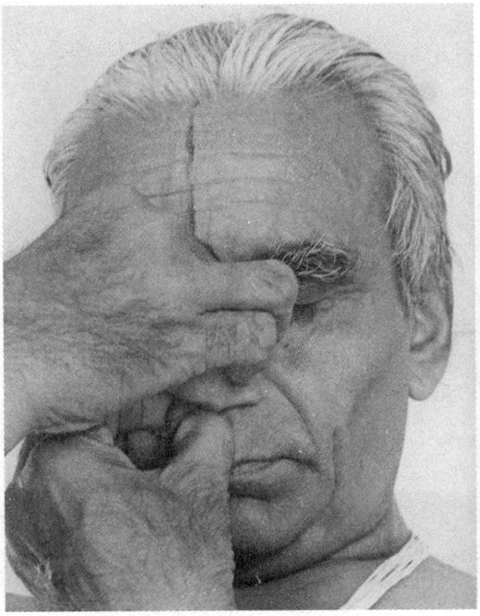

图 137

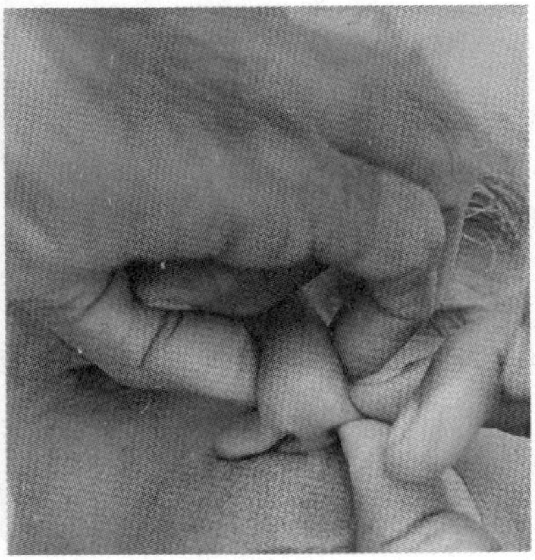

图 138

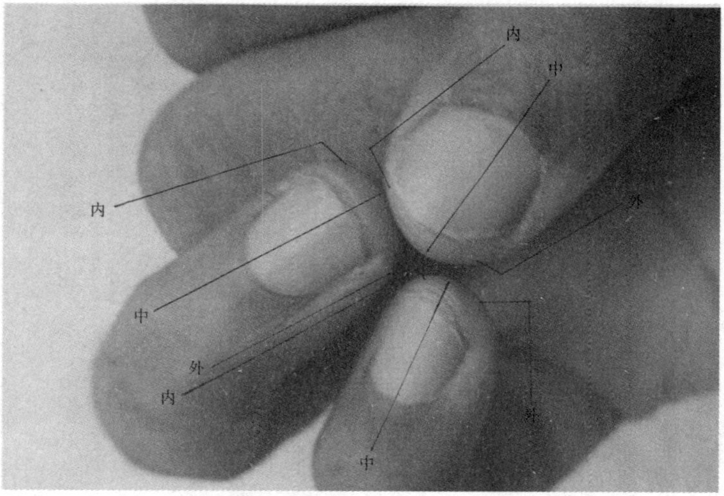

图 139

24. 右手放到鼻子上时，不要让下巴向右偏。

25. 当手指的压力从左向右移动时，使用右手的人的下巴和头容易向右偏，使用左手的人容易向左偏。要学会使下巴的中线与胸骨的中央成一条直线。

26. 吸气时，通过鼻黏膜的气流向上移动；呼气时，则向下移动。手指会无意识地跟随着气流的方向移动，应注意调整手指并让手指向与气流方向相反的方向移动。

27. 在调息法中，气息从鼻中隔两侧的鼻孔的中央进入，不费力地滑过鼻道，然后向下进入肺。离开时，气息顺着靠近面颊的鼻孔的外侧流出。所以，大拇指和其他手指指尖在吸气和呼气时要有所变化。

28. 将指尖分为三部分：外侧、中部和内侧（图 139）。吸气时，外指指尖控制进入的气息，中指指尖使气流稳定，内指指尖引导气流进入主支气管。

29. 吸气时，指尖（内）轻轻按压鼻根，缩窄鼻道。手指对气流的调整就好像把水从水库引向周围的田地。空气作为水库，指尖作为水闸，通过它，水流入灌溉渠，即主支气管。水闸控制水流，它打断水流的冲力，稳定水渠内的水位。水渠分成更多的灌溉渠，把水送到田地里去滋润庄稼。主支气管分成许多根支气管，把吸入的氧气输送到肺泡最深处的角落里。

30. 呼气时，内指指尖控制气流，中指指尖稳定气流并且打断气流的冲力，外指指尖引导气流。呼气时，如果像吸气时那样使用内指指尖，就会有憋气的感觉。减轻内指尖的压力，使外指指尖窄而稳定。这会使呼出的气流顺畅。呼气好比河流入海。从肺泡出来的气流好比山间的溪流，它们汇入小河，即支气管。小河汇入其他支流，最终，一条大河冲刷出一片三角洲，奔腾入海。支气管中的气流流入主支气管，然后流入鼻腔，也就是三角洲，最后融入空气的海洋。

31. 如果呼吸的声音粗重，或者呼吸速度很快，这是因为鼻道太宽。如果鼻道被缩窄，气流会更加顺畅。如果气流是正确而均衡的，指尖会感觉到轻微的振动。倾听气息的回响，并且改善它。如果声音不是共鸣而是刺耳的，说明指尖是垂直于鼻孔的（见图130）。这时就要立刻调整手指，使其水平地面对鼻孔。

32. 在充分理解指尖与鼻中隔之间关系的前提下练习。指尖碰触，跟随气流的情况给予持续而平衡的压力，仅仅做到这一点就能使手指调息法臻于完美。

33. 就像我们温柔地吸入一朵花的芬芳，练习调息法时，要吸入空气的芬芳。

34. 如果吸气比呼气长，说明吸气时鼻道比较堵。为了增加呼气的长度，吸气时轻柔地减少手指的压力，呼气时要增加压力。如果呼气比吸气长，则按相反的方法做。吸气和呼气能够维持长一点儿时间后，缩窄鼻道，使呼吸深长、顺畅和精细。太大或太小的压力都会使指尖不敏感。只有通过训练和经验，才能获得正确的敏感度。

35. 测量第一个吸气的顺畅度和时长，呼气时，努力保持这个顺畅度和时长。第一次呼吸永远是一个向导。当你增加呼吸的时间时，第一次呼吸是向导的法则同样适用，甚至在你的整个调息学习中，这个法则都适用，因为节奏和平衡就是瑜伽的秘密。

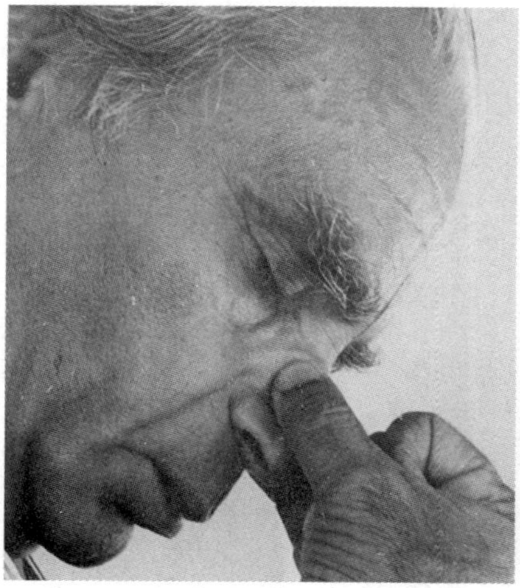

图 140

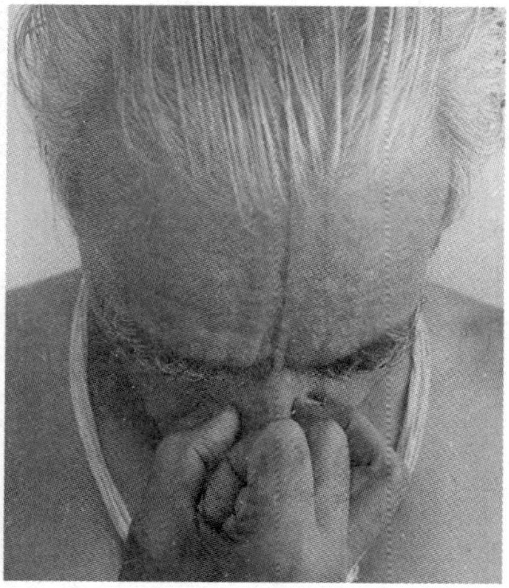

图 141

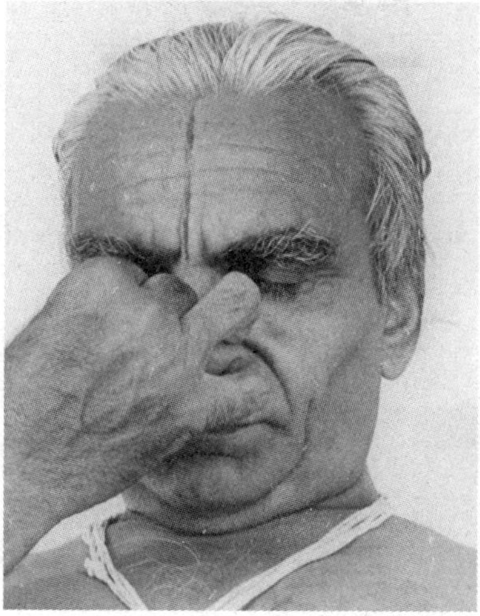

图 142

36. 我们一直在无意识地呼吸一个祈祷“So ham”：在呼吸中，我（aham）是他（sah），永恒的灵性。吸气伴随着“sah”的声音，呼气伴随着“aham”。无意识地祈祷时，我们没有意识到它的意义（artha）和感受（bhāvana）。练习瑜伽调息法后，我们带着意义和感受聆听这个祈祷，直到这种意识成为音修（nādānusandhāna，nāda = 声音，anusandhāna = 追求、探索），此刻，修习者沉浸在自己呼吸的声音中。他像接受生命的仙丹和神的祝福似的吸入气息，呼气时，他臣服于神。

37. 眼睛、下巴、面颊和太阳穴周围的皮肤保持柔软、放松。吸气时不要抬起眉毛。

38. 用力吸气和呼气会助长小我。如果气息顺畅而且习练者几乎听不到声响，他将充满谦卑。这是自我训导（ātmā-sādhana）的开始。

39. 如果你的鼻骨曾经骨折，或者鼻中隔不直，就要用不同的方式调整手指。找到鼻骨附近的鼻道的开口，将指尖放在开口上方一点点的皮肤上。如果鼻中隔向右弯或者倾斜，大拇指的中指指尖应当随着鼻子的肌肤向上移（图 140）；如果向左弯或者倾斜，无名指指尖应随着鼻子的肌肤移动（图 141）。

40. 鼻翼是位于鼻尖的多肉曲线部分，可以扩张鼻孔。有时，那里的皮肤非常柔软，一点点的压力都会堵塞鼻孔。如果左鼻孔堵了，插入小指，使鼻孔扩张（图 142）；但是，如果右鼻孔堵了，要向鼻根的方向向上移动大拇指指尖（图 140）。

41. 如果鼻子上的肌肤非常干，用指尖提起它，吸气时轻柔地向鼻中隔的方向推。如果感觉鼻孔干，就释放鼻孔上的压力。如果指尖对气流不能做出回应，就停止当天的练习。

42. 开始时，测量呼吸的程度和精准度。当气息量或呼吸的长度开始波动，或外鼻孔变得僵硬、粗糙时，就停止当天的练习。

43. 永远不要在头痛时练习手指调息法，也不要在烦恼、忧虑或者不安的时候练习。鼻塞或流鼻涕时，发烧或刚刚退烧时，同样也不要练习。在这些时刻，要练习摊尸式（图 182），同时自然地吸气，缓慢深长地呼气。

第 23 章
风箱式调息法和圣光调息法

风箱式调息法（bhastrikā prāṇāyāma）

bhastrikā 的意思是风箱，空气被用力地吸进和抽出，好似一对风箱。在其他调息法中，吸气决定了呼气的速度、模式和节奏，但是，在风箱式调息法中，是呼气决定吸气的力度和速度。在这个调息法中，呼气和吸气都是强有力的，发出的声音就像铁匠的风箱。

第一阶段

两个鼻孔全部张开。

技法

1. 以任何舒服的姿势坐好，按照乌伽依调息法第五阶段的第

1～7 段练习，呼出肺里的气体（图 96）。

2. 用力短促地吸气，然后猛地呼出。重复吸气和呼气，由于前一个呼气是有力度的，你会发现第二个吸气比第一个吸气更快、更有力。

3. 一次快速的吸气和呼气，构成一轮风箱式调息。

4. 连续做四到八次完整的风箱式调息，以呼气结束。

5. 现在做几次缓慢深长的乌伽依调息，或者，如果你愿意，也可以屏住气息 5～8 秒，同时做会阴收束法（图 101）。然后以乌伽依调息的方式，缓慢深长地呼气，肺和横膈膜得到了休息，能够更有活力地做风箱式调息。

6. 这样重复做风箱式调息三或四轮，穿插做乌伽依调息，可以加屏息，也可以不加屏息。然后，做一个深呼吸，最后以摊尸式休息（图 182）。

7. 随着精力的增强，一轮调息中的呼吸数以及可以完成的轮数会渐渐增加。但是，一旦呼吸的微妙调子改变了，就立刻停止练习。

第二阶段

两个鼻孔自始至终部分关闭。

技法

1. 以任何舒服的姿势坐好，按照乌伽依调息法第五阶段的第

1～7 段练习，呼出肺里的气体（图 96）。

2. 按照第 22 章关于手指调息法第 12～22 段的指导，把右手放在鼻孔上。

3. 用大拇指、无名指和小指的指尖部分关闭两侧鼻孔，确保每个鼻孔左右两侧的均衡对称（图 110）。

4. 现在按照第一阶段的第 2～7 段练习风箱式调息法。

5. 重复五或六次，接着做几次深呼吸，然后以摊尸式仰卧（图 182）。

第三阶段

在这个阶段中，用两个鼻孔交替练习风箱式调息法，穿插一些乌伽依调息。高级习练者可以不做乌伽依调息，只做风箱式调息。

技法

1. 以任何舒服的姿势坐好，按照乌伽依调息法第五阶段的第 1 到 7 段练习，呼出肺里的气体（图 96）。

2. 按照第 22 章关于手指调息法的第 12～22 段的指导，把右手放在鼻子上。

3. 在手指的帮助下，完全关闭左鼻孔，部分关闭右鼻孔（图 111）。

4. 通过右鼻孔用力吸气和呼气，连续做 4～8 个呼吸，确保每次呼吸的力度是一致的。注意，左鼻孔不应漏气，以强力的呼气结束。

5. 现在完全关闭右鼻孔，部分地开放左鼻孔（图 112）。通过左鼻孔用力地呼吸，与刚才右鼻孔呼吸的次数相同，每个呼吸的力度一样大。注意，右鼻孔不要漏气。最后，以一个呼气结束。

6. 上面两步构成一轮风箱式调息法的第三阶段。

7. 左右两侧鼻孔重复三或四轮，做几次深呼吸，然后以摊尸式仰卧（图 182）。

8. 如果你不能连续做几轮风箱式调息，那么，每轮结束后，做几个乌伽依呼吸，使肺部得到休息。

第四阶段

在第三阶段中，先用右鼻孔做一次风箱式调息，然后再用左鼻孔做另一次。在第四阶段，两个鼻孔交替吸气和呼气，也就是说，如果用右鼻孔吸气，就用左鼻孔呼气。四或五次呼吸构成半个回合。然后，左鼻孔吸气，右鼻孔呼气，与前半个回合的呼吸数一致。这两个部分构成一轮第四阶段的风箱式调息。

技法

1. 以任何舒服的姿势坐好，按照乌伽依调息法第五阶段的第 1～7 段练习，呼出肺里的气体（图 96）。

2. 按照第 22 章关于手指调息法的第 12～22 段的指导，把右手放在鼻子上。

3. 关闭左鼻孔，右鼻孔张开一部分（图 111），快速强有力地吸气一次。然后迅速关闭右鼻孔，左鼻孔张开一半，迅速有力地呼气一次（图 112）。快速地连续做四或五次鼻孔交替的呼吸。这是前半回合。

4. 现在做后半回合，重复上面的程序，但是用左鼻孔吸气，右鼻孔呼气。呼吸数与前半回合一致，呼吸的节奏、调子和气量也保持一致。

5. 做三或四个完整的回合，接着做几个乌伽依调息，使肺部得到休息，然后以摊尸式放松（图 182）。

圣光调息法（kapālabhāti prāṇāyāma）

有些人把圣光调息法称为调息法，其他人则称它为“清洁法”（kapāla 的意思是头颅，bhāti 的意思是光或光泽）。这个调息法与风箱式调息法类似，但是更为温和。在圣光调息法中，缓慢地吸气，强有力地呼气，但是每个呼气后有一个短暂的屏息。如果感觉风箱式调息法太费力，就做圣光调息法。圣光调息法也可以分为几个阶段，分步练习。

风箱式调息法和圣光调息法的功效

这两种调息法能锻炼并强化肝、脾、胰腺和腹部肌肉，促进消化，还能烘干鼻腔中的水分，治愈流鼻涕。练习风箱式调息法和圣光调息法还可以产生一种喜悦的感受。

注意事项和警告

1. 风箱式调息法产生普拉那，激活整个身体。正如火烧得太旺会烧坏引擎，由于风箱式调息法是非常强有力的练习，所以一次练习风箱式调息法太久，会危及肺部，损害呼吸系统。

2. 一旦呼吸的声音变弱了，就立刻停止，重新开始练习，或者减少呼吸的次数和轮数，或者停止当天的练习。

3. 如果感觉到愤怒或用力过度的不适感，就立刻停止练习。

4. 如果呼气发出的声音不正确，或者没有气流冲出的声音，就不要练习。哪怕一点点的蛮力都会导致受伤或鼻子出血。

5. 体质虚弱以及肺活量小的人不要试图练习风箱式调息法或圣光调息法，否则可能会损伤血管或大脑。

6. 以下人群不要练习风箱式调息法或圣光调息法：

（1）女人，强有力的呼气可能造成内脏器官和子宫脱出，乳房有可能会下垂。

（2）有耳朵化脓、患视网膜脱落或青光眼等耳疾或眼疾的人。

（3）有低血压或高血压的人。

（4）鼻子出血、耳鸣或耳朵瘙痒。如果出现上述症状，立刻停止练习一段时间，然后再次尝试。如果症状再次出现，说明风箱式调息法和圣光调息法不适合你。

7. 很多人误以为风箱式调息法可以唤醒夏克提昆达里尼。一些权威的瑜伽图书认为很多调息法和体式都有唤醒夏克提昆达里尼的功能，但是，这远非真实情况。毫无疑问，风箱式调息法和圣光调息法能够使头脑清醒，激发大脑活力，但是，如果人们因为相信练习风箱式调息法和圣光调息法能唤醒夏克提昆达里尼能量而去练习，那将给身体、神经和大脑带来灾难性的后果。

风箱式调息法各阶段总表

第一阶段 （两个鼻孔张开）	PR PR PR PR P R P R 或 PR PR PR PR P AK R BH BH BH BH U U U U 或 BH BH BH BH U MB U
第二阶段 （两个鼻孔关闭一部分）	PR PR PR PR P R P R 或 PR PR PR PR P AK R BH BH BH BH U U U U 或 BH BH BH BH U MB U
第三阶段 （右鼻孔关闭一部分／左鼻孔关闭一部分）	PR PR PR PR PR PR PR PR PR PR PR PR 或 P AK R BH BH BH BH BH BH BH BH U U U U 或 U MB U RR RR RR RR LL LL LL LL
第四阶段 （右鼻孔关闭一部分／左鼻孔关闭一部分）	PR PR PR PR PR PR PR PR PR PR 或 P AK R BH BH BH BH BH BH BH BH UUUU 或 U MB U RL RL RL RL LR LR LR LR

AK — 内屏息

BH — 风箱式调息（吸气短而有力，呼气迅速有力）

BNPC — 两鼻孔部分关闭

LNPC — 左鼻孔部分关闭

MB — 会阴收束法

ON — 鼻孔打开

PR — 呼气，吸气

RNPC — 右鼻孔部分关闭

R — 右

L — 左

U — 乌伽依调息法

第 24 章
清凉调息法和嘶式调息法

练习这两种调息法时，要用嘴吸气，而且吸气时不练习收颔收束法。

清凉调息法（śītalī prāṇāyāma）

这个调息法因能使呼吸系统清凉而得名。

在这个阶段，通过卷起的舌头吸气，屏息和呼气按乌伽依调息的方式做。

第一阶段

技法

1. 以任何舒服的姿势坐好，按照乌伽依调息法第五阶段的第 1 到 7 段练习，呼出肺里的气体（图 96）。

2. 头保持水平，张开嘴，双唇呈O形。

3. 伸出舌头，沿着舌头两侧的长边向中心卷起，形状恰似一片即将张开的叶子（图143）。

4. 延伸卷起的舌头（图144），通过它吸气，好似用吸管饮水一样，完全填满肺部。气息通过湿润的舌面，也变得湿润了。

5. 完全吸气后，收回舌头，闭上嘴。

6. 低下头，练习收颔收束法（图57）。屏息10～15秒，可以同时做会阴收束法，也可以不做（图101）。

7. 按乌伽依调息的方式呼气。

8. 这是一个回合的清凉调息法，重复练习5～10分钟。最后一个呼吸结束后，用鼻子做一次自然吸气，然后躺下，做摊尸式（图182）。

第二阶段

在这个阶段，吸气的做法和第一个阶段一样，但是呼气时，两个鼻孔部分关闭。

技法

1. 以任何舒服的姿势坐好，按照乌伽依调息法第五阶段的第1～7段练习，呼出肺里的气体（图96）。

2. 现在吸气，按照第一阶段的第2～6段做（图144），以会阴收束法结束（图69）。

3. 按照第22章关于手指调息法的第12～22段的指导，把右手放在鼻孔上。

4. 用大拇指、无名指和小指的指尖部分关闭两个鼻孔，两个鼻孔受到的压力应当相等，使鼻道的内壁与鼻中隔平行（图110）。

5. 缓慢、稳定、完全地呼气，不要过度用力。仔细地调整鼻子上的手指，控制呼出的气流的体积，两个鼻孔呼出的气流的体积应当是相等的。

6. 肺部完全清空后，放下手，放在膝盖上。

7. 这是一个回合，重复练习5～10分钟。在最后一个回合结束后，用两个鼻孔常规地吸气一次，然后躺下，做摊尸式（图182）。

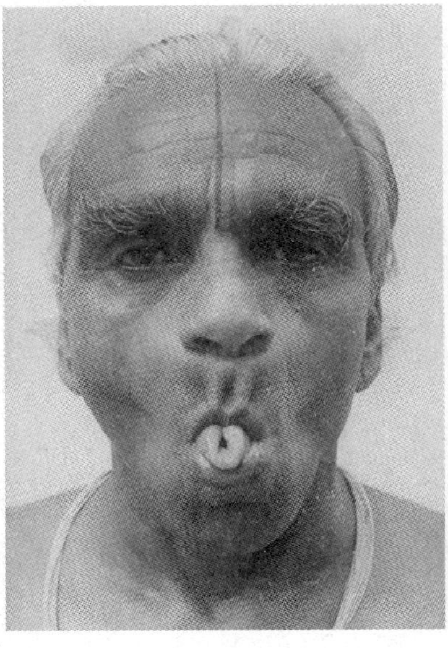

图 143

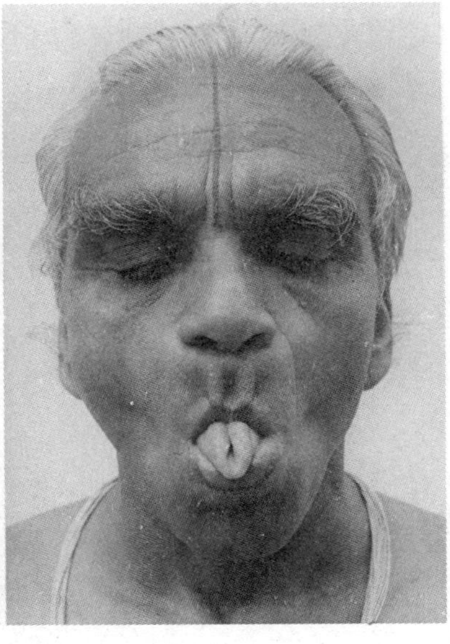

图 144

第三阶段

在这个阶段中，吸气与第一阶段和第二阶段的做法相同；呼气时，两个鼻孔交替进行，一个鼻孔关闭，另一个鼻孔部分关闭。

技法

1. 以任何舒服的姿势坐好，按照乌伽依调息法第五阶段的第1到7段练习，呼出肺里的气体（图96）。

2. 现在按照第一阶段的第2～6段做吸气（图144），结束时保持内屏息和会阴收束（图101）。

3. 按照第22章关于手指调息法的第12～22段的指导，把右手放在鼻孔上。

4. 完全关闭左鼻孔，部分关闭右鼻孔（图111），通过右鼻孔缓慢、稳定、完全地呼气，不要过度用力。

5. 肺部完全清空时，手放在膝盖上。按照第一阶段的第2～6段，再次吸气。

6. 右手放在鼻子上，完全关闭右鼻孔，部分关闭左鼻孔（图112），然后缓慢、稳定、完全地呼气，不要过度用力。呼气完毕后，放下手。

7. 这是一个回合，重复练习5～10分钟。在最后一个回合结束时，用两个鼻孔常规地吸气，然后躺下，做摊尸式（图182）。

嘶式调息法（śītakārī prāṇāyāma）

śītakārī 的意思是导致寒凉。它是清凉调息法的一个变体，吸气时，两唇之间发出“嗞嗞”的声音。

技法

按照清凉调息法的技法和阶段来做，但是不要卷起舌头。双唇稍稍分开，舌尖只伸出一点点，舌头保持平展。嘶式调息法也按照三个阶段练习，与清凉调息法的三个阶段相同。

功效

这两个调息法令人振奋、高兴。它们能使呼吸系统清凉，舒缓眼睛和耳朵，对发低烧或者胆汁过多的人有所帮助。清凉调息法和嘶式调息法还能激活肝脏和脾，促进消化，缓解口渴，改善口臭问题。当鼻子不通时，也可以练习这两个调息法。

清凉调息法各阶段总表

<table>
<tr><th rowspan="2">阶段</th><th colspan="2">吸气</th><th colspan="2">内屏息</th><th>呼气</th></tr>
<tr><td colspan="2">头部直立</td><td colspan="2">收颔收束法</td><td></td></tr>
<tr><td></td><td>深长</td><td>卷舌</td><td>无会阴收束</td><td>会阴收束</td><td>深长</td></tr>
<tr><td>一</td><td>√</td><td>√</td><td colspan="2">均可（会阴收束 5~10 秒）</td><td>张开鼻孔</td></tr>
<tr><td>二</td><td>√</td><td>√</td><td></td><td>√</td><td>两个鼻孔
部分关闭</td></tr>
<tr><td>三</td><td>√</td><td>√</td><td></td><td>√</td><td>两个鼻孔
交替关闭</td></tr>
</table>

嘶式调息法各阶段总表

<table>
<tr><th rowspan="2">阶段</th><th colspan="2">吸气</th><th colspan="2">内屏息</th><th>呼气</th></tr>
<tr><td colspan="2">头部直立</td><td colspan="2">收颔收束法</td><td></td></tr>
<tr><td></td><td>深长</td><td>卷舌</td><td>无会阴收束</td><td>会阴收束</td><td>深长</td></tr>
<tr><td>一</td><td>√</td><td>√</td><td colspan="2">均可（会阴收束 5~10 秒）</td><td>张开鼻孔</td></tr>
<tr><td>二</td><td>√</td><td>√</td><td></td><td>√</td><td>两个鼻孔
部分关闭</td></tr>
<tr><td>三</td><td>√</td><td>√</td><td></td><td>√</td><td>两个鼻孔
交替关闭</td></tr>
</table>

第 25 章

顺应调息法

anuloma（顺应）中的“anu”，意思是“沿着、成一行、一块儿”，或“有秩序地接连发生”；“loma”的意思是“毛发”或“按照自然规则”。在这个调息法中，由手指控制鼻孔，使气流被呼出。

掌握乌伽依调息法和间断调息法后，再尝试顺应调息法。

做顺应调息法时，吸气时两个鼻孔张开，中间停顿或不停顿，在高级阶段加上会阴收束法。呼气时，两个鼻孔部分张开，或一个鼻孔完全关闭，另一个鼻孔部分张开；在高级阶段，还要做收腹收束。

在所有阶段，吸气都比呼气短，重点是如何巧妙地延长呼气的长度。

这个调息法以及后面介绍的其他调息法，都要以坐姿练习，最好是以第 11 章介绍的一种坐姿进行。

第一阶段 a（一 a）

在这个阶段，鼻孔打开，深深地吸气，然后部分关闭两个鼻孔，再深深地呼气。这样做的目的是延长呼气，训练手指指尖均衡地控制两个鼻孔，并且使呼出的气流更为细腻。

技法

1. 以任何瑜伽坐姿坐好，按照乌伽依调息法第五阶段的第1～7段练习，呼出肺里的气体（图 96）。

2. 用两个鼻孔深深地吸气，直到肺部被充满（图 98）。

3. 屏息 1 或 2 秒，利用这段时间，按照第 22 章关于手指调息法的第 12～22 段的指导，把右手放在鼻子上。

4. 现在开始手指控制下的呼气过程。

5. 用大拇指和其他手指指尖部分打开两个鼻孔，使鼻道内壁与鼻中隔平行且等距（图 110）。

6. 鼻孔两侧保持同等压力，做好均匀细致地呼出气流的准备。

7. 缓慢、细致、深深地呼气，不要用任何蛮力。

8. 用手指坚实而敏锐地调节鼻孔的宽度，监控两侧鼻孔呼出的气流，确保两侧的气流量要相等。

9. 肺部完全被清空时，放下手，置于膝盖上。

10. 这是一个回合，重复练习 15～20 分钟。然后，用两个鼻孔吸气，仰卧，做摊尸式（图 182）。

功效

这个调息法能清洁鼻道。

第一阶段 b（一 b）

在这个阶段，深吸气时，两侧鼻孔打开；呼气时，两个鼻孔交替，也就是一个鼻孔完全关闭，另一个鼻孔部分打开。这个调息法在呼气时单独训练每一个鼻孔的感知力和敏感度。

时刻谨记：无论两个鼻孔都被部分关闭，还是一个被完全关闭，另一个部分被打开，鼻道内壁都始终要和鼻中隔平行。

技法

1. 以任何瑜伽坐姿坐好，按照乌伽依调息法第五阶段的第1～7段练习，呼出肺里的气体（图 96）。

2. 按照第一阶段 a 的第 2～3 段的技法，吸气。

3. 现在开始用右鼻孔呼气。用无名指和小指指尖完全关闭左鼻孔，不要改变鼻中隔的位置。

4. 用大拇指指尖部分打开右鼻孔，使鼻道内壁与鼻中隔保持平行（图 111）。

5. 通过右鼻孔缓慢、仔细地呼气。利用大拇指指尖保持气流通畅，注意，左鼻孔不应漏气。

6. 当肺被完全清空时，放下右手，置于右膝上。

7. 现在，打开两侧鼻孔，深深地吸气，直到肺部被完全填满，屏息1或2秒（图98）。

8. 现在通过左鼻孔开始呼气。把右手放在鼻子上，用大拇指指尖完全关闭右鼻孔，不要改变鼻中隔的位置。

9. 利用无名指和小指的指尖，部分地打开左鼻孔，鼻腔内壁与鼻中隔保持平行（图112）。

10. 通过部分打开的左鼻孔缓慢彻底地呼气。利用无名指和小指的指尖控制气流，注意，右鼻孔不应漏气。

11. 当感觉肺部被清空了，放下右手，置于膝盖上。

12. 这是一个回合，重复练习15～20分钟。吸气，然后以摊尸式仰卧（图182）。

功效

这个调息法可以带来喜悦的感受,适合高度紧张和血压高的人。

第二阶段a（二a）

这个阶段与第一阶段a相似，不同之处在于加入了内屏息，适合中级习练者。

技法

1. 以任何瑜伽坐姿坐好，按照乌伽依调息法第五阶段的第1～7段练习，呼出肺里的气体（图96）。

2. 按照第一阶段a的第2段的技法，吸气（图98）。

3. 肺部被填满后，屏息，保持 10～15 秒，或者保持尽可能长的时间（图 101）。

4. 现在按照第一阶段 a 的第 5～8 段的技法，呼气（图 110），然后放下右手。

5. 这是一个回合，重复练习 10～15 分钟。吸气，然后以摊尸式仰卧（图 182）。

功效

这个调息法能激发内在觉知力和专注力。

第二阶段 b（二 b）

这个阶段与第一阶段 b 相似，但是加入了内屏息。

技法

1. 以任何瑜伽坐姿坐好，按照乌伽依调息法第五阶段的第 1～7 段练习，呼出肺里的气体（图 96）。

2. 按照第一阶段 a 的第 2 段的技法，吸气（图 98）。

3. 肺部被填满后，屏息，保持 15～20 秒，或者保持尽量长的时间（图 101）。

4. 现在，按照第一阶段 b 的第 3～5 段的技法，通过右鼻孔呼气（图 111）。

5. 当肺部被完全清空后，放下右手，置于膝盖上。

6. 现在按照上面第 2 段的指导，两个鼻孔同时深深地吸气，直到肺部被填满（图 98）。

7. 屏息，与上面第 3 段中的屏息时间相同（图 101）。

8. 按照第一阶段 b 的第 8～10 段，通过左鼻孔呼气（图 112），然后放下右手。

9. 这是一个回合，重复练习 10～15 分钟。吸气，然后以摊尸式仰卧（图 182）。

功效

这个调息法能使习练者获得控制并且延长呼气的能力。

第三阶段 a（三 a）

这个阶段与第一阶段 a 相似，不同之处在于加入了沉静的外屏息（不带收腹收束的外屏息）。

技法

1. 以任何瑜伽坐姿坐好，按照乌伽依调息法第五阶段的第 1～7 段练习，呼出肺里的气体（图 96）。

2. 按照第一阶段 a 的第 2 段的技法，吸气（图 98）。

3. 现在，按照第一阶段 a 的第 4～8 段，通过部分打开的两个鼻孔呼气（图 110）。

4. 感到肺部完全清空时，放下右手，置于膝盖上。保持放松

5 秒，不要吸气，这是外屏息。

5. 这是一个回合，重复练习 10～15 分钟。然后，通过完全打开的两个鼻孔吸气，以摊尸式仰卧（图 182）。

功效

这个调息法能清洁鼻道，给习练者带来宁静、镇定的感受。

第三阶段 b（三 b）

这个阶段与第一阶段 b 相似，不同之处是加入了沉静的外屏息（不带收腹收束的外屏息）。

技法

1. 以任何瑜伽坐姿坐好，按照乌伽依调息法第五阶段的第 1～7 段练习，然后呼气（图 96）。

2. 按照第一阶段 a 的第 2 段的技法，吸气（图 98）。

3. 现在按照第一阶段 b 的第 3～5 段的技法，通过右鼻孔呼气（图 111）。

4. 当肺部完全清空了，放下右手，放在膝盖上。保持放松（不要吸气）5 秒（图 96）。

5. 然后，按照第 2 段的做法，通过张开的两个鼻孔，深深地吸气（图 98）。

6. 现在，按照第一阶段 b 的第 8～10 段的技法，开始通过左鼻孔呼气（图 112）。

7. 当肺部完全清空了，放下右手，保持放松 5 秒（图 96）。

8. 这是一个回合，重复练习 10～15 分钟，以一个吸气结束，然后以摊尸式仰卧（图 182）。

功效

这个调息法能引领习练者走向内在觉知，更好地控制呼气。

第四阶段 a（四 a）

这个阶段加入了收束法：内屏息时加入会阴收束，外屏息时加入收腹收束。

技法

1. 以任何瑜伽坐姿坐好，按照乌伽依调息法第五阶段的第 1～7 段练习，然后呼气（图 96）。

2. 按照第一阶段 a 的第 2 段的技法，吸气（图 98）。

3. 肺部被填满时，带着会阴收束，保持屏息 10～12 秒，或尽可能长的时间（图 101）。

4. 按照第一阶段 a 的第 5～8 段的技法，缓慢地呼气（图 110），同时渐渐放松腹部。

5. 肺部被清空时，放低右手，放在膝盖上。然后做带着收腹收束的外屏息，保持 5～6 秒（图 104）。

6. 放松收腹收束。

7. 这是一个回合，重复练习这个回合 15～20 分钟。吸气，然后以摊尸式仰卧（图 182）。

功效

这个调息法创造持久力，使心意具有反思性，为禅定做好准备。

第四阶段 b（四 b）

这个阶段与第一阶段 b 相似，但如第四阶段 a 一样，也加入了会阴收束和收腹收束。

技法

1. 以任何瑜伽坐姿坐好，按照乌伽依调息法第五阶段的第 1～7 段练习，然后呼气（图 96）。

2. 按照第一阶段 a 的第 2 段的技法，吸气（图 98）。

3. 肺部被填满时，按照第四阶段 a 的第 3 段，屏息，同时做会阴收束（图 101）。

4. 通过右鼻孔呼气，左鼻孔完全关闭（图 111）；按照第一阶段 b 的第 3～5 段的技法，渐渐放松腹部。

5. 当肺部被完全清空时，放低右手，置于膝盖上。然后做带着收腹收束的外屏息，保持 5～6 秒（图 104）。

6. 放松收腹收束，然后，如上文第 2 段，通过打开的两个鼻孔深深地吸气（图 98）。

7. 带着会阴收束，保持屏息 10～15 秒（图 101），或者与上文第 3 段中保持的时间相等。

8. 现在按照第一阶段 b 的第 8～10 段，通过左鼻孔呼气（图 112），右鼻孔完全关闭。

9. 当肺部感觉完全清空时，放下右手，做带着收腹收束的外屏息，保持 5～6 秒（图 104）。

10. 放松收腹收束。

11. 两个鼻孔完全打开的吸气，两个带着会阴收束的吸气，两个单侧鼻孔的呼气和两个带着收腹收束的外屏息，构成了一个回合。重复练习 10～15 分钟，以吸气结束，然后仰卧，做摊尸式（图 182）。

功效

这个阶段的练习强度大，所以功效也强。

第五阶段 a（五 a）到第八阶段 b（八 b）

在接下来的几个阶段中，吸气时使用间断调息法的技巧，呼气时使用顺应调息法的技巧。

第五阶段 a（五 a）

这个阶段与第一阶段 a 相似，呼气的技法与第一阶段 a 相同，吸气的技法与间断调息法第一阶段的技法相同。

第五阶段 b（五 b）

这个阶段与第一阶段 b 相似，但是，吸气时加入了停顿。

第六阶段 a（六 a）和第六阶段 b（六 b）

除了吸气时加入了停顿以外，这两个阶段分别与第二阶段 a（二 a）和第二阶段 b（二 b）相似。

第七阶段 a（七 a）和第七阶段 b（七 b）

除了吸气被停顿打断以外，这两个阶段分别与第三阶段 a（三 a）和第三阶段 b（三 b）相似。

第八阶段 a（八 a）和第八阶段 b（八 b）

除了吸气被停顿打断以外，这两个阶段分别与第四阶段 a（四 a）和第四阶段 b（四 b）相似。

第五阶段到第八阶段的功效

这几个阶段比之前的调息法更剧烈，它们的功效也更强。第八阶段是最剧烈的，完成它需要强大的体力、勤勉、坚持、耐力和决心。

顺应调息法各阶段总表

阶段		吸气		内屏息		呼气		外屏息	
		乌伽依	间断	无会阴收束	会阴收束	两个鼻孔部分关闭	单个鼻孔部分关闭	无收腹收束	收腹收束
一	a	√				√			
	b	√					√		
二	a	√		10~15 秒		√			
	b	√		15~20 秒			√		
三	a	√				√		5 秒	
	b	√					√	5 秒	
四	a	√			10~12 秒	√			5~6 秒
	b	√			10~12 秒		√		5~6 秒
五	a		√			√			
	b		√				√		
六	a		√	15~20 秒		√			
	b		√	15~20 秒			√		
七	a		√			√		5 秒	
	b		√				√	5 秒	
八	a		√		10~12 秒	√			5~6 秒
	b		√		10~12 秒		√		5~6 秒

第 26 章

逆向调息法

pratiloma（逆向）中的“prati”，意思是“相反的、相对的”，“loma”的意思是“毛发”。pratiloma 表示逆着自然规则的，是 anuloma 的反义词。练习逆向调息法时，吸气时控制鼻孔，用指尖使鼻道变窄，使吸入的气流更加精细。在所有 a 阶段中，从两个部分张开但是被控制的鼻孔吸气；在所有 b 阶段中，从交替的单侧鼻孔吸气。所有的呼气都按乌伽依方式进行，两个鼻孔全部张开。练习这个调息法时，吸气比呼气持续的时间长，重点在于缓慢、巧妙地延长每个吸气。顺应调息法和逆向调息法是变换调息法（visama vrtti prānāyāma）的基础，也是迈向调息艺术高级阶段的跳板。

第一阶段 a（一 a）

在这个阶段中，气息从被控制和变窄的鼻道吸入，从打开的鼻孔中呼出。这个调息法的目的是训练指尖均匀地控制鼻孔的能力，使吸入的气息精细微妙。

技法

1. 以任何瑜伽坐姿坐好，按照乌伽依调息法第五阶段的第1～7段练习，然后呼气（图 96）。

2. 按照第 22 章关于手指调息法的第 12～22 段的指导，把右手放在鼻子上。

3. 利用大拇指、无名指和小指的指尖控制鼻孔，尽量使鼻道变窄，鼻道内壁与鼻中隔平行（图 110）。

4. 两个鼻孔承受的压力应当相等，两个鼻道的宽度也要相等。不要改变鼻中隔的位置。现在，鼻孔已经准备好接收吸入的气息。

5. 缓慢、仔细、深深地吸气，不要使用任何蛮力。感受气息进入鼻道的过程。用手指坚实而敏锐地调节两侧的鼻孔，两侧均等受力。观察、引导两个鼻孔吸入的气息，要等量、顺畅。

6. 肺部完全充满时，屏息 1 或 2 秒，然后放下手，置于右膝上。

7. 缓慢、稳定、流畅地呼气，两个鼻孔打开，直到肺部完全被清空。

8. 这是一个回合，重复练习 10～15 分钟，或在不感到疲惫的情况下，尽量长时间地练习。最后一个回合后，通过张开的鼻孔吸气，然后仰卧，做摊尸式（图 182）。

功效

这个调息法对消除懒散和喜怒无常的情绪很有效。

第一阶段 b（一 b）

在这个阶段中，通过手指控制的单侧鼻孔吸气，深呼气时，两个鼻孔张开。这个调息练习的目的是创造智慧，增强感知力，使进入每个鼻孔的气流精细、绵长。这个阶段的练习帮助习练者为清理经络调息法（nādī sodhana prānāyāma）的练习做好准备。

技法

1. 以任何瑜伽坐姿坐好，按照乌伽依调息法第五阶段的第 1～7 段进行，然后呼气（图 96）。

2. 按照第 22 章关于手指调息法的第 12～22 段的指导，把右手放在鼻子上。

3. 用无名指和小指的指尖完全关闭左鼻孔，不要改变鼻中隔的位置。

4. 用大拇指指尖控制右鼻孔，尽量使鼻道变窄（图 111）。这样可以降低气流的速度和减小体积，使气息更为精细。

5. 右鼻道内壁与鼻中隔保持平行。

6. 现在，通过部分张开的右鼻孔缓慢、深长地吸气，气息尽可能细，直到肺部完全被填满。屏息，保持 1 或 2 秒。

7. 放下右手，置于膝盖上。缓慢、轻柔、稳定地从张开的两个鼻孔中呼气，直到肺部完全被清空。

8. 再一次抬起右手，放在鼻子上，按照上文第2～6段的技巧，通过左鼻孔吸气，右鼻孔完全关闭（图112）。

9. 放下右手，置于膝盖上。按照第7段的技法，呼气。

10. 这是一个回合，重复练习10～15分钟。完成最后一个回合后，通过张开的两个鼻孔吸气一次，然后以摊尸式仰卧（图182）。

功效

这个调息法能极大地提高鼻黏膜的敏感性和手指的灵活性。

第二阶段a（二a）

在这个阶段，通过部分打开的鼻孔吸气，然后关闭鼻孔，做会阴收束和内屏息，接着，通过打开的鼻孔呼气。

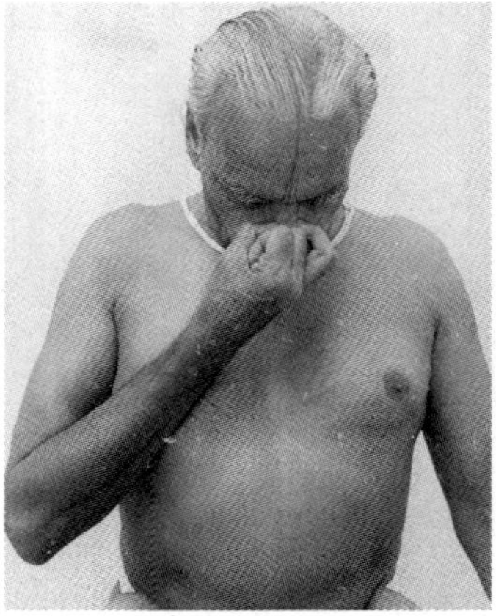

图145

技法

1. 以任何瑜伽坐姿坐好，按照乌伽依调息法第五阶段的第1～7段练习，然后呼气（图96）。

2. 右手放在鼻子上，然后吸气，按照第一阶段a的第3～5段的技法练习（图110）。

3. 当肺部完全被填满时，用大拇指和其他手指的指尖中心关闭两个鼻孔（图145），不要漏气。带着会阴收束（图69），屏息15～20秒，或尽量长的时间。

4. 放下右手，置于右膝上。

5. 通过张开的鼻孔轻柔、缓慢、稳定、顺畅地呼气，直到肺部完全被清空。

6. 这是一个回合，重复练习15～20分钟，或在不感到过分用力的情况下，能做多久做多久。做完最后一个回合后，通过打开的鼻孔吸气，然后仰卧，做摊尸式（图182）。

第二阶段b（二b）

这个阶段与第一阶段b相似，不过，如第二阶段a一样，也加入了带着会阴收束的内屏息。

技法

1. 以任何瑜伽坐姿坐好，按照乌伽依调息法第五阶段的第1～7段练习，然后呼气（图96）。

2. 把右手放在鼻子上。现在，按照上文第一阶段 b 的第 3 到第 6 段的指导，吸气（图 111）。

3. 完全吸气后，关闭两个鼻孔（图 145）。带着会阴收束（图 69），屏息，保持 15～20 秒，或尽量长的时间。

4. 放下右手，置于膝盖上。两个鼻孔全部张开，轻柔、缓慢、稳定、流畅地呼气，直到肺部被完全清空。

5. 再一次抬起右手，放在鼻子上，完全关闭右鼻孔，但是控制住左鼻孔，部分地打开它（图 112）。

6. 按照第一阶段 b 的第 4 到第 6 段的技法，把文中的“右”换成“左”，通过左鼻孔吸气。

7. 在吸气的末尾，按照上面第 3 段的做法，屏息。

8. 放下右手，按照上面第 4 段，缓慢地呼气。

9. 左右鼻孔交替做两个吸气，关闭两侧鼻孔做带着会阴收束的两个内屏息，以及张开鼻孔时的两个呼气，构成一个回合。重复练习这个回合 15～20 分钟，或在不过度用力的情况下，能做多久做多久。完成最后一个回合后，通过打开的鼻孔吸气，然后仰卧，做摊尸式（图 182）。

第二阶段 a 和第二阶段 b 的功效

这两个阶段教给习练者如何在屏息时精准地摆放手指。鼻孔被完全关闭后，头部和面部肌肉不应有任何紧张。

第三阶段 a（三 a）

这个阶段与第二阶段 a 相似，不同之处是加入了带着收腹收束的外屏息。

技法

1. 以任何瑜伽坐姿坐好，按照乌伽依调息法第五阶段的第 1～7 段练习，然后呼气（图 96）。

2. 按照第 22 章关于手指调息法的第 12～22 段的指导，把右手放在鼻子上。

3. 吸气，按照上文第一阶段 a 的第 3～5 段的技法练习（图 110）。

4. 两个鼻孔全部打开，缓慢、稳定、顺畅地呼气，直到肺部完全被清空。

5. 做带着收腹收束的外屏息，保持 10～15 秒，或尽量长的时间（图 104）。最后，放松收腹收束。

6. 一个吸气、一个呼气和一个带着收腹收束的外屏息，构成一个回合。重复练习 10～15 分钟，或在不过度用力的情况下，能做多久做多久。最后一个回合后，通过打开的鼻孔吸气，然后仰卧，做摊尸式（图 182）。

第三阶段 b（三 b）

这个阶段与第二阶段 b 相似，不同之处是如第三阶段 a 一样，加入了带着收腹收束的外屏息。

技法

1. 以任何瑜伽坐姿坐好，按照乌伽依调息法第五阶段的第1～7段练习，呼出肺里的气体（图96）。

2. 按照第22章关于手指调息法的第12～22段的指导，把右手放在鼻子上。

3. 完全关闭左鼻孔，按照上文第一阶段b的第4～6段的指导，通过部分打开的右鼻孔吸气（图111）。

4. 放下右手，放在膝盖上。两个鼻孔全部打开，缓慢、稳定、顺畅地呼气，直到肺部完全被清空。

5. 现在做带着收腹收束的外屏息，保持10～15秒，或尽量长的时间（图104）。然后，放松收腹收束。

6. 抬起右手，放在鼻子上，完全关闭右鼻孔，部分打开左鼻孔（图112）。然后，按照第一阶段b的第4～6段的指导，把文中的“右”换成“左”，通过左鼻孔缓慢、深长地吸气。

7. 放下手，置于膝盖上，然后按上文第4段的技法，呼气。

8. 当肺部完全被清空时，做带着收腹收束的外屏息，保持10～15秒，或与前一次保持同样长的时间（图104）。然后，放松收腹收束。

9. 两个吸气（各通过一个鼻孔），两个鼻孔完全打开状态下的呼气和两个带着收腹收束的外屏息构成了一个回合。根据你的能力，重复练习 10～15 分钟。在最后一个回合的末尾处，通过张开的鼻孔吸气，然后仰卧，做摊尸式（图 182）。

第三阶段 a 和第三阶段 b 的功效

这两个阶段都加入了强化腹部肌肉和器官的部分，其他功效与第二阶段 a 和第二阶段 b 的功效相似。

第四阶段 a（四 a）

这个阶段是为高级习练者准备的。它结合了第二阶段 a 和第二阶段 b，交替练习带着会阴收束的内屏息和带着收腹收束的外屏息。

技法

1. 以任何瑜伽坐姿坐好，按照乌伽依调息法第五阶段的第 1～7 段练习，然后呼气（图 96）。

2. 按照第 22 章关于手指调息法的第 12～22 段的指导，把右手放在鼻子上。

3. 按照上文第一阶段 a 的第 3～5 段的指导，通过部分张开的两个鼻孔吸气（图 110）。

4. 肺部被填满后，关闭两个鼻孔，按照第二阶段 a 的第 3 段（图 145），做带着会阴收束的内屏息，保持 15～20 秒（图 69），或尽量长的时间。

5. 放下右手，置于膝盖上。

6. 两个鼻孔全部打开，轻柔、稳定、缓慢、顺畅地呼气，直到肺部完全被清空。

7. 做带着收腹收束的外屏息，保持10～15秒，或尽量长的时间（图104）。最后，放松收腹收束。

8. 按照上文，重复做吸气、带着会阴收束的内屏息和带着收腹收束的外屏息。

9. 一个吸气和一个带着会阴收束的内屏息，一个呼气和一个带着收腹收束的外屏息，构成一个回合。根据你的能力，重复练习这个回合。完成最后一个回合后，通过张开的两个鼻孔吸气，然后仰卧，做摊尸式（图182）。如果感觉用力过度了，就停止当天的练习。

第四阶段b（四b）

这个阶段比前一阶段更加费力和复杂。它结合了第二阶段b和第三阶段b，每次吸气和呼气时，分别做带着会阴收束的内屏息和带着收腹收束的外屏息。

技法

1. 以任何瑜伽坐姿坐好，按照乌伽依调息法第五阶段的第1～7段练习，然后呼气（图96）。

2. 按照第22章关于手指调息法的第12～22段的指导，把右手放在鼻子上。

3. 按照上文第一阶段b的第3～6段的指导，吸气（图111）。

4. 完全地吸气后，按照第二阶段b的第3段，做带着会阴收束的内屏息（图145）。

5. 放下右手，按照第二阶段b的第4段，呼气。

6. 肺部感觉完全被清空时，做带着收腹收束的外屏息，保持10～15秒，或尽量长的时间（图104）。

7. 再一次把右手放在鼻子上，通过左鼻孔吸气，如第三阶段b的第6段所述（图112）。

8. 肺部被充满后，做带着会阴收束的内屏息，保持的时间与第4段的一样（图145）。

9. 放下手，然后按照第5段的技法，呼气。

10. 肺部被完全清空时，按照上面的第6段，做带着收腹收束的外屏息（图104）。然后，放松收腹收束，重复。

11. 两个吸气（一个通过右鼻孔，另一个通过左鼻孔），两个带着会阴收束的内屏息，两个鼻孔打开时的呼气和两个伴随收腹收束的外屏息，构成一个回合。根据你的能力，重复练习。完成最后一个回合后，自然地吸气一次，然后仰卧，做摊尸式（图182）。如果因任何过度用力感到不适，就停止当天的调息练习。

第四阶段 a 和第四阶段 b 的功效

这两个阶段是强烈的，其功效综合了第二阶段 a、b 和第三阶段 a、b 的功效。

说明

把间断调息法的技巧融入逆向调息法中，也就是在吸气或呼气（或同时）时加入停顿，是有可能的。但是，不推荐那样做，因为这样练习会引起过度紧张，还会降低鼻黏膜的敏感度以及手指的灵活性。

逆向调息法各阶段总表

阶段		吸气	内屏息		呼气	外屏息
		两个鼻孔部分关闭	单鼻孔部分关闭	会阴收束	鼻孔张开	收腹收束
一	a	√			√	
	b		√		√	
二	a	√		15~20 秒	√	
	b		√	15~20 秒	√	
三	a	√			√	10~15 秒
	b		√		√	10~15 秒
四	a	√		15~20 秒	√	10~15 秒
	b		√	15~20 秒	√	10~15 秒

第 27 章
太阳调息法和月亮调息法

太阳调息法（sūrya bhedana prāṇāyāma）

sūrya 的意思是太阳，bhid 是 bhedana 的字根，意思是刺穿或穿越。

做太阳调息法时，所有的吸气都用右鼻孔，所有的呼气都用左鼻孔。吸气时，普拉那能量由右脉或太阳脉（sūryanādī）输送；呼气时，由左脉或月亮脉（chandra nādī）输送。

在太阳调息法中，用手指控制气流，肺从吸气中吸收的能量比呼气多。

第一阶段

在这个阶段中，通过右鼻孔深吸气，通过左鼻孔深呼气。

技法

1. 以任何瑜伽坐姿坐好，按照乌伽依调息法第五阶段的第1～7段练习，然后深长地呼气（图96）。

2. 按照第22章关于手指调息法的第12～22段的指导，把右手放在鼻子上。

3. 用无名指和小指的指尖完全关闭左鼻孔，不要干扰鼻中隔。用右手大拇指部分关闭右鼻孔，右鼻道内壁与鼻中隔平行（图111）。

4. 通过部分关闭的右鼻孔，缓慢、仔细、深长地吸气，不要用蛮力，直到肺部被完全填满。

5. 完全关闭右鼻孔，不要干扰鼻中隔。释放左鼻孔上的压力，部分打开它（图112）。

6. 从部分打开的左鼻孔缓慢、稳定、深长地呼气，直到感觉肺部被清空了。

7. 这是一个回合，重复练习10～15分钟，然后通过打开的两侧鼻孔吸气，以摊尸式仰卧（图182）。

8. 随着练习的进步，仔细地调整手指，把鼻道变得更窄一点儿，使气息更加绵长。

第二阶段

这个阶段与第一阶段相似，不同之处是，关闭两侧鼻孔时，加进了带有会阴收束的内屏息。

技法

1. 以任何瑜伽坐姿坐好，按照乌伽依调息法第五阶段的第1～7段练习，然后深长地呼气（图96）。

2. 通过右鼻孔缓慢、深长、充分地吸气，按照第一阶段的第2、3、4段进行（图111）。

3. 然后关闭两侧鼻孔（图145），做伴随着会阴收束的内屏息，保持15～20秒。注意，鼻孔不要漏气。以5秒为一个单位，渐渐地增加屏息的时间。当屏息变得稳定，不再干扰吸气和呼气时气流的顺畅性时，就增加屏息的时间。通过这种方式，修习者训练自己达到能力范围的极限。

4. 现在通过部分打开的左鼻孔缓慢、稳定、深长地呼气，直到感觉肺部完全被清空了（图112）。

5. 这是一个回合，重复练习10～15分钟，然后用两个鼻孔吸气，以摊尸式仰卧（图182）。

第三阶段

这个阶段与第一阶段相似，不同之处是加入了伴随着收腹收束的外屏息。

技法

1. 以任何瑜伽坐姿坐好，按照乌伽依调息法第五阶段的第1～7段练习，然后呼出肺里的气体（图96）。

2. 通过右鼻孔缓慢、深长、充分地吸气，按照第一阶段的第2、3、4段进行（图111）。

3. 完全关闭右鼻孔，部分打开左鼻孔，缓慢、深长地呼气（图112），按照第一阶段的第5段和第6段进行。

4. 感觉肺部完全被清空时，关闭两个鼻孔，做带有收腹收束的外屏息（图146）。根据自己的能力练习，不要过度用力。

5. 与内屏息相比，掌握外屏息所需要的时间更长。所以，以1或2秒为单位，渐渐地增加外屏息的时间。当在某一个时间数上能比较稳定地保持屏息时，就继续增加屏息的长度，但是不要干扰吸气和呼气的气流和流畅性。

6. 这是一个回合，重复练习10～15分钟，然后，通过打开的鼻孔吸气，以摊尸式仰卧（图182）。

第四阶段

这个阶段结合了第二阶段和第三阶段，它是为高级习练者准备的。完全掌握了第二阶段和第三阶段的练习后，才可以尝试做这个阶段的练习。

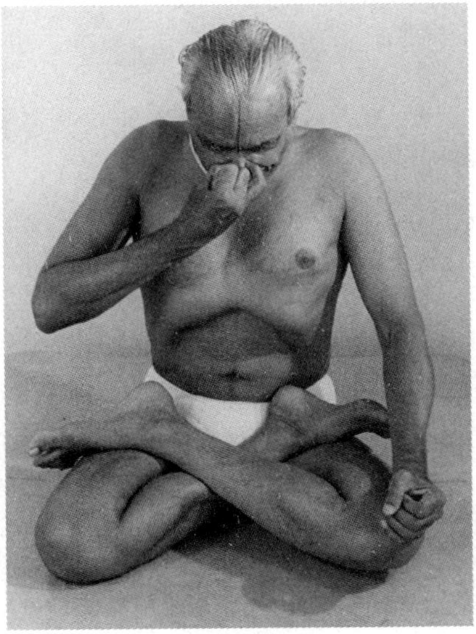

图 146

技法

1. 以任何瑜伽坐姿坐好，按照乌伽依调息法第五阶段的第1～7段练习，呼出肺里的气体（图 96）。

2. 按照第二阶段的第 2 段和第 3 段的技法吸气（图 111）。吸气结束时，做会阴收束（图 145）。

3. 然后，按照第三阶段的第 3 段和第 4 段的技法呼气（图 112）。呼气结束时，做收腹收束（图 146）。

4. 每个吸气和呼气结束时，都屏息。开始时，屏息的时间短一点儿。然后，随着肺部能力的提高，渐渐增加屏息的长度。收腹收束保持的时间不要超过 8 秒。

5. 这是一个回合，在保持舒适的情况下，尽量多练习一些回合，或者练 10～15 分钟。然后，通过张开的鼻孔吸气，接着仰卧，做摊尸式（图 182）。

太阳调息法的功效

这个调息法可增加身体的热量，增强消化力。它能舒缓神经，增强神经的活力，还能清洁鼻窦，适合血压低的人练习。

月亮调息法（chandra bhedana prāṇāyāma）

《瑜伽酷达玛尼（Chūdāmani）奥义书》（95～97）描述了这种调息法，但是没有提到“月亮调息法”这个名字。

chandra 代表月亮。在月亮调息法中，所有吸气都通过左鼻孔（图 112），所有呼气都通过右鼻孔（图 111）。吸气的普拉那能量通过左脉或月亮脉输送，呼气的能量通过右脉或太阳脉输送。

月亮调息法和太阳调息法一样，分四个阶段练习。

技法

按照太阳调息法的四个阶段的技法练习，把所有“右”换成“左”，把所有的“左”换成“右”。完成练习后，做摊尸式（图 182）。

功效

月亮调息法的功效与太阳调息法的功效相似，不同之处是，这个调息法使呼吸系统清凉。

太阳调息法和月亮调息法的注意事项

1. 有时，两个鼻道的宽度不一样，这时就应当调整手指施加的压力。在有些情况下，一个鼻孔完全堵住（例如有鼻息肉或鼻子骨折了），另一个鼻孔畅通，这时应当用畅通的那个鼻孔吸气，从被堵住的那个鼻孔呼气，尽你所能。随着时间的推移，堵塞的鼻孔会变得畅通，就可以通过它来吸气了。

2. 如果鼻中隔的软骨部分不直，就向上、向鼻中隔的方向调整软骨部分的位置（图140和图141）。渐渐地，堵塞的鼻道会打开，能够做手指调息法。

3. 不要在同一天里既做太阳调息法，又做月亮调息法。

4. 在这两种调息法中，都可以加入间断式呼吸，使阶段数达到16。其实，排列数和组合数可能数不胜数。

第五阶段：间断吸气，长呼气。

第六阶段：长吸气，间断呼气。

第七阶段：间断吸气，间断呼气。

第八阶段：间断吸气，内屏息，长呼气。

第九阶段：长吸气，内屏息，间断呼气。

第十阶段：间断吸气，内屏息，间断呼气。

第十一阶段：间断吸气，长呼气，外屏息。

第十二阶段：长吸气，间断呼气，外屏息。

第十三阶段：间断吸气，间断呼气，外屏息。

第十四阶段：间断吸气，内屏息，长呼气，外屏息。

第十五阶段：长吸气，内屏息，间断呼气，外屏息。

第十六阶段：间断吸气，内屏息，间断呼气，外屏息。

太阳调息法各阶段总表

阶段	吸气	内屏息	呼气	外屏息
	右鼻孔	会阴收束	左鼻孔	收腹收束
一	√		√	
二	√	15~20 秒	√	
三	√		√	尽量长时间
四	√	15~20 秒	√	8~10 秒

月亮调息法各阶段总表

阶段	吸气	内屏息	呼气	外屏息
	左鼻孔	会阴收束	右鼻孔	收腹收束
一	√		√	
二	√	15~20 秒	√	
三	√		√	尽量长时间
四	√	15~20 秒	√	8~10 秒

第 28 章

清理经络调息法

纳迪（nādī）是一种管状器官，是普拉那或能量的通道。纳迪贯通因果身、精微身和粗钝身这三个层次，携带宇宙能量、生命能量、精液能量和其他能量，也携带感觉、智慧和意识（详见第 5 章）。śodhanaa 的意思是净化或清洁。nādī śodhanā 表示“净化纳迪”。纳迪（经络）系统的一点点堵塞都可能导致强烈的不适，甚至使器官瘫痪。

《哈达瑜伽之光》（II, 6～9, 19～20）、《希瓦本集》（III, 24, 25）、《格兰达本集》（V, 49～52）和《瑜伽酷达玛尼奥义书》（V, 98～100）都描述了一种清洁纳迪的调息法。这些文本讲述了这种调息法的技法和一些益处，还特别指出，这些益处“归功于对纳迪的清洁”（nādī śodhanā）。

虽然所有瑜伽文献都按名字描述了各种各样的调息法，但是，没有一种文献提到了月亮调息法和清理经络调息法的名字。

下文将详细讲解清理经络调息法，这种调息法结合了顺应调息法的呼气技巧和逆向调息法的吸气技巧。清理经络调息法还有另一个特征：太阳调息法的一个回合包括通过右鼻孔吸气和通过左鼻孔呼气，而月亮调息法的一个回合包括吸气用左鼻孔和呼气用右鼻孔，清理经络调息法则结合了这两种方式。上文提到的瑜伽文献描述了具体的过程。

大脑被分为左、右两个半球，左半球控制右半边身体，右半球控制左半边身体。此外，大脑还包括两个部分：位于头颅根部的较原始的部分，被称为“后脑”，被认为是思索性的，是智慧的宝座；而前脑则是活跃的，负责计算和与外部世界打交道。

瑜伽士要认识到大脑、肺和其他身体部分结构上的不平衡。他们利用瑜伽体式使身体两侧均衡地发展、同样程度地伸展，并且获得同样多的注意力。瑜伽士发现了清理经络调息法，吸气和呼气的普拉那能量交替通过每个鼻孔，从而激活了大脑的左右半球和前后侧。通过左右两侧交替轮换吸气与呼气，能量穿过气轮之间纵横交错的各条纳迪，到达了身体和大脑中最边远的角落。修习者获得了令大脑各个部分均衡行动的秘密，从而体验到安宁、自在与和谐。

练习清理经络调息法需要对细节持续的注意力和坚定的决心。通过练习产生的细致而敏锐的能量被用于引导呼吸，使呼吸、身体和心意被灵性化。

清理经络调息法是需要巧妙做出各种调节的调息法之一。必须学习如何让大脑和手指协同发挥作用，引导吸入和呼出的气息，同时，大脑和手指要保持密切的沟通。大脑不能是昏沉的、僵硬的或麻木的，如果是这样的话，手指也会是粗重的、过宽的、不敏感的，无法精准地调节气流。大脑和手指应当是敏锐的，可以感知到气流节奏的任何改变或者气流的任何波动。学习清理经络调息法能帮助调整置于鼻子上面的手指，使鼻道松弛，允许一定数量的气息吸入和呼出。如果手指失去了敏感性，大脑就会发出信息，拉回手指的注意力。如果大脑是漫不经心的，手指就会失去感知力，从而允许大量气体流入鼻孔，使大脑重新处于警觉状态。

在吸气和呼气的过程中，要时刻留意气流的声音和回音，通过注意力和对鼻道顶部和底部细致的控制来调节气流。这能帮助修习者精确地追踪穿过鼻孔的气流的路径，以及精神集中地使指尖均衡地处在相应的位置上。如果呼吸的声音是粗糙的，那么，大脑就是兴奋的，手指是不敏感的。如果呼吸是顺畅的，那么，大脑是宁静而警觉的，手指是敏感的。要体会吸入的气息的清凉、芬芳，也要体会呼出的气息是温热而无香的。我们应当发展这种敏感度，因为没有它的调息练习将是机械的和无效的。

所以，清理经络调息法是所有调息法中最难、最复杂和最微妙的。它能把敏锐的自我观察和控制发展到极致。练习这个调息法的最精妙的层面时，它将把一个人带往他最内在的自我。所以，借由专注和注意力，这个调息法将首先把习练者带往专注

（dhāranā）的状态，然后，引领习练者到达冥想的状态。

通过练习前面讲解的那些调息法，获得了鼻黏膜的敏感性和手指的灵活性之后，才可以尝试练习清理经络调息法。

吸气时，利用内指指尖引导气流；呼气时，利用外指指尖引导气流。但是，吸气时，不要放松外指指尖施加的压力；呼气时，不要放松内指指尖施加的压力［见第22章关于手指调息法的第28～30段（图139）］。

手指自始至终放在鼻子上。

清理经络调息法的高级阶段加入了屏息（内屏息和外屏息）和收束法。由于清理经络调息法是个高度沉思性的调息法，所以，头要多向下低一点儿，可以轻柔地向下拉一拉鼻子，但是不要干扰放在鼻子上的手指，也不要使手指离开鼻骨。头向下低的时候，胸部会不自觉地内凹。不要允许胸部内陷。头部向下低的时候，要保持警觉，胸膛要向上。

进一步低头能使习练者意识到肺部是否被填满了，如果感觉两肺的上端仍然空虚，就吸入更多的空气，使肺部被充分填满。

当头部轻柔地低下，且胸部上提时，负责记忆的前脑会沉默下来，而负责沉思的后脑将变得活跃。

内屏息时，如果在无声的状态中，习练者感到不安，说明他已经达到了能力的极限，或者下巴抬起来了，或者关闭的鼻孔漏气了。如果发生上述情况，就再次吸气，更深地低下头，然后屏息。这将使修习者的身体充满活力，心意处于沉思之中。

他的骄傲会化为谦虚，他的智性将会向他的真我臣服。另一方面，带着收腹收束的外屏息会使修习者的身体和心意富有活力、振奋而且警觉；不加入收腹收束的外屏息会使身体和心意安详、沉思。

第一阶段 a（一 a）

吸气和呼气时，两个鼻孔都部分打开。

技法

1. 以任何瑜伽坐姿坐好，按照乌伽依调息法第五阶段的第 1～7 段进行。

2. 按照第 22 章关于手指调息法的第 12～22 段的指导，把右手放在鼻子上，用大拇指、无名指和小指缩窄两侧鼻道（图 110）。从狭窄打开的两侧鼻道，完全地呼气。

3. 现在吸气，但是不要改变鼻道的宽度。鼻中隔和手指要稳定，防止头部倾斜。

4. 两个鼻孔内的气流是等量的，与胸膛的起伏同步。气息应当轻柔、缓慢、流畅，充分填满两肺。

5. 然后，屏住气息，保持 1 或 2 秒，利用这段时间，调整手指。

6. 轻柔、缓慢、流畅地呼气，保持均匀的节奏。气流呼出，同步放松原来处于伸展与扩张状态的胸廓。换句话说，不要让胸膛突然塌陷。

7. 随着练习的进步，可以让鼻道越来越窄，气流也就越来越精细。鼻道越窄，对气息的控制越好。

8. 一个吸气和一个呼气构成一个回合，重复练习 10～15 分钟，以吸气结束。然后，放下手，抬起头，以摊尸式仰卧（图 182）。

功效

这个调息法可以带来喜悦的感受，它训练手指和鼻黏膜的敏感性，为更精细地调节呼吸做准备。心意集中在手指、鼻道和气息上，变得专一。

第一阶段 b（一 b）

这个阶段综合了太阳调息法和月亮调息法，不过，不加入屏息。利用手指控制两个鼻孔，交替进行吸气和呼气的过程。

技法

1. 以任何瑜伽坐姿坐好，按照乌伽依调息法第五阶段的第 1～7 段进行。

2. 按照第 22 章关于手指调息法的第 12～22 段的指导，把右手放在鼻子上。

3. 完全关闭左鼻孔，不要干扰鼻中隔或右鼻道。缩窄右鼻孔，把右鼻孔的外层向鼻中隔方向拉，不要改变鼻子的位置（图

111）。

4. 通过右鼻孔呼气。

5. 通过右鼻孔缓慢、稳定地吸气，不要改变鼻道的宽度。鼻中隔和手指要稳定。气息不要从左鼻孔进入鼻道。

6. 通过右鼻孔的气流是精细的，与胸部的起伏同步。

7. 肺部完全被填满后，完全关闭右鼻孔，不要移动鼻中隔或左鼻孔。

8. 屏息，保持 1 或 2 秒，同时调整手指，为呼气做好准备。

9. 通过左鼻孔缓慢、稳定地呼气，呼气的气流与逐渐释放被伸展和扩张的胸腔的过程同步（图 112）。

10. 感觉肺部被完全清空后，屏息 1 秒，同时调整手指，为从左鼻孔吸气做好准备。

11. 关闭右鼻孔，不要干扰鼻中隔和左鼻道，同时缩窄左鼻道（图 112）。

12. 现在通过左鼻道吸气，参考上文第 4～6 段，把“右”换成“左”。

13. 当肺部被完全填满后，完全关闭左鼻孔，不要干扰鼻中隔或右鼻道。

14. 按照上文第 8 段，屏住气息，保持 1 或 2 秒。

15. 参考上文第 9 段，通过右鼻孔呼气（图 111）。注意，左鼻孔不应漏气。

16. 感觉肺部被完全清空后，屏息 1 秒，同时调整手指，为吸气做好准备，重复从第3段开始的步骤。

17. 呼吸的顺序如下：（a）右鼻孔呼尽肺里的气体；（b）右鼻孔吸气；（c）左鼻孔呼气；（d）左鼻孔吸气；（e）右鼻孔呼气；（f）右鼻孔吸气；（g）左鼻孔呼气……以此类推。

18. 每个回合从（b）开始，到（e）结束，重复练习10～15分钟。最后，以右鼻孔吸气结束。然后仰卧，做摊尸式（图182）。

功效

调整手指和缩窄鼻道都需要集中注意力，所以，这个阶段的练习帮助修习者为专注做好准备。

第二阶段a（二a）

这个阶段与第一阶段a相似，不同之处是加入了带着会阴收束的内屏息。

技法

1. 以任何瑜伽坐姿坐好，按照乌伽依调息法第五阶段的第1～7段进行。

2. 按照第一阶段a的第2段的技法，吸气（图110）。

3. 完全关闭两侧鼻孔，伴随着会阴收束法，屏息，保持20秒（图145）。

4. 重新调整手指，为呼气做好准备，按照第一阶段a的第6段，清空肺部。

5. 如果吸气和呼气的气流节奏和时间是波动的，说明你已经超过了自己的能力范围，应减少屏息的时间；如果屏息时，鼻孔漏气了，则应确保屏息时两个鼻孔被恰当地关闭。

6. 一个吸气、一个内屏息和一个呼气构成一个回合，重复练习10～15分钟，以吸气结束。然后，放下手，抬起头，以摊尸式仰卧（图182）。

第二阶段b（二b）

这个阶段与第一阶段b相似，不同之处是加入了内屏息和会阴收束。

技法

1. 以任何瑜伽坐姿坐好，按照乌伽依调息法第五阶段的第1～7段进行。

2. 按照第22章关于手指调息法的第12～22段的指导，把右手放在鼻子上。

3. 关闭左鼻孔，部分打开右鼻孔，鼻道越窄越好（图111）。然后通过右鼻孔吸气，按照第一阶段b的第3～6段进行。

4. 当肺部完全被填满后，关闭两个鼻孔，屏息20秒，配合会阴收束（图145）。

5. 调整手指，为左鼻孔呼气做好准备。关闭右鼻孔，部分打开左鼻孔，使鼻道尽量狭窄（图 112）。

6. 通过左鼻孔呼气，按照上文第一阶段 b 的第 9 段的技法，清空肺部。右鼻孔不应漏气。

7. 肺部感觉被完全清空后，屏息，按照第一阶段 b 的第 10～11 段，调整手指，为从左鼻孔吸气做好准备。

8. 现在按照上文第 3 段的技法，把“右”变成“左”，反之亦然，通过左鼻孔吸气。

9. 当肺部充满气体时，关闭两个鼻孔，按照上文第 4 段的技法，屏息（图 145）。

10. 调整手指，为右鼻孔呼气做好准备，按照上文第 5 段的技法进行，把“左”变成“右”，反之亦然。

11. 参考第一阶段 b 的第 9 段，通过右鼻孔呼气，左鼻孔不要漏气。

12. 当肺部被完全清空后，屏息并保持几秒钟，重新调整手指，从第 3 段开始重复上面的步骤。

13. 呼吸的顺序如下：（a）右鼻孔呼出肺里的全部气体；（b）通过右鼻孔吸气；（c）内屏息，配合会阴收束；（d）通过左鼻孔呼气；（e）左鼻孔吸气；（f）内屏息，配合会阴收束；（g）通过右鼻孔呼气；（h）右鼻孔吸气……以此类推。

14. 每个回合从（b）开始，以（g）结束，重复练习 10～15 分钟。以右鼻孔吸气结束，然后仰卧，做摊尸式（图 182）。

功效

这个阶段使修习者为冥想做好准备。

第三阶段 a（三 a）

这个阶段与第一阶段 a 相似，不同之处是加入了伴随收腹收束的外屏息。

技法

1. 以任何瑜伽坐姿坐好，按照乌伽依调息法第五阶段的第 1～7 段进行。

2. 抬起右手，放在鼻子上，利用大拇指、无名指和小指使两个鼻道变窄，从狭窄的两侧鼻道呼气（图 110）。

3. 按照第一阶段 a 的第 3～4 段的技法，吸气。

4. 按照第一阶段 a 的第 5～6 段，呼气。

5. 当肺部被完全清空后，关闭两个鼻孔，做带着收腹收束的外屏息，保持 15 秒，或尽量长的时间（图 146）。

6. 放松收腹收束，重新调整手指，按照上文第 3 段和第 4 段的技法，进行吸气和呼气。然后，再做伴随收腹收束的外屏息。

7. 呼吸的顺序是：（a）通过两侧鼻孔深深地呼气；（b）通过两侧鼻孔吸气；（c）通过两侧鼻孔呼气；（d）做伴随收腹收束的外屏息；（e）通过两侧鼻道吸气；（f）通过两侧鼻道呼气；（g）做伴随收腹收束的外屏息经……以此类推。

8. 一个吸气、一个呼气和一个伴随收腹收束的外屏息，构成一个回合。重复练习 10～15 分钟，以吸气结束，然后仰卧，做摊尸式（图 182）。

第三阶段 b（三 b）

这个阶段与第一阶段 b 相似，不同之处是加入了伴随收腹收束的外屏息。

技法

1. 以任何瑜伽坐姿坐好，按照乌伽依调息法第五阶段的第 1～7 段进行。

2. 抬起右手，放在鼻子上，然后，按照第一阶段 b 的第 3～6 段，吸气（图 111）。

3. 当肺部完全充满气体后，关闭右鼻孔，按照第一阶段 b 的第 7 段和第 8 段的技法，屏息 1 秒钟。

4. 按照第一阶段 b 的第 9 段，通过左鼻孔呼气（图 112），右鼻孔不应漏气。

5. 当肺部完全被清空后，关闭两个鼻孔，做带着收腹收束的外屏息，保持 15 秒，或尽量长的时间（图 146）。

6. 然后，放松收腹收束，关闭右鼻孔，重新调整手指，准备用左鼻孔吸气（图 112）。

7. 缩窄左鼻道，缓慢、轻柔、顺畅地吸气。

8. 肺部被完全填满后，重新调整手指。关闭左鼻孔，用右鼻孔呼气（图 111）。

9. 肺部被完全清空后，关闭两个鼻孔，做伴随收腹收束的外屏息，保持 15 秒，或与前一次相同的时间（图 146）。然后，放松收腹收束。

10. 重新调整手指，为右鼻孔吸气做好准备。完全关闭左鼻孔，重复上面的步骤。

11. 呼吸的次序如下：（a）通过右鼻孔深深地呼气；（b）通过右鼻孔深深地吸气；（c）左呼；（d）伴随收腹收束的外屏息；（e）左吸；（f）右呼；（g）伴随收腹收束的外屏息；（h）右吸……以此类推。

12. 每个回合以（b）开始，以（g）结束，重复练习 15 分钟。从右鼻孔呼气开始，以右鼻孔吸气结束，然后仰卧，做摊尸式（图 182）。

功效

收腹收束法使腹部器官充满活力，下行气与命根气普拉那结合，能促进消化吸收，帮助能量更好地在全身分配。

第四阶段 a（四 a）

这是一个高级的调息法，它结合了第二阶段 a 和第三阶段 a。

技法

1. 以任何瑜伽坐姿坐好，按照第一阶段 a 的第 1～4 段的技法练习。

2. 当肺部被完全填满后，关闭两个鼻孔，做伴随着会阴收束的内屏息，保持 20 秒。

3. 重新调整手指，为呼气做好准备，按照第一阶段 a 的第 6 段，清空肺部。

4. 当肺部被完全清空后，关闭两个鼻孔，做伴随收腹收束的外屏息，保持 15 秒（图 146）。

5. 然后，放松收腹收束，按照第 1 段的技法，吸气。

6. 呼吸的顺序如下：（a）两侧鼻孔呼气；（b）两侧鼻孔吸气；（c）内屏息，配合会阴收束；（d）两侧鼻孔呼气；（e）外屏息，伴随收腹收束；（f）两侧鼻孔吸气……以此类推。

7. 每一个回合以（b）开始，以（e）结束，重复练习 10～15 分钟。以吸气结束，然后仰卧，做摊尸式（图 182）。

第四阶段 b（四 b）

这是最高级的阶段，它结合了第二阶段 b 和第三阶段 b，每个吸气和呼气后，都做屏息。

技法

1. 以任何瑜伽坐姿坐好，按照第一阶段 b 的第 1～6 段进行，保持左鼻孔关闭（图 111）。

2. 当肺部被完全填满后，关闭两个鼻孔，做伴随着会阴收束的内屏息，保持 20 秒、25 秒或 30 秒（图 145）。

3. 重新调整手指，关闭右鼻孔，使左鼻道尽量狭窄（图 112）。通过左鼻孔呼气，按照第一阶段 b 的第 9 段的技法练习。

4. 当肺部被完全清空后，关闭两个鼻孔，做伴随收腹收束的外屏息，保持 15 秒（图 146）。然后，放松收腹收束，重新调整手指，为吸气做好准备。

5. 现在关闭右鼻孔，使左鼻道尽量狭窄（图 112）。通过左鼻孔缓慢、轻柔、顺畅地吸气。

6. 当肺部被完全填满后，关闭两个鼻孔，做伴随着会阴收束的内屏息，保持 20～30 秒（图 145）。

7. 重新调整手指，为呼气做好准备。关闭左鼻孔，部分放松关闭右鼻孔的右手大拇指指尖，缩窄右鼻道（图 111）。呼气，直到肺部被完全清空。

8. 当肺部被完全清空后，关闭两个鼻孔，做伴随收腹收束的外屏息，保持 15 秒（图 146）。然后，放松收腹收束，重新调整手指，为吸气做好准备。

9. 关闭左鼻孔，按照第 1 段的技法，通过右鼻孔吸气，然后重复上面的步骤。

10. 呼吸的顺序是：（a）通过右鼻孔呼气；（b）通过右鼻孔吸气；（c）伴随会阴收束的内屏息；（d）通过左鼻孔呼气；（e）

伴随收腹收束的外屏息；（f）通过左鼻孔吸气；（g）伴随会阴收束的内屏息；（h）右鼻孔呼气；（i）伴随收腹收束的外屏息；（j）右鼻孔吸气……以此类推。

11. 这个阶段的一个回合从（b）开始，到（i）结束，重复练习10～15分钟。以右鼻孔吸气结束，然后仰卧，做摊尸式（图182）。

功效

屏息时，练习会阴收束法和收腹收束法能净化并加强修习者的神经，以应对生活的种种变故，为冥想做好准备。

通过清理经络调息法，普拉那能深深地渗透，所以，血液吸收的氧气比练习其他调息法时吸收的氧气多。习练者的神经得到镇定和净化，心意变得宁静、清明。

练习这个调息法使身体温暖，消除疾病，带来力量和从容。

通过吸气，从宇宙能量中吸收的生命能量可以到达各个脉轮，滋养各个腺体。大脑的呼吸中枢被强化，变得生气勃勃、清晰和平静。同时，大脑和心意中智慧的光芒也被点亮，将带领修习者走向正确的生活、正确的思想、迅速的行动和明智的判断。

清理经络调息法各阶段总表

阶段		吸气	内屏息	呼气	外屏息
		两侧鼻孔部分关闭	会阴收束	两侧鼻孔部分关闭	收腹收束
一	a	√		√	
二	a	√	20秒	√	
三	a	√		√	15秒
四	a	√	20秒	√	15秒

阶段		吸气	内屏息	呼气	外屏息	吸气	内屏息	呼气	外屏息
		右鼻孔		左鼻孔		左鼻孔		右鼻孔	
一	b	√		√		√		√	
二	b	√	20秒	√		√	20秒	√	
三	b	√	25或30秒	√	15秒	√		√	15秒
四	b	√	20秒	√	15秒	√	20~30秒	√	15秒

下卷

第一部分

自由和至福

第 29 章
冥　想

1. dhyāna（冥想）的意思是吸收，它是自我研习、反思、敏锐地观察或向内在寻找无限的艺术。冥想意味着观察身体的生理过程，研究心意的状态，以及深刻的沉思，它还意味着觉知一个人最内在的存在。冥想即发现真我。

2. 当智性和心灵的力量和谐地融合在一起时，就是冥想。一切的创造力由它而起，它良善美好的果实滋养着人类。

3. 冥想与深度睡眠相似，但又有所不同。深度睡眠的安详宁静来自无意识地遗忘一个人的身份和个体性，然而，冥想的安详宁静始终是警觉而有意识的。修习者始终是所有活动的见证人（sāksi）。在深度睡眠和冥想状态，物理和心理时间都不存在了。一觉醒来，身体和心灵从疲惫中恢复，神清气爽。在冥想中，修习者获得启迪。

4. 冥想是沉思者、沉思行为和沉思对象的全然结合，成为一。

知者、知的工具和知的对象三者之间的区别消失了。修习者变得警觉、敏锐和安详，他从饥饿、口渴、睡眠和性欲中解脱，也出离于欲望、愤怒、贪婪、昏沉、骄傲和嫉妒。身体和心意、心意和自我的二元对立打不倒他。他的视觉反映他的真我，正如一面明镜，这就是真我的反射（ātmā-darśana）。

5. 耶稣说，人不只靠面包活着，而是靠神口中的每一句话而活。人类思索生命的意义，确信在他的灵魂之中居住着一个远远高于他自身的力量或光。然而，在生活中，人类被很多顾虑和疑惑包围。在人造文明的旋涡中，我们发展出一种不真实的价值观。话语和行动与他的思想背道而驰，人类被这些矛盾所困扰。人类意识到生活中充满了对立：痛苦和愉悦，悲伤和喜乐，冲突与和平。面对这些二元对立，他尽力在其中获得平衡，找到一种稳定的状态，从而体会自由，远离痛苦、悲伤和冲突。人类不断寻求，发现了三条高尚的道路，就是智慧、行动和奉爱。这三条道路教导他，只有他自身的内在的光芒，才能引领他做自己生活的主人。为了到达那内在的光芒，他转向冥想。

6. 为了对人、世界和至上的真实本性（tattva traya）有清晰的认识，修习者要研读圣典（Śāstras）。然后，他能区分真实的和不真实的。对灵魂（chit）、世界（achit）和神（Īśvara）这三种真实本性的知识是他寻求解脱必不可少的条件。知识给予他解决生活中的问题的洞察力，还增强他的灵性修行（sādhana）。但是，单靠阅读获得的知识并不能通往解脱，还需要有勇气，对圣典的教导怀抱不可动摇的信心，并且寓于实践，成为日常生活的一部分。只有这样，修习者才能从感官的统治中获得自由。圣典的知识和灵性修行是飞往解脱的双翼。

7. 人被拉向两条道路：一条把他拖向满足肉体欲望和感官的泥沼，导致奴役和毁灭；另一条指引他向上通往纯洁和实现内在真我。欲望会迷惑他的心意，遮蔽他的真我。仅凭心意，就可以把一个人带往奴役或自由。而理智或智性要么控制心意，要么允许心意陷入奴役之中。

8. 未经训练的心意散乱而没有方向，没有目标。冥想练习把心意带往稳定的状态，然后指引它从不完美走向完美。意志力领导修习者的心意和智性，恰如管理一个团队。修习者在思想、语言和行动之间找到和谐。他静止的心意和智性如在无风之处燃烧的灯，简单、纯洁、光明。

9. 巨大的潜力沉睡于人的内在。他的身体和心意仿佛未经耕作的荒地。明智的农民会犁地，撒上最好的种子，浇水、施肥，精心地照料庄稼，最终获得丰收。对于修习者来说，他的身体、心意和智性就是田地，他要用能量和正确的行动来耕种。他播种知识的种子，用奉献来浇灌它，以坚定的灵性训诫来照料它，最后，收获和谐与和平。到那时，他就变成了明智的地主，他的身体变得神圣。健全的逻辑（savitarka）播种善思（savichāra）的种子，令他的心意清澈、智性明达（sāsmita）。他会成为喜乐（ānanda）的居所，因为他的整个存在已经被神性充满。

10. 人类向月球和外太空的旅行需要多年的艰苦训练，深入地学习、研究和准备。人向内在真我的旅行需要同样坚韧不拔的努力。长期不间断地进行禁制与劝制的道德和伦理实践、体式与调息法对身体的训练、制感与专注对感官的限制，确保心意和内在觉知力的增长——冥想和三摩地。

11. 专注（由词根 dhr 衍生而来，意思是握住或集中）像一盏被遮盖的灯，照不亮外面。当遮蔽被去除，灯就会照亮整个区域。这就是专注，它是意识的扩展。修习者获得了均一的心意，觉知力淳朴纯净，活跃不息。油就在种子里，芬芳就在花朵中，人的灵魂渗透整个身体。

12. 莲花是冥想的象征，代表纯洁。莲花的美赐予它在印度宗教思想中的首要位置，它与大多数印度神以及他们在脉轮中的座位相关联。冥想的阶段正如一朵莲花花苞正掩盖着内在的美丽，等待绽放的时刻。莲花花苞渐渐开放，展现它灿烂的美丽，修习者的内在光芒也被冥想转变。他成了悟的灵魂和充满灵感的圣人。他生活在永恒的现在，没有昨天，也没有明天。

13. 修习者的这种被动性状态，被称作心意融合（manolaya，manas 的意思是心意，laya 的意思是吸收或融合）。修习者已经完全安置好他的智性和能量，防止外部思想的侵入。他的状态是完全敏锐的。当内部思想和外部思想全都静止、沉默，身体、心意和智性的能量就不会被浪费。

14. 冥想是对一种客观状态的主观体验，很难用语言形容，因为语言不足以表达这种体验。吃第一口杧果的喜悦感受是无法形容的，冥想也一样。在冥想中，没有寻求或寻找，因为灵魂和目标已经合一。亲自品尝无限的甘美，亲自体会内在的神的巨大恩典，然后，个体的灵魂（jīvātmā）会与至上灵性（paramātmā）合一。修习者体验到奥义书吟唱的完满：那是圆满，这是圆满。圆满自圆满而来。哪怕从圆满之中取出圆满，圆满仍然如一。

种子冥想或胚胎冥想

15. 在冥想中，有时会让初学者唱诵曼陀罗，使他的散乱的心意稳定下来，并且远离世俗欲望。首先，必须大声吟诵曼陀罗，然后在心里念它，最后沉默。这被称为种子（sabīja）或胚胎（sagarbha）冥想（bīja 的意思是种子，garbha 的意思是胚胎）。不唱诵曼陀罗时坐下冥想，被称为无种子（nirbīja）或无胚胎（agarbha）冥想（前缀“nir”和“a”表示缺少某物）。

16. 在进入冥想的技法之前，一个人应当仔细区分什么是感官的空与平静，什么是灵性的启迪和安详。冥想分为三种：悦性的、变性的和惰性的。在史诗《罗摩衍那》的“后篇”（Uttara Kānda）中，拉瓦那（Rāvana）和他的两个兄弟康巴哈纳（Kumbhakarna）和维毗沙那（Vibhīśana）用很多年的时间追求神圣知识。康巴哈纳的多年努力使他陷入死一般的冬眠，因为他的冥想是惰性的。拉瓦那被色欲吞没了，因为他的冥想是变性的。只有维毗沙那仍然是真实和正直的，远离罪恶，因为他的冥想是悦性的。

技法

1. 冥想是穿透修习者的五鞘的技法，使五鞘融合为一个和谐的整体。

2. 身体是梵城（brahmapurī），有九个大门。它们是眼睛、耳朵、鼻孔、口、肛门和生殖器。有的人把肚脐和头顶也算进去，认为人的身体有十一个大门。在冥想中，所有的大门都应当是关闭的。这座城被十种气（vāyus）、五种感觉器官（jñānendriyas）、五种行动器官（karmendriyas）和七个脉轮（chakras）控制。就好像珍珠被穿在一根线上，制成项链，脉轮也要和自我联结起来，构成一个完整的人。

3. 在冥想中，大脑应当与脊柱保持平衡的关系。脊柱的位置有一点不端正，都会干扰冥想。大脑左脑和右脑的能量要被引向中心。大脑的思维活动停止了。正如人从四肢或身体的某一部分抽走能量，使那个部分松弛下来，必须降低大脑的能量，并且把它引向心脏，即灵魂的居所。冥想技法的关键是使大脑保持一个默从的观察者的角色。

4. 禁制、劝制、体式和调息法等众多预备技法能塑造、镇静和平衡身体与心意。在一个稳定的姿势里，没有身体或心意的困扰，动脉血和静脉血均衡循环，淋巴液和脑脊液很好地通过头部和脊柱维护。身体和心意的兴奋与刺激维持在最低程度，并且尽量是均衡对称的。均衡的体液循环与刺激使头脑和心意能统一知识和经验。

5. 大脑被分为三个部分：大脑皮层、丘脑和小脑。大脑皮层的功能是思维、言语、记忆和想象。丘脑调节内脏器官的活动，并且刻画出愉悦与痛苦、欢乐和悲伤、满足与失望的情绪反应。小脑是指挥肌肉协同作用的中心。后脑被认为是负责冥想的区域，是明智和清澈的心意的居所。

6. 要想在冥想中获得身体和心意的和谐，正确而静默的坐姿是基本条件。

7. 任何舒适的坐姿都可以，但是，莲花坐是最理想的（图13）。

身体顺位

8. 正确地按照第11章关于坐姿的指导练习，不练习收颔收束法。

9. 专注、均匀、有节奏地提起身体的前后侧，不要用蛮力。

10. 保持脊柱竖直，提起胸膛，这能减慢呼吸的气流的速度，减少大脑的活动，进而停止所有思想。

11. 身体保持警觉，意识如刀一样锋利。大脑保持松弛、敏感和静默，正如叶尖，再轻柔的微风都会使它摇曳。

12. 身体塌陷会令智性迟钝，散乱的心意也会干扰身体的稳定，要避免这两种情况。

头

13. 头顶与天花板平行，不要左右、前后或上下倾斜。

14. 如果头是低垂的，修习者会沉湎于过去，心意会变得迟钝和懒惰。如果头向上抬，他就会空想未来，心意是变性的。当头保持水平时，他生活在当下，这是纯洁的（悦性的）心意状态。

眼睛和耳朵

15. 闭上双眼，向内看。对外面的声响，关上你的耳朵，去聆听内在的振动，跟随它们，直到它们融入其源泉。眼睛和耳朵的任何散漫或走神，都会给心意造成波动。关闭眼睛和耳朵能将修习者引向至上（him），他是眼睛的眼睛、耳朵的耳朵、言语的言语、心意的心意和生命的生命。

16. 弯曲肘关节，抬起双手，在胸前合掌，大拇指指向胸骨。这是祈祷（ātmānjali）或合十手印（hrdayānjalimudrā）（正面：图 147，侧面：图 148）。

17. 智性在头和心之间摆动，产生许多念头。心意摆荡时，两掌就互相抵住，把注意力带回到真我。如果手掌之间的压力变小了，这是心意飘散的信号。同样，要牢牢地按压两掌，重新回到真我。

18. 冥想把身体、心意、智性、意志、小我和自我全部结合起来。身体是心意的外层，心意是智性的外层，智性是意志的外层，意志是意识的外层，意识是小我和纯粹真我的外层。冥想是在所有这些层面之间穿梭的过程，把一切的已知融入未知，把有限融入无限之中。

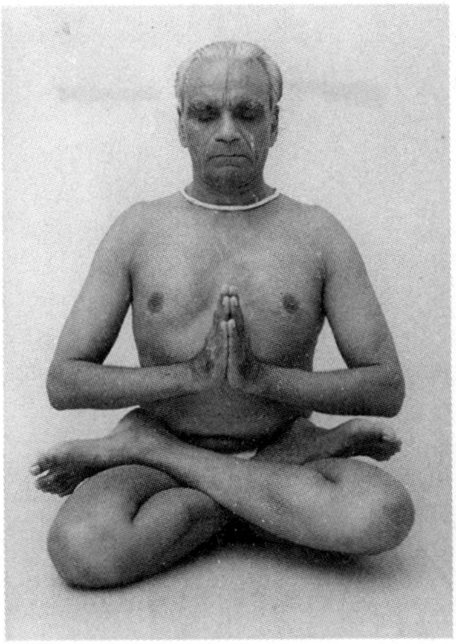

图 147

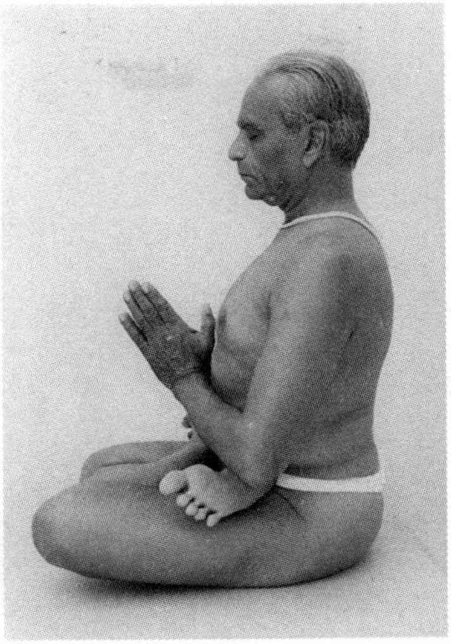

图 148

19. 在冥想中，心意如同主体一般行动，真我如同客体一般存在，但是，事实上真我才是主体。冥想的目的是使心意融入真我，那么，所有的追求和寻找都会到达终点，到那时，修习者会体会到他自身的普遍性、永恒性和圆满性。

20. 尽可能长时间地保持冥想，不要让身体松懈塌陷，然后做摊尸式（图 182）。

说明

1. 不要在体式和调息法后立刻坐下冥想。能稳定地坐相当长时间之后，才可以一起练习调息法和冥想，否则，不仅会四肢疼痛，还会干扰心意的平静。

2. 做冥想的最佳时间是身体和心意都富有活力的时候，或者在睡觉前，那时人感到和平安宁。

3. 不要让眼睛向上看，因为这会导致屏息，令神经、肌肉、血管、头和大脑紧张。

4. 只建议容易沮丧或忧伤的人，以及心意迟钝、虚弱的人，在冥想过程中，闭上眼，注视两眉之间（图149和图150）四或五次，每次的时间都不要过长，且每两次之间间隔一段时间。这个练习让心意稳定，智性敏锐。但是，血压高的人不应注视两眉之间。

5. 一旦身体开始前后左右地摇摆，或感到晕眩，不要再坚持，立刻停止冥想。因为摇摆或晕眩表明那一天的冥想时间已经达到极限，如果你继续下去，会导致心意的不平衡。

冥想的功效

1. 在冥想中，心意追踪着他的源头，并且休憩于其中，正如孩子伏在母亲的膝头。已经找到自己的安息处和精神天堂的瑜伽士，可以看到他身边和他内在的表象之下的真实。

2. 冥想打破了前脑以分析为主导的意识和后脑的潜意识或无意识之间的两极性。冥想控制并且降低某些通常会使大脑兴奋的自主生理功能，例如肠蠕动、呼吸和心跳。在冥想过程中，身体的九个大门全部关闭，因此通过各种感觉器官干扰意识的外部刺激都被切断。

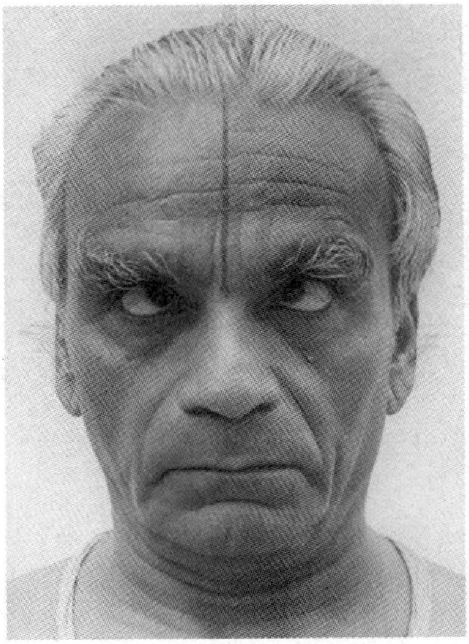

图 149

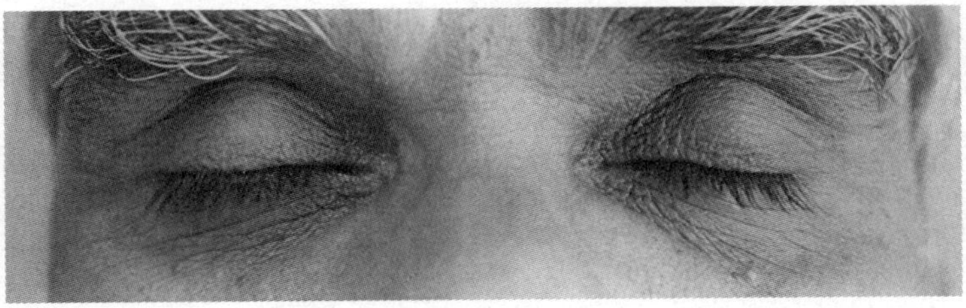

图 150

3. 在冥想中，心物相融，这种融合化解一切胡思乱想，使修习者变得富有活力、创造力，并且注意力高度集中。他有取之不尽的能量，会全身心投入使人性变得更加美好的事业中。

4. 他体验到一个新的维度，在那里，他的感官和意识变得如水晶一般纯净。他看到事物的真相，没有偏见和幻想。这是一种警觉的状态（jāgrtāvasthā）。他的灵魂是清醒的，但是他的感官是受到控制的。他充满了知识、理解力、精确、自由和真实。他被内在的神圣之火点亮，放射出喜悦、统一与和平的光芒。

5. 修习者逐步到达七个更高级的意识状态。它们是正确的欲望（śubhechhā）、正确的反思（vichāranā）、心意的消失（tanumānasā）、自我实现（sattavāpatti）、不执着（asamsaktā）、不感知对象（padārthābhāva）以及一种超越语言的状态。那是全部知识的总和：关于身体的知识、呼吸、心意和智性，通过实践获得的知识（ānubhavika），通过生活给予的各种感受和滋味获得的知识（rasātmaka），以及关于真我的知识（Ātmā–jñāna）。

6. 他的感官向内收摄。他的思想是纯净的，远离执着和幻想。他变得稳定和自由（jīvana mukta，脱离生活的一切枷锁）。

《薄伽梵歌》（第十八章，53～56）是这样形容自由的状态的："他把虚荣、暴力和骄傲全部抛在脑后。他已经超越了欲望、愤怒和贪婪。他变得无私和平静——他将与永恒合一。他，居住于永恒之中，灵性是安宁的，既不悲伤也不渴望什么。他爱万事万物，他对至上有最高的爱。"

7. 所以，修习者开始了从被束缚到自由的灵性旅程。从征服身体开始，进而，他精通呼吸（生命能量）。精通呼吸之后，他控制心意的活动。从心意的稳定，他发展出明确的判断力。明确的判断力使他采取正确的行动，然后获得全然的觉知力，获得启悟。启悟通向至高的知识（para–jñāna）。伴随着知识，他的个体自我（ātmā）臣服于至上自我（paramātmā）。这是臣服瑜伽（śaranāgati yoga）。

第30章
摊尸式

1. śavāsana（放松）中的“śava”在梵文里的意思是尸体，“āsana”是姿势的意思。所以，摊尸式是一个模仿尸体的姿势，并且获得一种仿佛处在死亡状态的体验，心跳停止，血肉的振动也停止。摊尸式意味着放松，也意味着修复。摊尸式不是简单地仰卧，使心意放空并且专注；也不是要你睡着。它是瑜伽体式中最难的，也是最令人精神焕发、回报最高的体式。

2. 完美的摊尸式需要完美的训练。躺下来放松几分钟是容易的，但是要使身体不动或心意不波动就需要长期的训练。一开始，以摊尸式保持较长的一段时间时，不仅头脑会非常不舒服，身体也好似一块干燥的死木头。四肢的肌肤还会有一种刺痛的感觉，如果继续做下去，痛感会更加剧烈。

节奏

3. 恰当地做摊尸式时，气息像穿着珍珠的一根线似的。肋骨好似颗颗珍珠，缓慢、稳定、虔诚地随呼吸而动。之所以要虔诚，是因为如果一个人处在一种精准的状态中，身体、呼吸、心意和头脑都向真我靠近，正如蜘蛛回到它的网的中央。在身心的交汇处，会到达定心（samāhita chitta，心意、智性和自我全部平静）的状态。

4. 刚开始，肋骨无法放松，呼吸粗糙而不均匀，心意和智性摇摆不定。身体、呼吸、心意和智性没有和阿特曼或真我结合。在正确的摊尸式中，身体、呼吸、心意和智性必须统一，真我是驾驭者，其他四项全部恭敬地臣服于阿特曼。进而，“我知”意识变成静定意识，心意、智性和自我处于平衡之中。这是止。

5. 这种状态是通过控制身体、感官和心意达到的。不过，不应把它与静默混淆。在止中，由于有意志力的参与，所以仍僵硬，注意力集中，使意识专注。然而在静默的状态里，注意力是扩展的、松弛的冥想状态，意志被浸入阿特曼之中。只有亲身体验，才能理解止和静默的微妙。在摊尸式中，我们试图在所有五个层面中达到静默：解剖层、能量层、心理层、智性层和喜乐层，从皮肤到内在自我，全部都包裹在五层之中。

6. 宇宙中的星体搏动富有能量，能量以光线的形式表达，可能需要很多光年才能到达地球上人的眼睛。阿特曼就像一个星体，它在心意上传送并烙印上它的喜好和欲望。这些潜伏的欲望，就像转化为光线的星体能量，可能浮现在心意层面，打破心意的沉默。

7. 首先，学习获得身体的沉默；然后，控制气息的微妙移动；接下来，再继续学习使心意、情绪和智性沉默下来；由此，进一步学习达到真我的沉默，直到那时，习练者的小我（ahamkāra）才能和他的真我合一。心意和智性的波动停下来，“我”或“小我”消失了，摊尸式带来了完美的幸福体验。

意识的阶段

8. 瑜伽主要教导四种意识状态。三种常规的状态是：深眠或灵性的无知（susupti），梦幻或怠惰状态（svapna），最后是醒觉或觉知状态（jagrta）。此外，还有很多介于三种状态之间的中间状态。第四种状态图里亚（turīya）不同于其他三种状态，置身其中的修习者的灵性被点亮。有的人把它称为永恒的现在，其他人把它称为“灵魂与创造者的合一”。在完美的摊尸式中，可以体会到这种状态，身体仿佛在深眠之中休息，感官仿佛处在梦中，但是，智性是警觉和觉知的。不过，完美的境界很难达到。然后，修习者将获得新生、解脱。他的灵魂歌唱着商羯罗（śankarāchārya）的话：

我曾是，我是，我将是，那么，为何害怕生死？

干渴和饥饿的苦痛来自哪里？我没有生命，没有呼吸。

我既不是心意，也不是自我，幻想和忧伤岂能折磨我？

我只是一件工具，行动解放我，还是捆绑我？

技法

1. 有必要仔细地讲解练习摊尸式的技法，但是，初学者不要因为还无法掌握细节而气馁。刚开始学习开车时，人也会很困惑，但是，在老师的指导下，他渐渐地掌握复杂的技术，直到它变成本能。做摊尸式也是如此，不同之处是，人体的运转比汽车更加复杂。

2. 摊尸式很难，因为它牵涉到使身体、感官和心意静止，同时，智性是警觉的。为了达到这种境界，习练者研习他的各个方面，包括身体、感官、心意、智性和真我。仅有理论知识是不够的，正确的练习是掌握摊尸式的根本因素。

3. 练习之前，先取下束缚身体的衣物、衣带、眼镜、隐形眼镜、助听器等。

时间和地点

4. 虽然任何时间都可以练习摊尸式，但是，最好在清静的时候练习。在大城市和工业区，很难找到一处没有烟尘或化学污染的地方，那就选择一处干净、水平的没有昆虫、噪声和臭味的地方。不要在硬地板或坚硬的表面上练习；也不要在太软的垫子上练习，因为身体会不均衡地陷下去。

5. 躺下，仰卧在一条毯子上做摊尸式。画一条直线，帮助保持正确的身体位置（图 151）。坐在线上，膝盖弯起，双脚并拢（图 152）。一个脊椎接一个脊椎地，渐渐地沿着毯子上的线放下背部。身体的位置要精确，使脊柱的中心线与毯子或地上的直线重合（图 153～图 155）。

6. 双脚踩在地上，抬起臀部区域和骶骨区域，用双手把腰部的肉和皮肤向臀部推（图 156）。

图 151

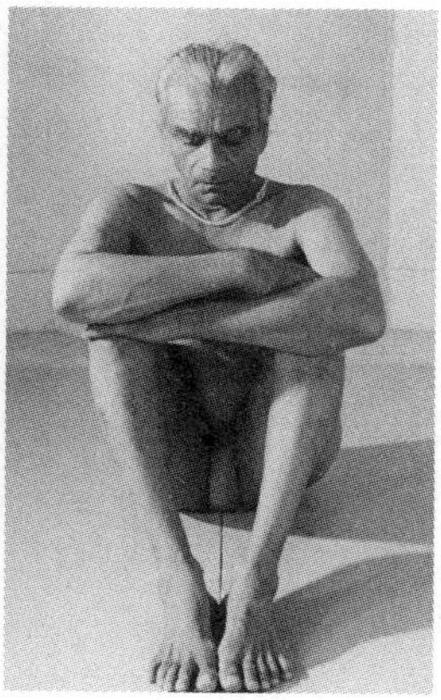

图 152

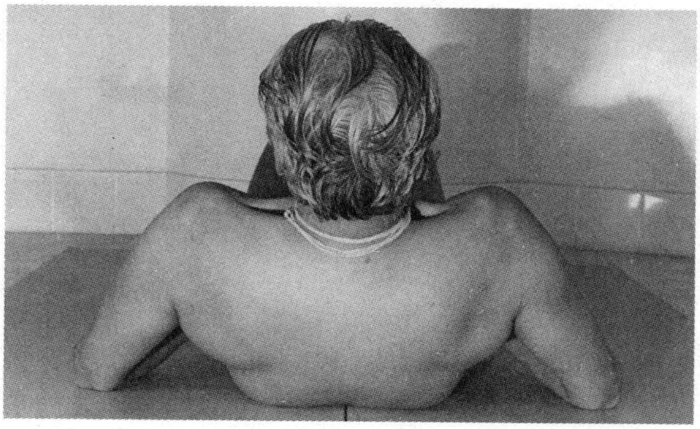

图 153

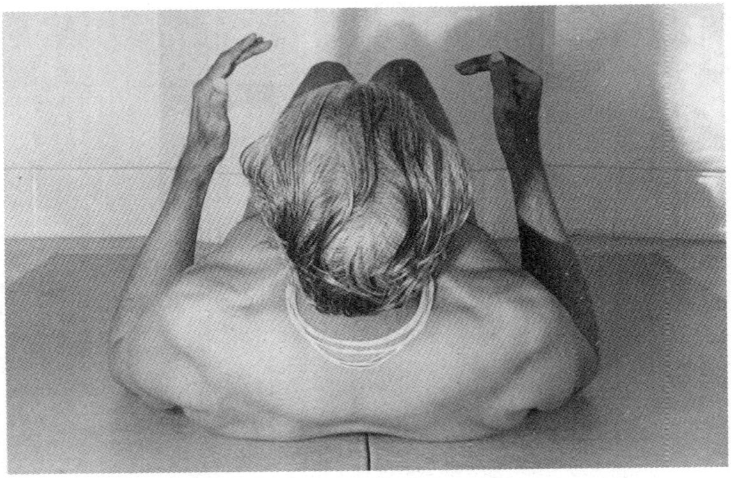

图 154

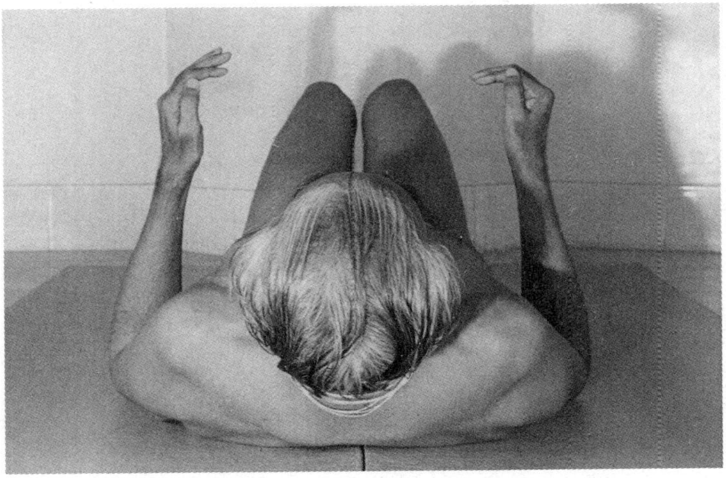

图 155

7. 首先调整背部，然后调整头的前面。从前面开始调整头部的原因是，从出生开始，后脑勺就是不均衡的，因为婴儿会侧卧，结果造成头的一侧比另一侧承受的挤压多。所以，要调整头的前面，从后脑勺去感觉头部是否均衡（图 157 和图 158）。然后，伸直一条腿，接着，伸直另一条腿（图 47 ~ 图 49）。脚跟和膝盖都要并拢。并拢的脚跟与膝盖、胯、尾骨、脊柱和头颅底部应当精确地放在毯子上的直线上（图 159）。然后，调整身体的前侧，使两眉中心、鼻梁、下巴、胸骨、肚脐和耻骨中央处在一条直线上。

平衡

8. 防止身体倾斜，使身体保持竖直和水平。检查身体是否竖直的方法是：想象沿着前额中心、两眉中心鼻子根、嘴唇中央、下巴、喉咙和胸骨、横膈膜中央、肚脐和耻骨画一条线，然后，这条线穿过大腿内侧、膝盖内侧、小腿后侧、脚踝和脚跟之间的空间。接下来，检查身体是否水平：从头部开始，两耳、外眼角、嘴唇和下颌骨底部与地面平行（图 160 和图 161）。最后，延伸并调整颈部后侧，使它位于身体的中线上（图 162）。

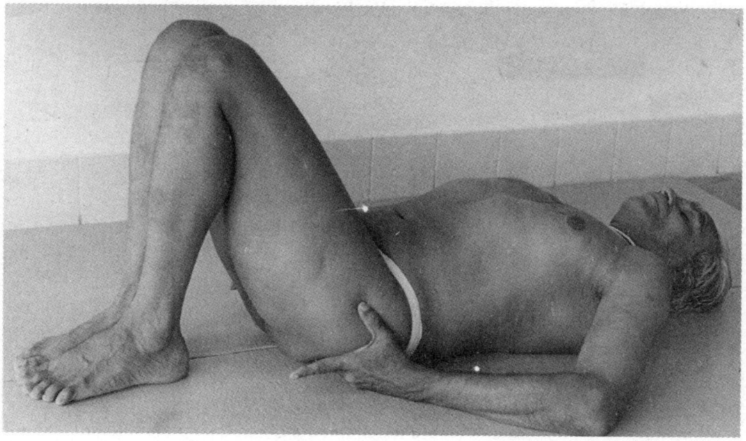

图 156

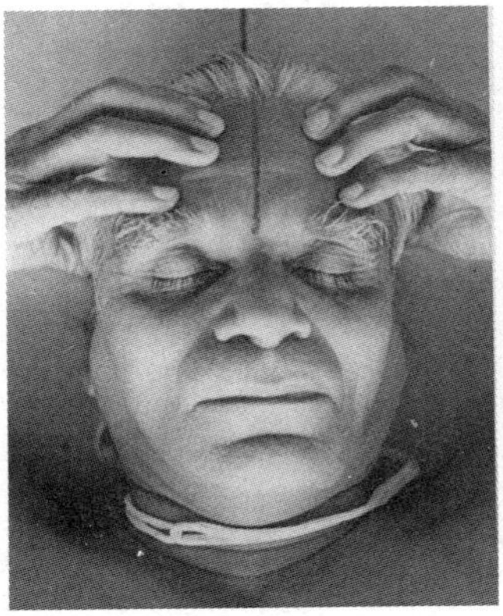

图 157

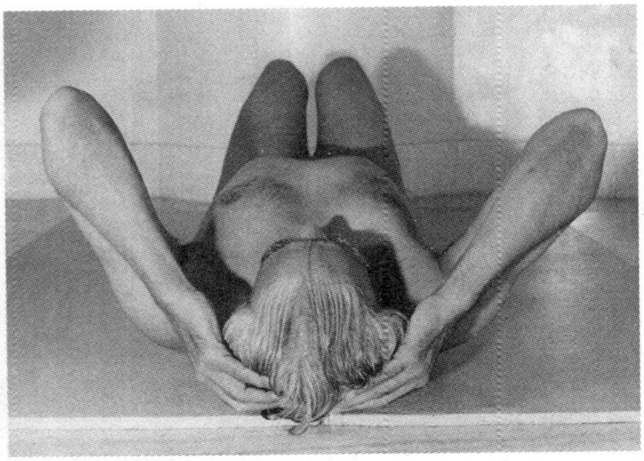

图 158

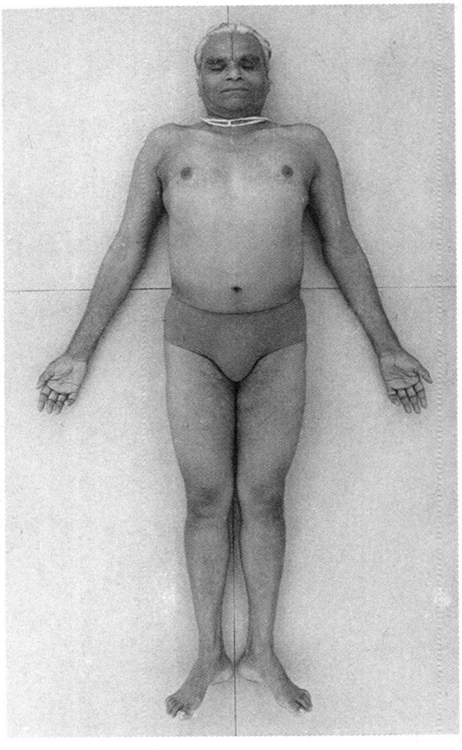

图 159

躯干

9. 两块肩胛骨的顶端（内侧）按压在地面上（图 163 和图 164）。从锁骨开始，向肩胛骨的方向卷起上胸部的皮肤，调整背部，完美地放在毯子上（图 165）。注意，脊柱和腰椎的两侧要均衡地放在毯子上，并且肋骨向外一致地伸展。大约 99% 的人的两侧臀部不是均匀地放在地面上的，而是把体重放在一侧臀部上。把骶骨的中央放在地面上，这样，臀部就可以均衡地放松了。在乳头、浮肋（图 160 和图 161）和盆骨之间画一条线，使其与地面平行。

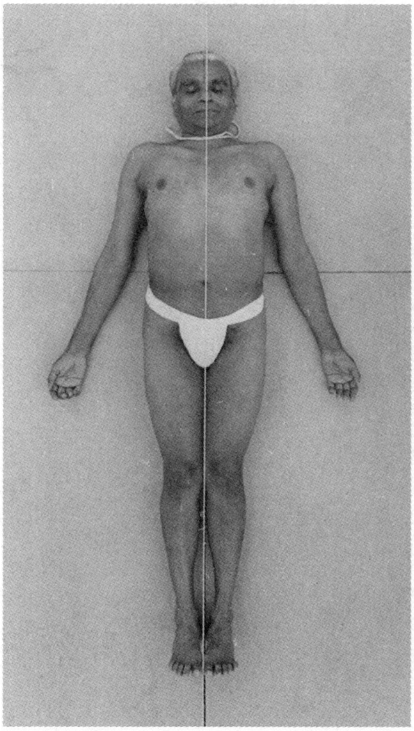
图 160

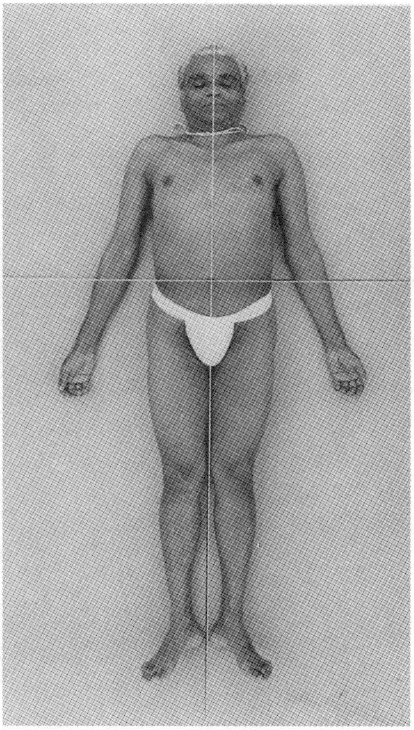
图 161

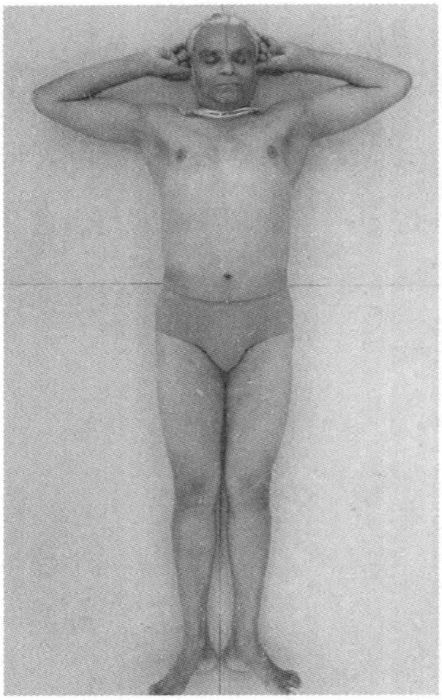

图 162

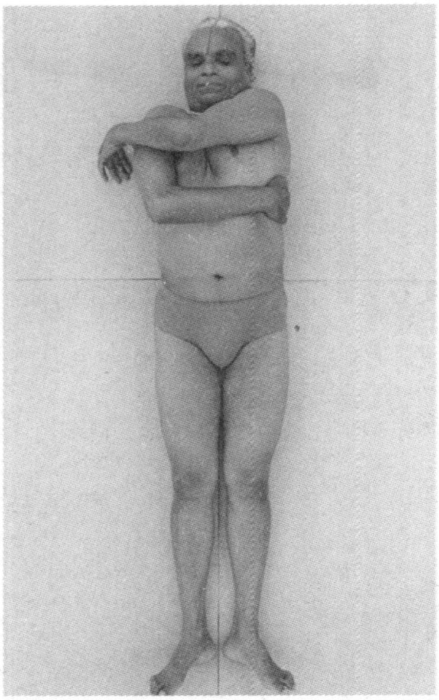

图 163

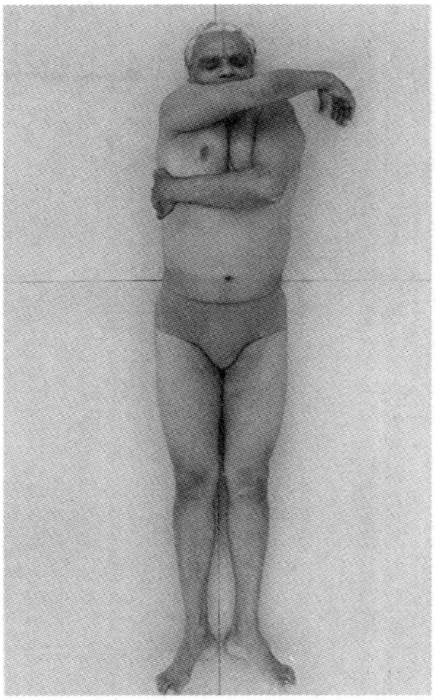

图 164

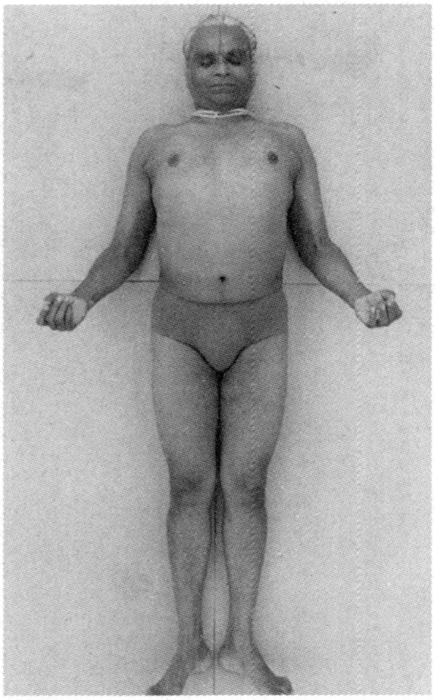

图 165

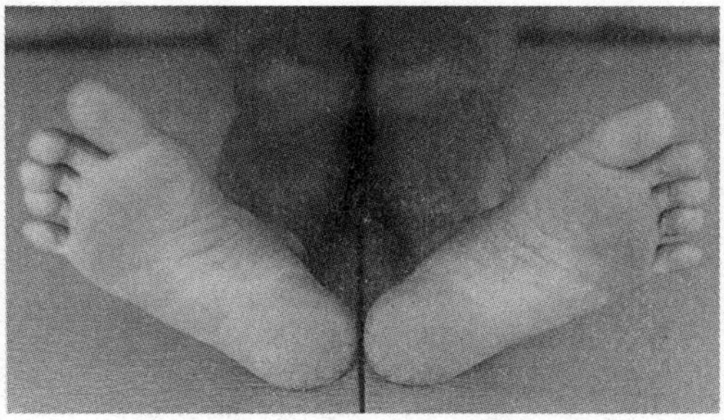

图 166

双脚

10. 双脚并拢，延伸脚跟的外侧（图 160）；然后，双脚向外均衡地垂下（图 166）。大脚趾应当感觉不到重量，也没有抵抗着什么（图 167）。强迫小脚趾接触地面是错的。双腿僵硬的人可以把双脚分开一码（约 0.9 米）宽，这样可以帮助把背部均衡地放在地面上（图 168）。膝盖后侧的外角要接触地面，如果碰不到地，就在膝盖后侧放一条折叠的毯子或一个枕头（图 85）。如果双腿无法放松，就把一些重物（11～27 千克）放在大腿上端（图 169），重物可以去除肌肉的紧张和僵硬，使双腿保持沉静。

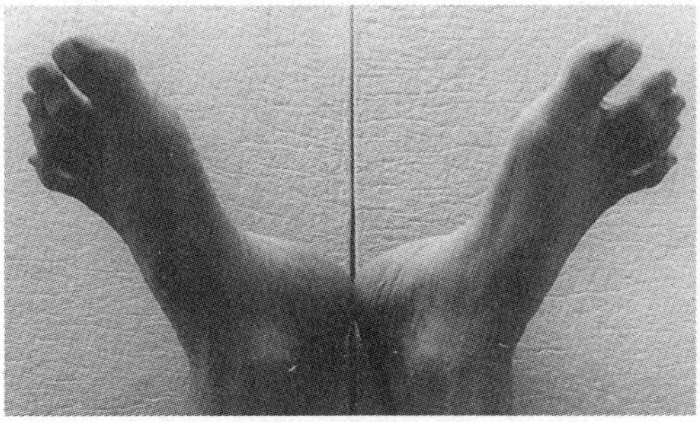

图 167

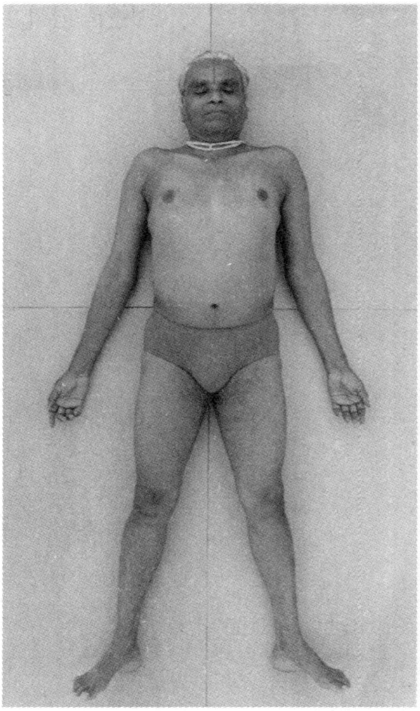

图 168

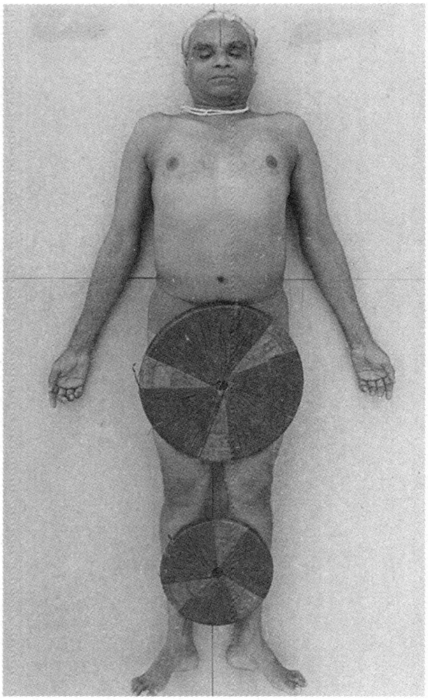

图 169

双手

11. 双手离开身体，从腋窝起，与身体呈 15 度到 20 度角。弯曲两肘，手指触碰肩膀（图 170）。伸展大臂后侧的三头肌，肘部尽量向双脚方向伸展。保持整个大臂、肩膀的边缘和肘部放在地面上（图 171）。不要干扰肘尖。放下前臂，从手腕到指关节伸展手指，掌心向上（图 172 和图 173）。手指保持松弛，中指的后侧接触地面，直到第一个指关节（图 174）。注意手臂、手肘、手腕和手背的中间面要接触地面。如果双臂靠近身体，而且身体没有恰当地放好，手臂或背部肌肉感觉僵硬，就在肩膀的高度打开双臂（图 175）。躺在地上的感觉应当就像沉入大地母亲之怀一样。

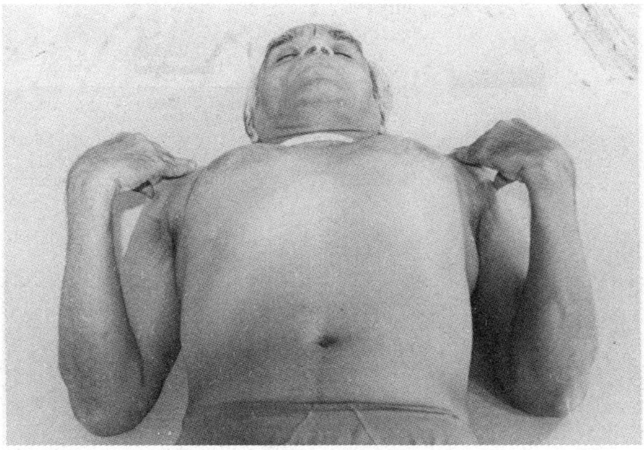
图 170

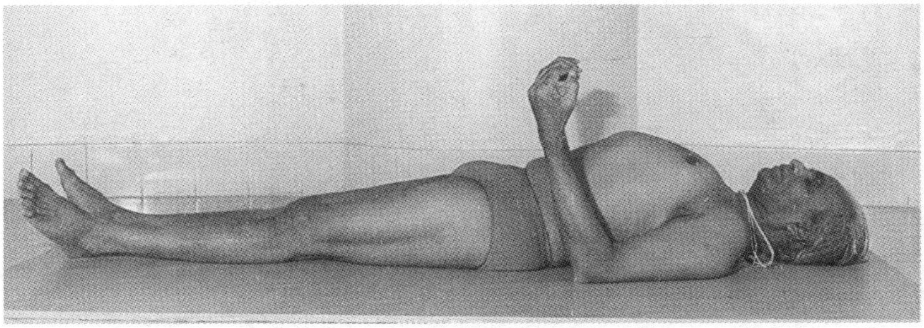
图 171

无意识的紧张

12. 一个人可能感受到手掌、手指、脚底或脚趾紧张（图 176 和图 177）。留意这些部位，感觉紧张时就释放紧张部位的压力，使紧张的部位回到正确的位置。

消除紧张

13. 首先，学习释放身体后侧的紧张，从躯干到颈部、手臂和双腿。然后，放松身体的前侧，从耻骨到喉咙，这是情绪起伏的发生地。最后，从颈部到头顶放松。以这种方式，学习放松整个身体。

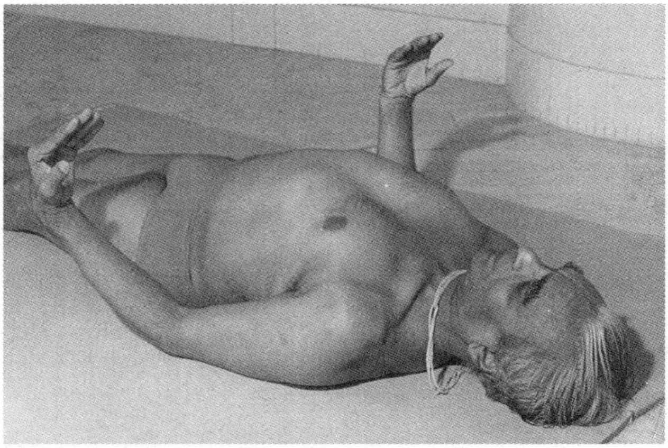

图 172

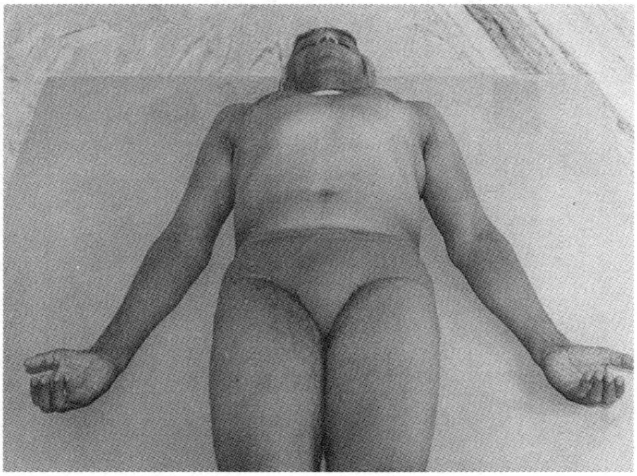

图 173

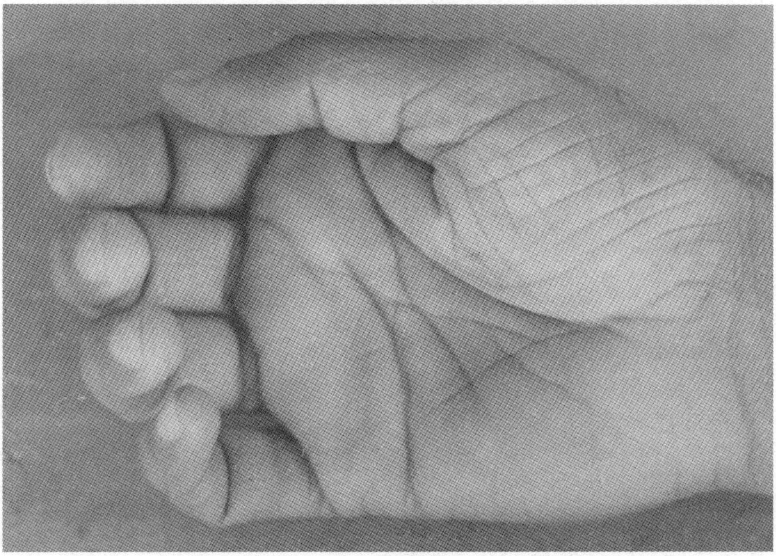

图 174

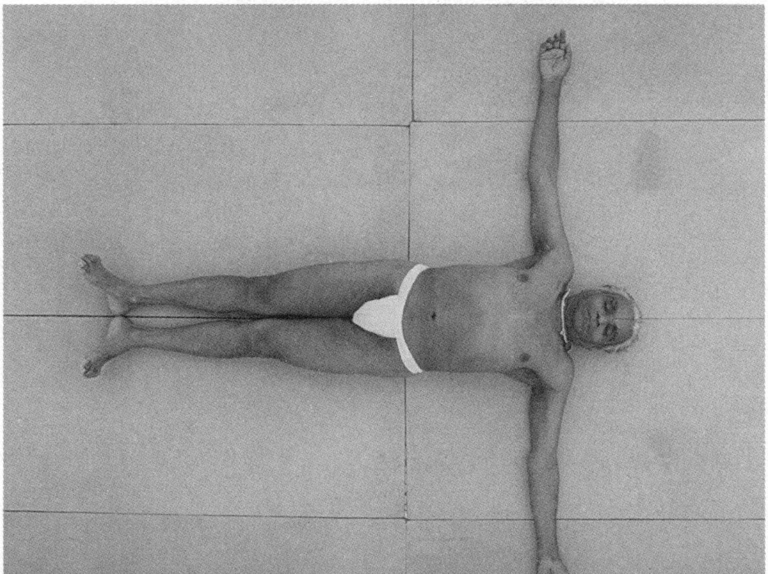

图 175

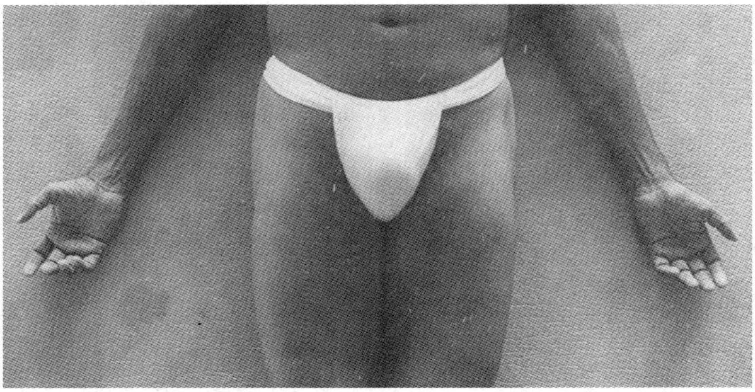

图 176

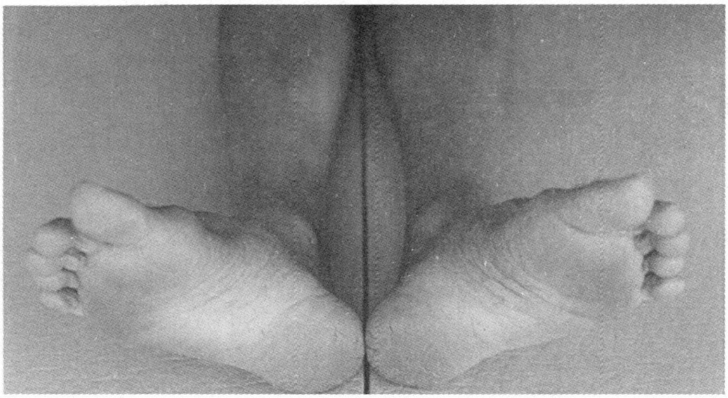

图 177

14. 体会腋窝、腹股沟内侧、横膈膜、肺部、脊柱肌肉和腹部的“空”或不存在感。身体像是一根被丢在地上的棍子。在正确的摊尸式中，头部仿佛缩小了。

15. 要学习先把身体的物理结构组织安顿下来，再去关注心意。使更精微的心理层和智性层宁静下来，要先控制粗身。

16. 身体的完全宁静是第一要素，它也是获得灵性安宁的第一个信号。如果全身的所有部分都没有安详的感觉，心意就不可能获得解脱。身体的平静会带来心意的静默。

感官

17. 眼睛。在摊尸式中，修习者向内凝视，观察自己的内在。这种内省为制感，即八步瑜伽中的第五步。感官向内收，他开始了迈向他的存在的源泉、他的阿特曼的旅程。

18. 眼睛是头脑的窗户。每只眼睛都有眼皮，相当于护窗板。瞳孔四周的虹膜自动调节到达视网膜的光线量。虹膜自发回应一个人的心意和情绪状态。闭上眼，他就把外部事物挡在外面，开始觉察自身的内在。如果紧紧地闭上双眼，眼睛受到挤压，视野中会出现光影，令人分心。要轻柔地把上眼皮移向内眼角，这将放松眼皮上方的皮肤，在两眉之间创造空间。要像对待花瓣一样，轻柔地对待双眼。轻微上抬眉毛，可以消除前额皮肤的所有紧张（图 178）。

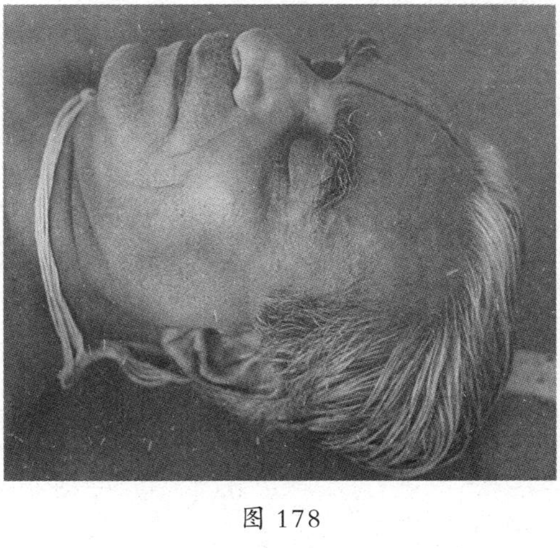

图 178

19. 耳朵。耳朵在摊尸式和调息法中都发挥重要的作用。眼睛要保持松弛，耳朵应当是宁静且具有接纳性的。眼睛和耳朵中一方的紧张或放松都会影响心意，反过来，心意也会影响眼睛和耳朵。智性的居所在头部，心意则扎根在心脏。出现思想的波浪时，内在的耳朵就失去了接纳性。通过仔细的训练，这个过程可以反向进行，也就是说，耳朵能向心意发出讯息，停止波动，使心意宁静。如果眼睛紧张，耳朵就会被堵住；如果眼睛是松弛的，耳朵也是松弛的。

20. 舌头。舌根保持放松，跟睡觉时的位置一样，放在下颚上。舌头在牙齿或上颚上的任何移动或施加的压力，都是心意波动的表现。如果舌头向一侧倾斜，头也会向一侧倾斜，使头部难以彻底放松。嘴唇的两角向两侧伸展，保持放松。

21. 皮肤。覆盖身体的皮肤也许为最重要的感觉器官提供了生理结构。五种感觉器官是眼睛、耳朵、鼻子、舌头和皮肤。光、颜色、声音、气味、味道和触碰（tanmātras）在感觉器官上留下印迹。反过来，感觉器官向大脑发送讯息，并且接收大脑发出的关于回应与刺激的讯息。通过消除面部肌肉的紧张，控制感觉器官的神经放松了，大脑也无须联络感觉器官。要特别留意太阳穴、颧骨和下颌，这能令你在上颚和舌根之间感受到安详。在摊尸式中，全身肌肉放松，皮肤毛孔收缩，神经获得休息。

呼吸

22. 通过两侧鼻孔的气息应当相等。开始时，常规地吸气，但是，呼气应当是轻柔、深长的。对有些人来说，深吸气会干扰头和躯干，还会使双腿和手臂僵硬。对他们来说，建议进行常规的吸气和深长、轻柔的呼气，这样可以舒缓神经和心意。那些一开始尝试摊尸式就感到不安的人，应当做深入、缓慢、延长的吸气和呼气，直到获得宁静。一旦感到宁静，他们应停止深呼吸，让气息自主地流动。当呼气的艺术臻于完美时，一个人会感到气息仿佛是从胸膛的肌肤毛孔里渗出的，这是完美放松的标志。每个呼气都把修习者的心意带往他的自我，并且净化头脑的所有紧张和活动。呼气是修习者向至高的创造者臣服的最好形式，他的呼吸、生命和灵魂，他的一切都臣服于创造者。

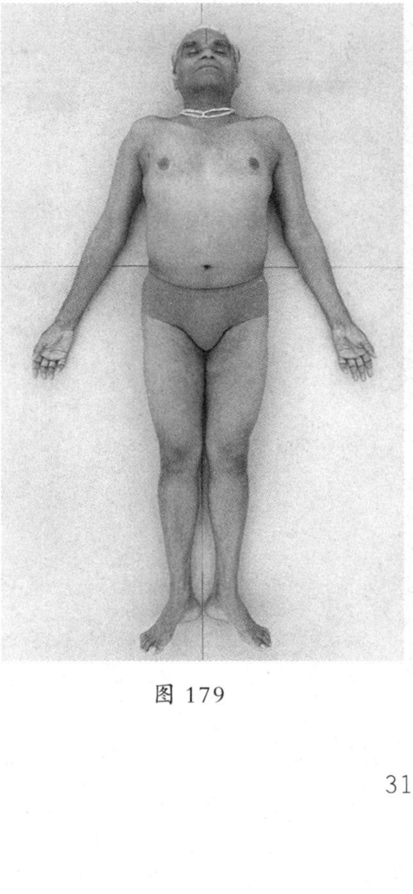

图 179

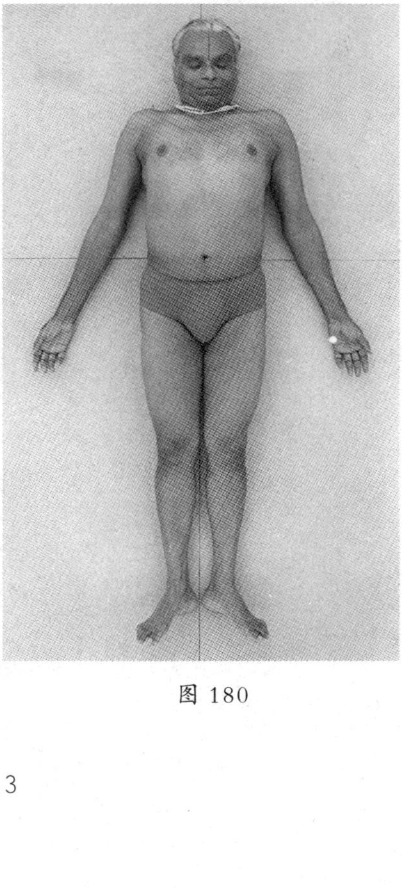

图 180

头

23. 确保头竖直，并且与天花板平行。如果抬头（图 179），心意就会被带往未来。如果低头（图 180），心意则沉湎于过去。如果头向一侧倾斜（图 181），内耳（前庭、球状囊和半规管）也会歪斜，影响中脑，人会睡着和失去觉知。学习使头部与地面保持平行，从而心意一直保持在当下（图 182）。纠正头部的任何歪斜，会帮助大脑的两个半球和身体之间取得平衡。身体是通向神性的大门之一。

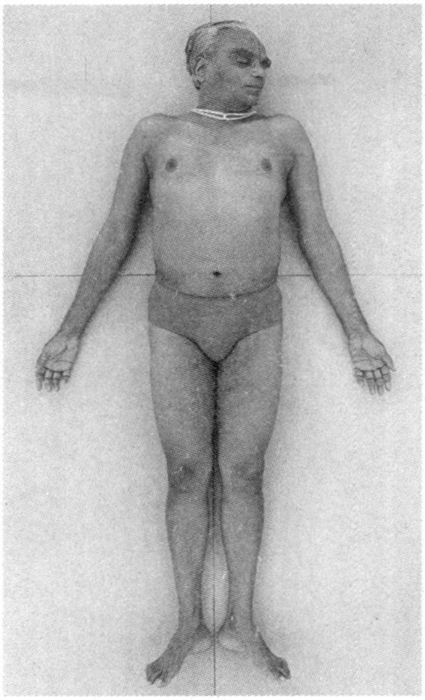

图 181

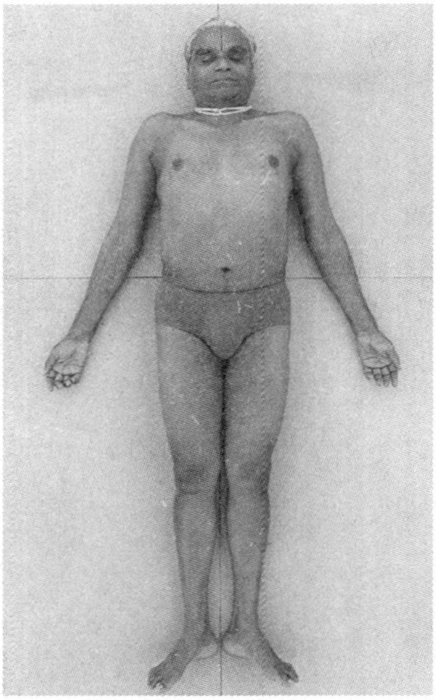

图 182

24. 刚开始练习，呼吸时下巴会不自觉地抬起和放低。从颈部到头顶的方向，延伸头的后部，有意识地使后脑勺和地面保持平衡，来避免下巴的移动。

大脑

25. 如果大脑紧张，皮肤也会紧张，反之亦然。学习训练自己，从毛孔到真我，从真我到毛孔。身体、心意和智性的全部能量应当沉浸在真我之中。使用意愿来使心意和智性沉静下来，最终，意愿将得到升华。

26. 只要感官活跃，阿特曼就在沉睡。当感官静止、沉默下来，欲望的云朵驱散了，阿特曼就会发出光芒。心意和智性像池塘里的鱼一样在体内和体外快速地移动。水无波无浪时，水面反映的形象是完好的、静止的。当心意和智性的波动停止了，真我的影像会不受干扰地浮上水面，脱离所有欲望。这种质朴、纯净的无欲状态叫作独存（kaivalyāvasthā）。

27. 摊尸式的目的是使身体休息、呼吸放松，心意和智性逐渐得到升华。当内在和外在发生动荡时，心意和智性的能量被浪费了。在摊尸式中，内部或心意上的情绪起伏停止了，带来心意融合（manolaya，manas 的意思是心意，laya 的意思是沉浸）的状态。进而，脱离了动荡起伏的心意分解了，沉浸在真我之中，好比河流入海。心意融合是一种否定的被动状态，在瑜伽文献中被称作“空”（śūnyāvasthā），是在情绪层面上，消融自我身份。修习者要避免外来思想的进入，它们会干扰和浪费他的智性能量。在这个层面上，他能体会到清澈的境界，他的智性完全处在掌控地位，不允许思想侵扰，这种状态被称为“非空”（aśūnyāvasthā，a 表示否定，śūnya 的意思是“空”）。当他掌控了心意和头脑，他就达到了超越心意融合和amanaskatva的新境界，即纯粹存在。

28. 心意融合或空可以比作新月，虽然月球环绕地球转动，但不可见。amanaskatva或非空状态可以比作满月，反映太阳的光芒，即阿特曼。在空或非空状态中，修习者的身体、心意和智性是平衡的，并且发出能量。他在情绪的空和智性的满之间达到平衡。

29. 为了达到这种境界，修习者必须培养辨别力。辨别力会带来清明，使他更好地放松。头脑的清明会使疑虑消失，带来光明。他的存在将融入无限（paramātmā）。这是修习者体会到的摊尸式的甘露。

30. 练习摊尸式10～15分钟，去体会无时间感。微小的思想或移动都会打破状态，你也会再次回到时间的世界中，在那里，有开始和结束。

31. 从一个成功的摊尸式练习中回到日常生活，需要一定时间。在两次呼吸、两种思想之间有个时间差，在主动和被动状态之间也有时间差。摊尸式是一种被动的状态，修习者应当做一个沉默的观察者，直到日常活动缓慢地进入头脑和身体。成功地练习摊尸式之后，在回到日常生活的过程中，神经感到皱缩，后脑似乎很干、沉重，前脑则是空荡荡的。所以，不要马上抬起头，因为你可能会感到头晕或昏沉。要慢慢地、轻柔地睁开双眼，刚开始是无焦点的。在那里保持一会儿，然后屈膝，头和身体转向一侧（图183），保持1或2分钟，然后在另一侧重复。起身时，你就不会感到费力。

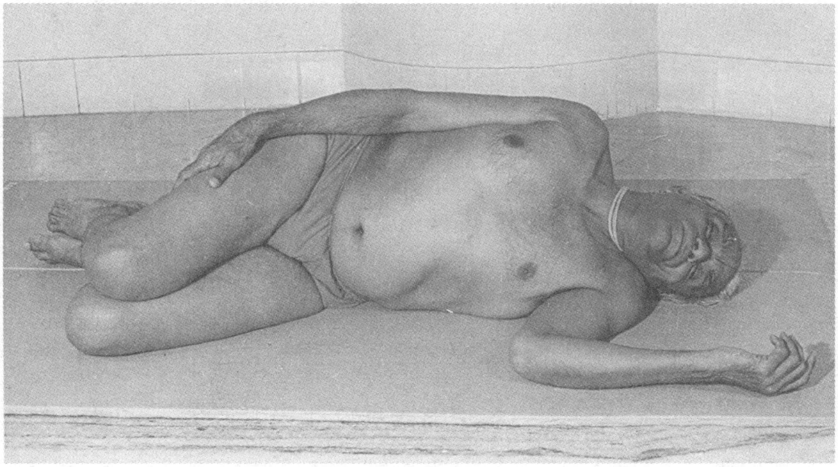

图 183

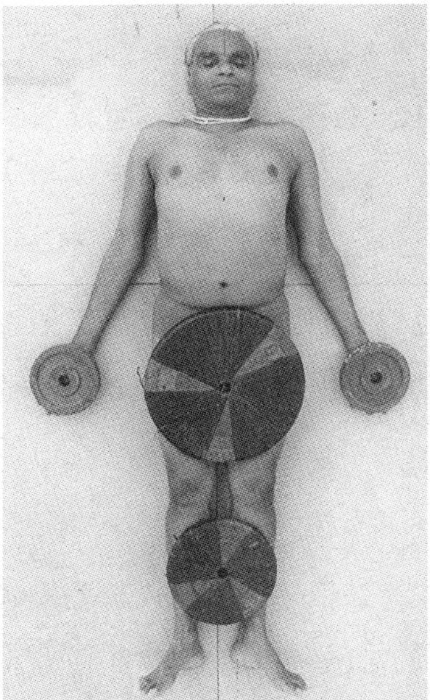

图 184

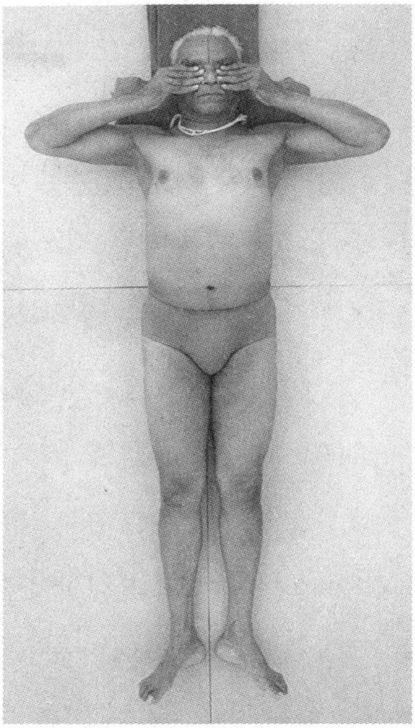

图 185

特别提醒

过度紧张，患高血压、心脏病、肺气肿或心神不安的人应当躺在木板之上，头下放置枕头（图80～82）。

紧张不安的人应当在大腿（大约22千克）和手掌（2.3千克）上放置重物（图184）。他们还应当做六头战神契合法（图185），或折叠一条长的柔软的薄布，大约8厘米宽，缠绕头、双眼和太阳穴。缠绕从眉毛开始，不要堵住鼻子，在太阳穴或鼻子两侧折起布条的末端。布条不应缠得太紧或太松（图186）。当大脑活跃时，太阳穴的运动和眼球的压力会向外推布条。当皮肤放松时，你感觉不到布条，这是大脑开始放松的信号。

由于颈椎炎或扭伤而颈部疼痛的人，会感觉难以伸展颈部后侧并把它舒适地放在地面上，这时，应当在颈部底部和头颅之间塞进一条毛巾或叠好的布（图187和图188）。高度紧张的人或缺乏自信的人，以摊尸式仰卧，视线应当注视两眉之间（图149），然后，闭上双眼，向内凝视（图150）。他们应深呼吸，每个吸气后屏住气息1或2秒。他们应当只在肩倒立之后做摊尸式，《瑜伽之光》讲解了肩倒立的做法。深吸气和深呼气使高度紧张和缺乏自信的人放松下来，然后，他们无须把视线集中在两眉之间，也无须把注意力集中在深呼吸上。

如果地板和腰部之间的空隙太大，把一个软枕或折叠的毯子放在中间，可以使腰椎得到休息（图189）。背痛的人应当在腹部放置重物（11～22千克），可以缓解疼痛（图190）。

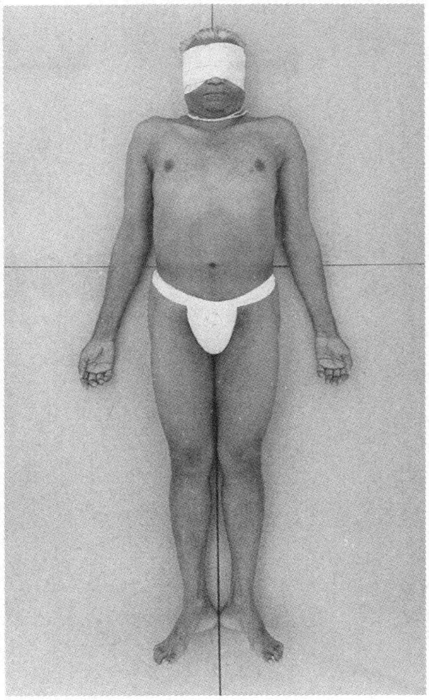

图 186

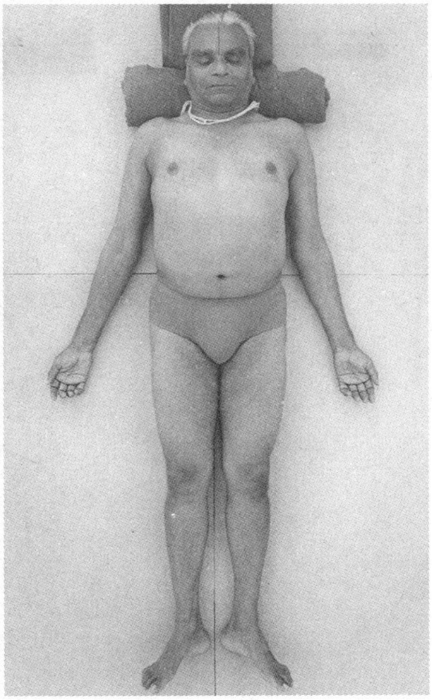

图 187

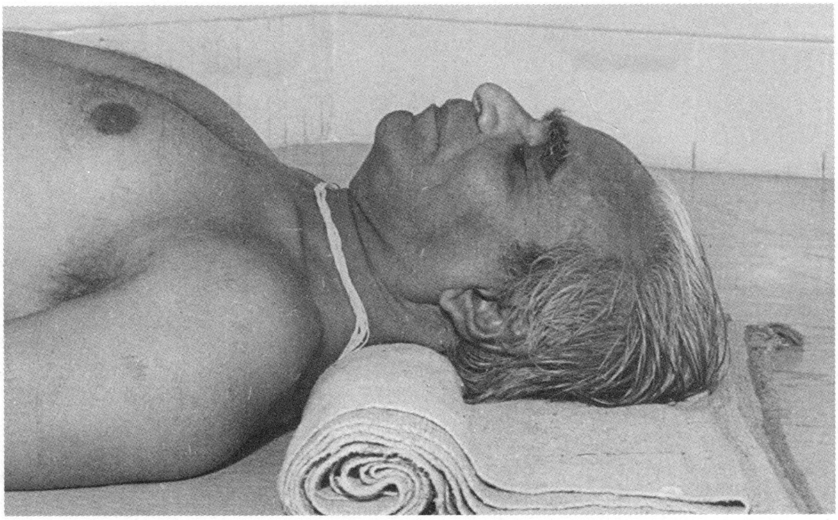

图 188

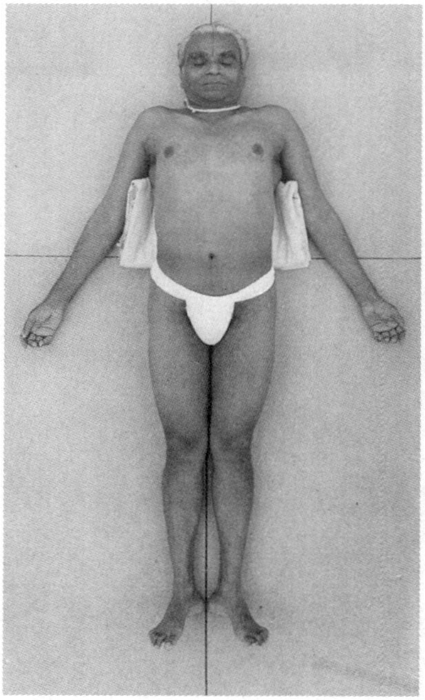

图 189

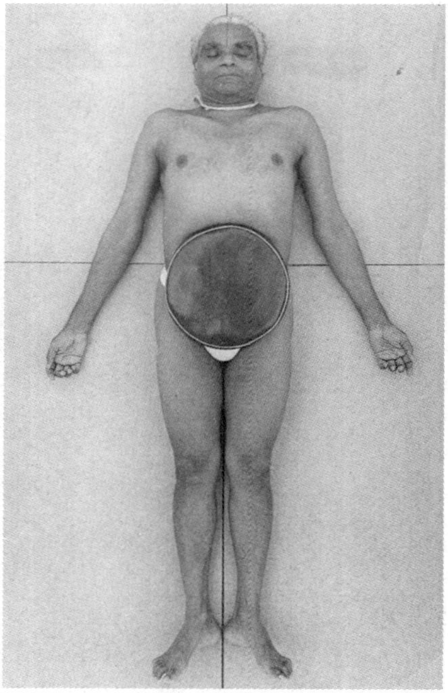

图 190

功效

在正确的摊尸式中，人们最小限度地消耗能量，最大限度地修复身心。它给整个存在充电，使人富有活力和创造力。它消除人们对死亡的恐惧（bhaya），带来无畏（abhaya）。修习者能体会到安宁祥和、内在合一的境界。

附录一
瑜伽调息法课程

课程分为五组：预备、初级、中级、高级和密集课程。这里给出的调息序列是为每日练习准备的，并附上一定程度上掌握全部课程所需的时间。精通各个阶段依赖于修习者对这门技艺的奉献和对练习的投入程度。

为了便于查阅，在介绍每周练习计划之前，先把所有课程分类如下。

1. 预备课程

（a）乌伽依调息法一至七阶段

（b）间断调息法一和二阶段

2. 初级课程

（a）乌伽依调息法八至十阶段

（b）间断调息法三至五阶段

（c）顺应调息法一 a 和一 b，五 a 和五 b

（d）逆向调息法一 a 和一 b

（e）太阳调息法一

（f）月亮调息法一

3. 中级课程

（a）乌伽依调息法十一

（b）间断调息法三、六和七

（c）顺应调息法二 a 和二 b，六 a 和六 b

（d）逆向调息法二 a 和二 b

（e）太阳调息法二

（f）月亮调息法二

（g）清理经络调息法一 a 和一 b

4. 高级课程

（a）乌伽依调息法十二

（b）间断调息法八

（c）顺应调息法三 a 和三 b，七 a 和七 b

（d）逆向调息法三 a 和三 b

（e）太阳调息法三

（f）月亮调息法三

（g）清理经络调息法二 a 和二 b

5. 密集课程

（a）乌伽依调息法十三

（b）间断调息法九

（c）顺应调息法八

（d）逆向调息法四

（e）太阳调息法四

（f）月亮调息法四

（g）清理经络调息法三 a 和三 b，四 a 和四 b

做清凉调息法和嘶式调息法时，可以用手指控制，也可以不用；可以加入内屏息和外屏息，也可以不加；可以时不时地练习几分钟这两种调息法。建议在炎热的天气练习清凉调息法和嘶式调息法，最好是日出之前或日落之后，身心感觉太燥热时也可以练习。练习蜂鸣调息法和晕眩调息法，只是为了学习它们的技法，因为其功效已经被表格中的其他主要调息法涵盖了。

本书还提到了圣光调息法和风箱式调息法，可以在每日的练习中加入这两种调息法中的任一种，几分钟即可，目的是清洁鼻孔和恢复大脑的活力。要以适合身体和鼻孔的方式调整练习的各个调息阶段。

课程计划限制了屏息的时长，但是没有限制吸气和呼气的时间。习练者可以在某些日子专注于延长吸气和呼气的时间，在某些日子专注于延长内屏息的时间，在某些日子专注于延长外屏息的时间。

具有足够的控制力时，可以尝试非均一调息，但是修习者要自行承担风险。

第一课（预备）

周	调息法	阶段	时间（分）
1 和 2	乌伽依	一、二	各 7~8
3 和 4	乌伽依	二、三	各 8
5 和 6	乌伽依 间断	二、三 一、二	各 5 各 5
7 和 8	乌伽依 间断	一、二、三 一、二	各 5 各 5
9 和 10	乌伽依 间断 间断	四、五 四 一	各 5 5 5
11 和 12	乌伽依 间断	五、六 四	各 5 10
13~15	乌伽依 间断	五、六、七 二	各 5 10
16~18	乌伽依 间断	六、七 一、二	各 5 各 5
19~22	重复、巩固，逐渐习惯上述调息序列		
23~25	乌伽依 间断	六、七 四、五	各 8 各 8

第一课的重要阶段

乌伽依：二、三、四、六、七；间断：一、二。

第二课（初级）

周	调息法	阶段	时间（分）
26~28	乌伽依 间断	八 三	10 10
29~31	乌伽依 顺应 间断	九 一 a 二	10 10 5
32~34	间断 顺应 乌伽依	三 一 b 九	5~8 5~8 5
35~38	顺应 逆向 乌伽依	一 a 一 a 四	10 10 尽量长时间
39~42	乌伽依 顺应 逆向 间断	十 一 b 一 b 三	8~10 6~8 6~8 尽量长时间
43~46	重复并巩固以上阶段		
47~50	重复第一课的重要阶段，然后根据你的时间安排，练习第二课中的任何内容均可		
51~54	顺应 逆向 太阳	五 a 一 a 一	5 5 10
55~58	顺应 逆向 月亮	五 b 一 b 一	5 10 5
59~62	重复、巩固第二课的内容，根据你的时间，调整练习安排		

第二课的重要阶段

乌伽依：十；间断：三；顺应：一 b；逆向：一 b；太阳：一；月亮：一。

第三课（中级）

周	调息法	阶段	时间（分）
63~67	间断	三	5
	乌伽依	十一	5~8
	间断	六	5
	顺应	二 a	5
	逆向	二 a	5
	顺应	六 a	5
	太阳	二	5
	月亮	二	5

习练者一天练习乌伽依十一、顺应二 a、逆向二 a 和太阳二，另一天练习其余的调息法，交替练习。

周	调息法	阶段	时间（分）
68~72	间断	七	5
	顺应	二 b	6~8
	逆向	二 b	6~8
	清理经络	一 a	10
73~75	乌伽依	八	5
	顺应	六 b	6
	逆向	二	6
	清理经络	一 b	10

如果当天练习了顺应调息法，那么逆向调息法就在第二天练习。

周	调息法	阶段	时间（分）
76~80	顺应	二 b	10
	逆向	二 b	10
	太阳	二	10
	月亮	二	10
	清理经络	二	10

如果当天做了顺应、太阳和清理经络调息法，就在第二天做其余的调息法。

81~85	巩固之前的练习

第三课的重要阶段

乌伽依：十一；间断：七；顺应：二 b；逆向：二 b；太阳：二；月亮：二；清理经络：二。

86~90	练习第一课、第二课和第三课的重要调息法

从现在开始，每天练习一个阶段，在进入高级课程前，掌握好第一课、第二课和第三课的每个调息法。例如，第 91～120 周。

第一周	调息法	阶段	时间（分）
周一	乌伽依	八	20~25
周二	太阳	一	20~25
周三	顺应	一 b	20~25
周四	间断	一、二	各 20~25
周五	逆向	一 b	20~25
周六	清理经络	一 b	20~25
周日	间断	二	20~25

第二周	调息法	阶段	时间（分）
周一	月亮	一	20~25
周二	顺应	二 a	20~25
周三	逆向	二 b	20~25

周四	乌伽依	十	20~25
周五	清理经络	一 b	20~25
周六	间断	五 b	20~25
周日	间断	三	20~25

第三周	调息法	阶段	时间（分）
周一	太阳	二	20~25
周二	月亮	二	20~25
周三	间断	七	20~25
周四	顺应	五 b	20~25
周五	逆向	一 a	20~25
周六	清理经络	一 a	20~25
周日	乌伽依	十	20~25

现在，习练者可以继续安排自己的练习日程，直到前三课中的所有调息法都包括在内了，然后从这里给出的第一周开始练习。要确保每周都涵盖了几个主要的调息法，而且不要在连续三周之内重复任何阶段。星期日可以休息，或做一个简单、放松的调息法。

如果你发现做某天的日程上的调息法时感觉不太对，就练习同一周的另一天的调息法。如果由于身体原因，你无法练习这三课中的任何调息法，就从你能做的调息法中，制定你自己的日程表。关于那些只能练习几分钟的次要的调息法，不要尝试按这里的 20～25 分钟去练习，不过，可以尝试在每月的最后一个星期六练习它们，时间不要超过 5 分钟。

第四课（高级）

周	调息法	阶段	时间（分）
121~125	太阳 乌伽依 间断	一 十二 八	5 10 10
126~130	月亮 顺应 逆向 间断	一 三 a 三 a 八	5 10 10 5
131~136	顺应 清理经络 间断	七 a 二 a 八	10 10 5
137~142	太阳 清理经络	二 二 b	10 15
143~148	月亮 清理经络	二 一 b	10 15
149~155	太阳 顺应 逆向	三 三 b 三 b	10 8 8
156~160	月亮 顺应 逆向 清理经络	三 七 b 三 a 二 b	10 8 8 8~10

第四课的重要阶段

顺应：三 b；逆向：三 b；太阳：三；月亮：三；清理经络：二 b。

161~170	重复上述课程的所有重要调息法

第五课（密集）

周	调息法	阶段	时间（分）
171~175	清理经络 乌伽依 顺应	一 b 十三 八 a	8~10 10 10
176~180	间断 逆向	九 四 a	10 10
181~185	清理经络 顺应 乌伽依	三 a 八 b 十二（仰卧）	10 10 8
186~190	太阳 清理经络 乌伽依	四 三 b 二（仰卧）	10 15 10
191~195	月亮 逆向 间断	四 四 b 二（仰卧）	10 10 8~10
196~200	清理经络 清理经络 乌伽依	四 a 四 b 二（仰卧）	10 10 10

第五课的重要阶段

太阳：四；月亮：四；清理经络：四 b。

周练习计划

可以自主调整练习的回合与顺序。

周一	清理经络 乌伽依 摊尸式	一 b 十一 	15~20 15~20 10

周二	间断 太阳 摊尸式	五、六 二、三	各 15~20 各 15~20 10
周三	清理经络 顺应 摊尸式	二 b 七 b	各 15~20 各 15~20 10
周四	月亮 逆向 摊尸式	二、三 三 b	各 15~20 各 15~20 10
周五	乌伽依 清理经络 摊尸式	八 四 b	20 20 10
周六	间断 清理经络 摊尸式	七 一 b	10 20 10

练习主要的调息法后，可以在做摊尸式之前练习 2 或 3 分钟风箱式调息法，堵住或者不堵住鼻孔均可。

附录二

术语解释

A

a	否定前缀，表示“非”，如“非暴力”。
abhaya	脱离恐惧。
abhiniveśa	对生命的本能的渴望，以及害怕死亡会切断人和一切的联系的恐惧。
abhyāsa	坚持不懈的学习和有纪律的练习。
achala	不可移动的。
achalatā	不可移动性。
achit	非“chit”的（chit= 生命的活力原则）。
adhama	最低下的，最自私的。
adhamādhama	低下中的最低下的。
adhamamadhyama	中等里面的最低下的。
adhamottama	低下中的最好的。
ādhāra	支撑。
Ādi Śesa	原始的蛇，据说有一千个头，被认为是毗湿奴的卧榻，或者它的头撑起了世界。
agarbha dhyāna	garbha 的意思是胎儿、胚胎。dhyāna 的意思是冥想。帕坦伽利认为，冥想是瑜伽的第七个阶段。在冥想中，初学者会利用一则曼陀罗（神圣思想

	或祈祷），把他混乱的心意带往稳定的状态，并且使他远离世俗欲望。这种冥想被称为 sabīja 或 sagarbha（sa= 伴随；bīja= 种子；garbha= 胚胎）冥想。不背诵曼陀罗的冥想被称为 nirbīja 或 agarbha 冥想。前缀“nir”和“a”表示“没有某物”。
agni	火或消化机能。
ahamkāra	自我或自我主义，字面意思是“我－制造者”，一种确定“我知道”的状态。
ahimsā	非暴力。这个词语不仅表示否定或限制意义上的“不杀”和“非暴力”，而且包含积极的、同情的“爱众生”的含义。
āhuti	供奉神，也指连同供奉一起进行的任何庄严仪式。
ājñā chakra	眉心轮，两眉之间的神经丛，是命令的居所（ājñā= 命令）。
ākāśa	天空，空（第五元素），闲置的空间。
alabdha bhūmikatva	没能建立稳定的练习的根基或持续的练习，认为不可能证见实相。
ālambusā nādī	某条纳迪的名称，连接口和肛门。纳迪精微身的管状器官，能量在其中流通。
ālasya	闲散、懒惰、冷漠无情。
āmanaskatva	瑜伽的目标是逐渐升华心意和智性。人的内部或外部发生波动时，心意和智性能量就被浪费。当内在的或心意的情绪起伏停止，会体会到 manolaya（manas= 心意；laya= 沉浸）的境界。当心意从起伏中解脱时，会彻底融入真我，正如河流入海，在情绪层面，个体的身份消失了。当智性不允许外部思想来干扰它时，就达到了 amanaskatva［aman askatva= 没有欲望或思虑（amanaska）］的状态（tva），是没有欲望和思虑的存在状态，达到了悟的境界。
anāhata chakra	心轮，位于心脏区域的神经丛。
ānanda	幸福、喜悦、极乐。
ānandamaya kośa	包裹灵魂的愉悦（ānanda）层（kośa）。

anavasthitattva	不能继续练习，认为没有必要再练习。灵性寻求者相信自己已经达到了三摩地的最高境界。
anna	食物（统称），此外，食物是至高灵魂的最低体现。
annamaya kośa	营养层，是粗糙的物质身体，也是粗（sthūla）层（śarīra），由食物维持，在最外层包裹着灵魂。它也表示物质世界，是梵在世间显示自身的最粗糙或最低形式。
antahkarana	心脏、灵魂，是思想感受、思维机能、心意和良心的居所（anta= 极点或最终限制；karana= 感觉器官，行动的手段或方式）。
antara	内部的，内在的。
antara kumbhaka	完全吸气后的屏息。
antarātmā	最内在的精神或灵性；位于人最深处的至上灵性或灵魂。
ānubhavika jñāna	通过实践（anubhava）获得的知识（jñāna）。
anuloma	anu 表示伴随、沿着或连接的。anuloma 表示“顺着头发（loma）”、伴随着谷粒，顺流、规律的，按照自然顺序。
anuloma prānāyāma	在顺应调息法中，用两个鼻孔吸气，单侧鼻孔交替呼气。
anusandhāna	仔细审视、检查，也指合适的连接。
anusthana	有规律的灵性练习。
ap	水，五种基本元素之一。
apāna vāyu	生命之气（vāyu）的一种，在下腹部流动，控制排尿和排便。
aparigraha	解脱于囤积和收集。
ārambhāvasthā	开始（ārambha）的状态（avasthā），是 *Śiva Samhitā* 中讲到的调息的第一阶段。
Arjuna	一位潘达瓦王子，是伟大的弓箭手和史诗《摩诃婆罗多》里的英雄。
āroha	上升、升起。
artha	意义、重要性，也表示财富，作为人追求的事物之一。
artha bhāvanam	想象一则曼陀罗的意义或一位神的名字，由此，内心升起的奉献精神或信仰（bhāvanā）。
asamsaktā	面对赞扬或辱骂（śams），不为所动（asakta）。

āsana	姿势，瑜伽的第三阶段。
asat	不存在，不真实的。
asmitā	自我主义，利己主义。
Aśokavana	楞伽（Lañkā）国中的无忧树（Aśoka）林，魔王拉瓦那在林中囚禁悉沓（Sītā），悉沓始终忠于自己的丈夫罗摩（Rāma）。
asteya	不偷盗。
asthi	一块骨头。
aśūnya	非（A）空（śūnya）。充满的。
aśūnyāvasthā	一种完全清澈的状态，智性处在完全的命令之中，不受外界思想的干扰。
aśva	马。
aśvini mudrā	马氏契合法，收缩肛门括约肌。
ātmā darśana	看到（darśana）自我（ātmā）是至高灵魂的一部分。真我（ātmā）的景象。
ātmānusandhāna	自我的追求。
ātmā–sādhana	自我修养。
ātmā	至高灵魂或梵。
ātmāhuti	奉献自我，自我牺牲。
ātmā jaya	征服自我。
ātmā jñāna	关于自我的知识，灵性知识，关于灵魂或至高灵魂的知识。真正的智慧。
ātmānjali mudrā	胸前合掌，礼敬内在的灵魂。
āum	和拉丁文中的omme一样，梵文词āum 表示“所有”，传达了“无所不知、无所不在和无所不能”的概念。
āum namo nārāyanāya āum namah śivaya	因为āum有非常强大的力量，所以，建议稀释它的能量，可以加入一些神的名字，如Nārāyana或Śiva，使追求者重复āum并捕捉它的真义。
avasthā	心意的状态。
avidyā	无知，尤其是在灵性方面。
avirati	感官性的，纵欲的。
āyāma	长度、扩张、伸展，也传达了限制、控制和停止的概念。
āyurveda	关于健康或医药的科学。

B

baddha konāsana　束角式，适合调息法和冥想的姿势之一。

bāhya kumbhaka　完全呼气后，屏住气息，此时肺部已被彻底清空。

bandha　束缚或枷锁，表示身体的某些器官或部分收缩或被控制的一种姿势。

bhadrāsana　适合调息和冥想的一种瑜伽姿势。

Bhagavad Gītā　《薄伽梵歌》，黑天（Śri Krsna）和阿朱那（Arjuna）的神圣对话，是印度哲学的根本著作之一，包含了奥义书的精髓。

bhakti　虔敬，敬拜。

bhakti mārga　通过虔敬人格化的神获得拯救的道路。

bhastrikā　火炉中使用的风箱，也是一种调息法，有力地吸气和呼（喷）气，如风箱一般。

bhava vairāgya　无世俗欲望。

bhāvanā　奉献或信仰。

bhāvanam　感知，信念，理解。

bhaya　惧怕、恐惧。

bhedana　刺穿、突破、穿过。

bhoga　享受世俗快乐。

bhramara　一种大黑蜂。

bhrāmarī　一种调息法，呼气时发出柔和的嗡嗡声，如一只蜜蜂。

bhrānti–darśana　错误的（bhrānti）意象或知识（darśana），谬见、妄想。

bhuh　地，三个世界中的第一个，另外两个是空和天，也是一个神秘的词语，最先被创造的词语之一。

bhuvah　空气或空，三个世界中的第二个，位于地的正上方。它也是一个神秘的词语，是最先被创造的词语之一。

bīja　种子或萌芽。

bīja mantra　在冥想中，初学者会利用一则曼陀罗（神圣思想或祈祷），把他的混乱的心意带往稳定的状态，并且使他远离世俗欲望。一则种子曼陀罗是一个神秘的音节和神圣的祈祷，在调息和冥想时，心

	里默诵它，种子会在心意里扎根，渐渐地，心意集中于一点。
bindu	一滴，小颗粒，一点。
brahma	至高存在；造物主。
brahmacharya	梵行；独身、研习宗教和自我克制的生活。
brahman	梵，至高存在，宇宙的源头，宇宙中无所不在的精神。
brahma nādī	中脉（susumnā–nādī）的另一个名称，主要的能量管道，在脊柱中央。当普拉那（能量）进入时，中脉会将灵性修习者带往梵（Brahman），故得名。
brahmapurī	梵城；梵的城（purī），人体。
brahmarandhra	头顶的孔，据说死亡时，灵魂从那里离开身体。
brahma vidyā	至高灵性的知识。
Buddha	佛教创始人。
buddhi	智，理智，辨别，判断。

C

chakra	字面意思为轮子或圆圈。能量（普拉那）在人体的三条主要通道（纳迪）中流动，即中脉（susumnā）、阳脉（pingalā）和阴脉（idā）。中脉位于脊柱内，阳脉和阴脉分别始于右鼻孔和左鼻孔，然后通向头顶和脊柱底部。这两条纳迪彼此相交，也与中脉相交。纳迪的交错点是气轮，或称为火轮，调节人体机能。重要的气轮包括：1. 根轮（mūlādhāra，mūla= 根、源泉，ādhāra = 支撑，至关重要的部分），位于肛门上方的骨盆区域。2. 力源轮（svādhisthāna，sva = 生机力、灵魂，adhisthāna = 座或居所），位于生殖器上方。3. 脐轮（manipūraka，manipūra = 肚脐），位于肚脐。4. 意轮（manas）。5. 太阳轮（sūrya = 太阳），位于肚脐和心脏之间的区域。6. 心轮（anāhata，未被打过的，未被击败的），位于心脏区域。7. 喉轮（viśuddhi，纯净），位于咽部。8. 眉心轮（ājñā，

命令），位于两眉之间。9. 月亮轮（soma，月亮），位于前额中央。10. 前额轮（lalāta，前额），位于前额顶端。11. 顶轮（sahasrāra，千），被称为千瓣莲花，位于头顶。

chaksu	眼睛。
Chāndogyopanisad	《唱赞奥义书》，最主要的奥义书之一。
chandra	月亮。
chandra bhedana pranāyāma	bhedana 由词根“bhid”衍生，意思是“刺穿、打破或穿越”。在月亮调息法中，用左鼻孔吸气，普拉那穿过左脉或月亮脉，然后通过右鼻孔呼出，即右脉或太阳脉的通道。
chandra nādī	月亮脉，是左脉（idānādī）的另一个名称。
Charaka Samhitā	一本关于印度医学体系的著作。
chidātmā	思想的原则或机能，纯粹的智性，至高灵性。
chit	思想、感知、智性、心意；灵魂、灵性、生命的活力原则；宇宙意识。
chitrā nādī	从心脏出发的纳迪之一，输送昆达里尼创造能量（萨客悌），到达顶轮（sahasrāra）。
chitta	整体意义上的意识，包括三部分：（a）有注意、选择和拒绝功能的心意（manas）；（b）理性，区分事物的决断性状态；（c）自我（ahamkāra），小我。

D

dairghya	横向扩展。
dala	庞大的数量。
darśana	视野，洞见，也指一个哲学体系。
daūrmanasya	绝望。
deśa	地点或状态。
devadatta vāyu	一种生命之气，通过打哈欠，让疲惫的身体接收更多氧气。
dhamana	像风箱一样鼓风。
dhamanī	达曼尼，在肉体和身体的精微层面运输多种能量的管状器官或管道。

dhanajaya vāyu	一种生命之气，即使人死后它也留在体内，有时会使尸体膨胀。
dhāranā	集中注意力，全神贯注，帕坦伽利提到的瑜伽第六阶段。
dharma	源于词根“dhr”，意为支撑、保持、支持、持续。dharma 指宗教、法律、道德情操、正义、优秀作品，它是支撑灵魂，产生美德、道义及宗教修为并引领人类发展的行为准则，被认为是人类存在的四个目的之一。
Dharma Ketra	一个平原的名字，摩诃婆罗多战争中 Kauravas 与 Pāavas 大战的地方。正是在这个战场上，克里希那（Krsna）向 Pāndava 的阿朱那（Arjuna）王子解释了《薄伽梵歌》（*Bhagavad Gītā*），并催促他完成作为一名战士的使命。
dhātu	一种元素，身体中的一种体液或特性，如 vata（风）、pitta（胆汁）和 kapha（痰）。
dhr	握住，专注于。
dhyāna	冥想，帕坦伽利提到的瑜伽第七阶段。
dosa	失误或缺陷，不好的品质，人体三种体液的紊乱。
duhkha	悲伤和痛苦。
dvāra–pāla	守卫，看门（dvāra）人（pāla）。
dvesa	憎恨，敌意。

E

ekāgra	eka = 一个；agra = 最重要的，仅专注于一个物体或一个点；专心致志；全部心意聚焦于一点之上。

G

gandha	气味。
gāndhārī nādī	一条纳迪的名字，据说位于左脉后侧，终点在左眼附近，起到调节视力的功能。
garbha	胎儿，胚胎。
Gautama	尼夜耶（Nyāya）哲学体系倡导者的名字。

Gāyatri Mantra	关于梵的妻子的一首吠陀颂歌，梵的妻子是吠陀之母。
ghata	大的陶制水罐，巨大的努力。
ghatāvasthā	*Śiva Samhitā* 提到的调息法第二阶段（avasthā）。在这个阶段里，身体像一个陶罐，需要被调息练习的火焰烘烤，获得稳定。
Gheranda Samhitā	哈达瑜伽的一本古典著作。
gu	“guru”的第一个音节，意思是黑暗。
guna	自然的性质或成分。自然要素的三种成分之一，悦性、变性（raja）和惰性（tamas）。
gunātīta	从悦性、变性和惰性中解脱的人。
guru	灵性导师，照亮灵魂的人。

H

Hanumān	有超凡的力量的一只猴子，《罗摩衍那》记载了他的事迹。他是 Anjanā 和风神 Vāyu 的儿子，是印度神庙中的神灵之一，也是调息大师和卓越的运动员。
hastijihvā nādī	一条纳迪的名字，位于左脉前侧，终点在右眼，调节视觉。
hatha yoga	通过刻苦的训练获得解脱的道路。
Hatha Yoga Pradīpikā	《哈达瑜伽之光》，Svātmārāma 创作的、著名的哈达瑜伽著作。
Hiranyagarbha	梵的名字，从一只金蛋中诞生，也表示精微体包裹着的灵魂。
hrdayam	心脏、灵魂、心意，万物的内在属性或本质。
hrdayānjali mudrā	在心脏前合掌，向内在的居住者致敬。

I

ichhā	愿望，欲望，意志。
idā nādī	从左鼻孔开始的一条纳迪，然后流向头顶，跟着向下到达脊柱底部。在途中输送月亮能量，所以

	被称为月亮纳迪。
indriyas	感知和行动的感觉。
istadevatā	被选的神。
īśvara	至高存在，神。
īśvara pranidhāna	向神献上自己的行动和意志。

J

Jābāli	一位圣者的名字，是 Jābālā 的儿子。当他还是一个小男孩，他承认自己不知道父亲是谁，圣者 Gautama 被他的无辜和诚实打动，接受了他。Gautama 为他取名为 Satyakāma-Jābāli（satyakāma = 爱真理的人，Jābāli = Jābālā 的儿子）。
jāgrta	清醒的，警觉的。
jāgrtāvasthā	警觉的状态（avasthā）。
jāgrti	警觉，意识。
jāla	网，格子框，也表示一个集合、数字、群。
jālandhara bandha	收颔收束法，颈部和喉咙伸展，下巴放在胸骨上方的锁骨之间的缺口处，刺激咽部。
japa	祈祷。
jātarāgni	消化之火。
jaya	战胜，成功。
jitēndriya	一个战胜了情欲的人，或者征服了感官的人。
jīva	活着的，生物。个体灵魂，与宇宙灵魂相区别。
jīvana mukta	在有生之年，获得至高灵性的真知，达到解脱的人。
jīvātmā	个体的或个人的灵魂。
jñāna	由冥想获得的关于宗教和哲学的神圣知识，教导人如何理解自己的本性。
jñāna chaksu	智慧的眼睛（chaksu），心意的眼睛（与肉体的眼睛相反）。
jñāna mārga	通过知识获得自我实现的道路。
jñāna mudrā	智慧手印，食指和大拇指之间相碰，其余三指伸直。这个姿势是知识的象征（jñāna）。食指代

	表个体灵魂，大拇指代表至高灵性，两者接触代表真理。
jñānendriya	感知，包括听、触、视、味和嗅。
jvalanti	炽烈燃烧的或发光的。

K

kaivalyāvasthā	kaivalya 表示灵魂完全与物质隔绝或脱离。kaivalyāvasthā 是彻底解脱的状态（avasthā）或上天的恩典。
kāla	时间。
kāla chakra	时间之轮。
kāma	欲望，渴望。
kanda	球状根，绳结。康达呈球状，在肛门上方 12 英寸处，靠近肚脐，三条主要的纳迪，即中脉、左脉和右脉在那里汇合并分开。康达好像被一块白色的软布包着。
kandasthāna	kanda 的所在地。
kapāla	头颅。
kapāla–bhāti	bhāti = 光。kapāla–bhāti 是清洁鼻窦的过程，也是风箱式调息法的温和形式。
kapha	痰，黏液。
kārana śarīra	身体（śarīra）的内在原型，即因果体。它是愉悦层（ānandamaya kośa）。当一个人彻底融入冥想对象或者从深沉的睡眠中醒来时，可以感知到因果体。
karma	行动。
karma mārga	通过行动来实现自我的道路。
karma mukta	一个从行动的结果中解脱的人。
karma phalatyāgi	一个弃绝（tyāgi）了行动（karma）的成果（phala）的人。
karmendriya	行动器官（indriya），包括排泄、生殖、手臂、双腿和语言器官。
Kathopanisad	一部主要的奥义书的名字，是追寻者 Nachiketā

	和死神阎罗（Yama）的对话。
kauśiki nādī	一条纳迪，终点位于大脚趾。
Kausītaki Upanisad	奥义书之一。
kevala kumbhaka	自发屏息，当屏息达到完美的境地时，会自发地进行，被称为kevala（纯净的或简单的）kumbhaka。
kośa	兜，鞘，容器。根据吠檀多哲学，三鞘（śarīra）包裹着灵魂。三鞘包括五个互相渗透、互相依赖的层（kośas），分别是：（a）解剖层面的营养层（annamaya）；（b）生理层（prānamaya），包括呼吸等身体系统；（c）心理层（manomaya），影响人从客观经验得来的意识、感觉和动机；（d）知性层（vijñānamaya），影响人的推理、判断等主观经验；（e）灵性喜悦的愉悦层（ānandamaya kośa）。营养层构成粗钝体（sthūla śarīra），生理层、心理层和知性层构成精微体（sūksma śarīra），愉悦层构成因果体（kārana śarīra）。
kriyā	一种赎回仪式，一种净化过程。
krkara vāyu	五种辅助生命之气之一，使人打喷嚏或咳嗽，防止异物沿着鼻道进入喉咙。
krodha	愤怒。
Krsna	瑜伽士之主（Yogeśvara）。印度神话中最有名的英雄，毗湿奴神的第八个化身。
ksetra	身体被认为是活动的场所。
ksetrajñā	农夫，身体的理解者，灵魂。
ksipta	分心，疏忽的。
kuhū	一条纳迪的名字，据说位于中脉前面，发挥排便的功能。
kulāla chakra	陶匠（kulāla）的轮子（chakra）。
kumbha	水罐，高脚杯。
kumbhaka	指的是完全吸气或完全呼气后间隔的时间或屏息。此时，双肺是完全满的或空的，就像一个装满水或一点水也没有的水罐。
Kumbhakarna	康巴哈那，耳朵像水罐。一个巨人的名字，拉

	瓦那的兄弟，最终被罗摩处死。为了使众神自愧不如，他练习最严格的苦修。当众神请求语言女神 Saraswatī 坐在康巴哈那的舌头上，使他分心时，梵正要赐予他一份恩典。康巴哈那找到梵，他没有请求 Indrapada（众神之王），而是请求 Nidrapada （nidra= 睡眠状态）的恩典，Nidrapada 马上同意了。康巴哈那的努力使他进入了死一般的沉睡状态，因为他的冥想和苦修都是惰性的。
kundalinī	昆达里尼 （kundala = 一卷绳子；kundalinī = 一条盘起的雌蛇） 是神圣的宇宙能量。一条缠绕的沉睡的蛇象征了潜伏的昆达里尼能量，它卧在根轮，也就是脊柱底部的神经丛内。潜伏的能量需要被唤醒，使它沿着中脉一路上升，穿越各个气轮，到达头部的千瓣莲花，到那时，瑜伽士将与至高无上的宇宙灵魂合一。
kūrma nādī	某条辅助的纳迪的名字，功能是使身体和心意安定。
kūrma vāyu	某种辅助的生命之气的名字，功能是控制眼睑的运动，防止异物或强光进入眼睛。
Kuru Ksetra	俱卢之野。德里附近的一个大平原的名字，Kauravas 和 Pāndavas 之间的战争发生在那里。人体被比作邪恶力量和善良力量，或私利与义务争夺的战场。
kusa	举行宗教仪式时使用的圣草。

L

lalāta chakra	lalāta 的意思是前额，这个气轮位于前额的顶部。
Lañkā	锡兰，斯里兰卡共和国。
laya	溶解，心意或奉献完全消解。
lobha	贪婪。
loma	毛发。

M

mada	骄傲，欲望。
madhyama	中等的、平均的、普通的。
Mahānārāyanopanisad	一部奥义书的名字。
mahā tapas	伟大的（mahā）苦修（tapas）。
mahā vidyā	伟大的知识，高贵的知识。
mahā vrta	伟大的誓言或根本职责。
mahat	宇宙智慧，自然或生产原则的原始微粒，物质世界的所有现象由其发展而来。在数论哲学中，它是智慧原则（区分于心意），二十五大元素中的第二个。
majjā	髓。
māmsa	肉体。
manana	反思，冥想。
manas	个体的心意，具有注意、选择和拒绝的力量和能力，是感官的统领。
manas chakra	意轮，位于肚脐和心脏之间的神经丛。
manipūraka chakra	脐轮，位于肚脐区域的神经丛。
manojñāna	关于心意和情绪的运作方式的知识。
manomaya kośa	包裹着灵魂的五层（kośa）之一。心意层（manomaya kośa）影响意识、感觉和动机。
manolaya	manolaya（manas = 心意；laya = 融合）是这样一种状态，内在的心意的情绪起伏停止了，心意不再波动，融入自我，正如河流入海。
mantra	吠陀颂歌。
mātsarya	嫉妒。
medas	脂肪，肥胖。
merudanda	脊柱。
mīmāmsā	检查。也是印度哲学的一支。pūrva mīmāmsā 讨论神的概念，但主要强调行动（karma）和仪式。uttara mīmāmsā 在吠陀的基础上接受神，同时，特别强调灵性知识（jñāna）。
moha	昏头昏脑。
moksa	解放，灵魂彻底摆脱轮回。

mudha	愚钝的，阴暗的。
mudrā	封印；收束法。
mukta	解放的。
mukti	释放，解放，灵魂彻底摆脱生死的枷锁。
mūla	根，基部。
mūla bandha	会阴收束法，从肛门到肚脐收缩，并向脊柱的方向提起。
mūlādhāra chakra	根轮，肛门上方、脊柱底部的骨盆内的神经丛；身体的主要支撑。
mūrchhā prāṇāyāma	晕眩调息，一种调息法，做这种调息法时，要保持屏息，直到感觉晕眩（mūrchhā）。

N

Nachiketa	一位寻求者的名字，也是 Kathopanisad 的主要人物。为了得到宗教功德，他的父亲愿意付出所有财产。当父亲开始把年老的牲畜送走时，Nachiketa 感到疑惑，一次又一次地问父亲："你要把我给谁？" 他的父亲说："我把你给阎罗（yama，死神）。" Nachiketa 去了死亡之城，并且获得三个恩惠，最后一个恩惠是生命在死后的奥秘的知识。阎罗试图用最极致的世俗享乐把 Nachiketa 的心思引开，但是 Nachiketa 不为所动，最终，阎罗给予了他所渴求的知识。
nāda	内在的神秘声音。
nādānusandhāna	anusandhāna 表示检查、计划、安排或适当的连接。nādānusandhāna 表示在调息时，仔细地关注呼吸的声音或节奏，并且完全融入呼吸的声音中，就像音乐家完全沉浸在音乐中。
nādarūpini	可靠的化身。
nāḍī	精微体的一种管状器官，能量在其中流动。纳迪是在全身运输气体、水、血液、营养物和其他物质的管道，它们输送宇宙能量、生机能量、生殖能量和其他能量，也输送感觉、意识和精神。

nādī chakra	气轮，位于粗钝体、精微体和因果体的神经丛。
nādīkā	小纳迪。
nādī śodhana prāṇāyāma	清理经络调息法，可以清理各条纳迪，是最高级和最难的调息法。
nāga vāyu	五种辅助的生命之气之一，通过打嗝来释放腹部的压力。
Nārada	一位圣者的名字。他是神和人之间的信使。据说，他发明了笛子（vīnā）。他是毗湿奴的伟大追随者和 *Bhakti Sūtras*（《奉爱经》）的作者，还有一部法典以他的名字命名。
Narāyana	毗湿奴神的另一个名字。
nididhyāsana	深刻的、重复不断的冥想，持续的深思。
nidrā	睡眠。
nirbīja	bīja 的意思是种子或幼芽，种子曼陀罗是一则神秘的音节或祈祷，调息或冥想时在心里不断重复，把散漫的心意带往稳定的状态。随着练习的深入，种在心意中的种子会发芽，长成专注。渐渐地，从种子练习变成无种子的练习，那时，习练者不必借助种子曼陀罗。
nirbīja dhyāna	没有种子曼陀罗的冥想。
nirbīja prāṇāyāma	没有种子曼陀罗的调息法。
niruddha	被限制的、被检查的、被控制的。
nirvāna	永恒的祝福，从存在中解脱。
nirvisaya	脱离情欲。
nispatti	完美，成熟。
nispatti avasthā	完美或成熟的状态；圆满。
nivrtti mārga	通过摒弃世俗行动和不受世俗欲望影响而达到自我实现的道路。
niyama	劝制，通过训诫进行自我净化，是帕坦伽利讲解的瑜伽第二阶段。
nyāya	印度哲学的一支，强调思维的法则依赖推理和比喻。

O

ojas	活力，光泽，辉煌。

P

padārthābhāva	不存在或没有(abhāva)事物或对象(padārtha)。观照者或灵魂的彻底解放，通过传达二十四种元素的正确知识并且把灵魂恰当地和它们区分开，脱离世俗存在的捆绑和现象世界的束缚。
padmāsana	莲花坐，两腿交叉坐在地上，脊柱竖直。这个姿势是调息和冥想的理想姿势。
panchamahābhūtas	五种元素，即地、水、火、风和空。
parā	至高无上的。
parabrahman	最高或至高（parā）灵性，梵。
para-jñāna	至高知识，绝对知识。
paramātmā	至高（parama）灵性（atmā）。
parā nādī	至高纳迪或神经。
paratattva	超越（para）元素和原始物质（parichaya）；超越物质世界的、遍布宇宙的至高灵性。
parichaya	熟悉，亲密，频繁重复；密切的知识。
parichayāvasthā	秘知（parichaya）阶段，*Śiva Samhitā* 提到的调息练习的第三个阶段。
paśchimottānāsana	背部前屈伸展坐式，从脚跟到头部强烈伸展。
Patanjali	帕坦伽利，一位哲学家的名字，瑜伽哲学的提议者，是《瑜伽经》的作者。他的瑜伽著作使心意安详，他的语法著作使语言清晰，他的医学著作使身体洁净。他还是 *Mahābhāśya* 的作者，这本书是班尼尼（Pānini）的《笺书》（*Sūtras*）的伟大注解。
payaswini nādī	一条纳迪的名称，终点位于大脚趾。据说位于 pūsā 纳迪（位于右脉后方）和 saraswat 纳迪（位于中脉后方）之间。
pingalā nādī	从右鼻孔开始的一条纳迪或能量管道，流向头顶，然后向下，到达脊柱底部。太阳能量在其中流动，

	所以，也被称为太阳纳迪。pingalā 的意思是黄褐色或微红的。
pitta	胆汁，人体的体液之一，另外两种是风（vāta）和痰（kapha）。
plāvinī prāṇāyāma	plāvana 的意思是游泳、溢出、泛滥。这种调息法据说可以使人漂浮或游泳。在瑜伽文献中，除了名字，没有更多地讲解这种调息法。
prajāpati	被造物之神。
prajñā	智慧，明智。
prakrti	自然，即物质世界的源头，包括悦性（sattva）、变性（rajas）和惰性（tamas）三性。
pramāda	冷漠，无感。
prāna	气息、呼吸、生命、生机、风、能量，也表示灵魂。
prāna jñāna	关于呼吸和生命的知识。
prāna vāyu	遍布全身的生命之气，在胸部区域流动。
prānamaya kośa	与心理层（manomaya）并列的生理（prānamaya）层（kośa），构成包裹着灵魂的精微体（sūksma śarīra）。生理层包括呼吸系统、循环系统、消化系统、神经系统、内分泌系统、排泄系统和生殖系统。
pranava	神圣音节 AUM 的别称。
prānāyāma	有节奏地控制（āyama）呼吸，是瑜伽第四阶段，是瑜伽之轮旋转的轴心。
prānāyāma vidyā	调息法的知识、学习、学问或科学（vidyā）。
praśnopanisad	一部主要的奥义书的名字。
pratiloma prānāyāma	pratiloma 的意思是逆着头发，逆着谷物，逆着水流。在这种调息法中，利用手指控制，交替从两侧鼻孔中的一个吸气，通过张开的两个鼻孔呼气。
pratyāhāra	心意摆脱感官和感官对象的控制，是瑜伽第五阶段。
pravrtti marqa	行动之路。
prtvi	地。
prtvi tattva	地元素。
pūraka	吸气或填满肺部。
purusa	普遍的心理原则。

purusārthās	人生的四个目标，即义务（dharma）、获得（artha）、愉悦（kāma）和自由（moksa）。
pūrva mīmāmsā	印度哲学的一支，与神的概念有关，但主要强调行动和仪式。

R

rāga	联结，附上。
rajas	行动，热情，情绪。
rakta	血液。
rāma	毗湿奴神的第七化身。
Rāmāyana	著名史诗《罗摩衍那》。
randra	孔，洞。
rasa	味道。
rasātmaka	生活赐予的、各式各样的情感和滋味。
ratna	珠宝。
Ratnākara	海洋，首饰匠。也是一个强盗的名字，后来成为圣者 Vālmīki，创作了史诗《罗摩衍那》。有一天，Ratnākara 这个强盗抢劫圣者 Nārada，以死威胁，要他交出财富。Nārada 让强盗回家，问问妻子和孩子是否愿意与犯下无数罪行的他做伴。强盗回家了，得知妻子和孩子不愿意与他为伍。他告诉了 Nārada，Nārada 让他一直重复念罗摩（Rāma）的名字，他拒绝了。于是 Nārada 请求他重复“marā”（把 Rāma 反过来）。于是，他不断重复念“marā”，他太投入了，以至于他的身体被蚁丘（vālmīka）覆盖了。Nārada 回来了，发现强盗已经变成了圣人。Ratnākara 从蚁丘中出来，改名为 Vālmīki。有孕在身的悉沓（Sītā）被放逐时，他为她提供住处，并且把她的一对双胞胎儿子抚养成人，后来，把他们全部还给了罗摩。
ratnapūrita dhatu	由基本原料构成的元素（宝石）。
Rāvana	楞伽（Lañkā）城的鬼王的名字，他绑架了罗摩的妻子悉沓，最后被罗摩处死。拉瓦那（Rāvana）

	非常聪明，拥有巨大的威力。他是Śiva的狂热追随者，还擅长创作吠陀诗句，据说，他赋予吠陀文本重音，至今未变。
rechaka	呼气，清空肺部。
retas	精液。
Rgveda	四吠陀中的第一部，是印度的圣书。
ru	“guru”的第二个音节，意思是光。
rudra	可怕的，也是Śiva的名字。
rūpa	形状，形式。

S

sa	用作前缀，与名词一起，构成形容词和副词，表示：（a）伴随、循着、与……共存；（b）相似、像；（c）相同。
śabda	声音，话语。
sabīja	bīja表示种子或幼芽，sabīja即伴随着种子的。在调息法和冥想中，初学者唱诵或在心里重复一则种子曼陀罗或神圣的祈祷，使散漫的思绪达到稳定的状态。
sabīja dhyāna	心里重复神圣祈祷的冥想方式。
sabīja prānāyāma	心里重复神圣祈祷的调息方式。
sad-asad-viveka	区别（viveka）真实（sad）和不真实（asad）。
sādhaka	探索者，有志向的人。
sādhana	练习，追求。
sagarbha dhyāna	garbha表示胚胎。sagarbha dhyāna指的是伴随着神圣祈祷的冥想，就像胚胎在心意中发芽，并且把心意带到稳定的状态。
sahasrāra chakra	位于头颅的千瓣莲花。
sahasrāra dala	“dala”的意思是许多、大量、脱离或一支军队。sahasrāra dala是sahasrāra chakra的别称。
sahasrāra nādī	这条纳迪是至高灵性的居所和入口。
sahita kumbhaka	“sahita”的意思是伴随或随行或一致的。有意的屏息。
śāksi	见证人或观看者，至高灵性看见，但是不行动。

śakti	力量、能量、能力、力气，代表意识的行动力量。萨客悌被描述为最终原则（ultimate principle）的女性维度，是湿婆的妻子。
śakti chālana	神性能量或昆达里尼能量的上升。
Sāma Veda	四部吠陀之一，包括神圣的唱诵。
samādhi	三摩地，一种状态，修习者在冥想中与冥想的对象合一。至高灵性遍布宇宙，在三摩地中，会感受到无法形容的喜悦与和平。是瑜伽的第八阶段，也是最高的阶段。
samāhita chitta	心意、智性和自我处于均衡、协调的状态。一种完好的、平衡的性格。
samāna vāyu	一种生命之气，协助消化和腹部器官发挥作用。
samavrtti prāṇāyāma	均一调息法，吸气、呼气和屏息的时间相等。
samkalpa	意图、决心。
śamkhini nādī	一条纳迪的名称，在左脉和中脉之间，终点位于生殖器官，功能是输送食物的精华。
samkhyā	数字，计数，计算。
sāmkhya	印度哲学的一支，创始人为迦毗罗（Kapila），系统地描述了宇宙的进化。这一支哲学划分了二十五大元素（tattvas），它们是：purusa（宇宙灵性），prakrti（宇宙物质），mahat（宇宙智慧），ahamkāra（个体原则），manas（宇宙心意），indriyas（认知和行动的十种抽象的感知力量），tanmātras（五种微妙元素：声、触、形、味道和气味，是感知力量的微妙的对象），mahābhūtas(五种感知元素：空、风、火、水和地)。
samśaya	怀疑。
samskāra	过去在心意中留下的印象。
samyama	限制、抑制、控制。
Śankarāchārya	不二论（advaita）学派中一位受尊崇的老师。在他短暂的32年的人生中，创作了权威性的评论、大量哲学诗，并且在印度南方的斯林吉里（Śrngeri）、北部的巴德里纳特（Badrināth）、东部的浦里（Pūri）和西部的德瓦力卡（Dwārkā）共建立了四座庙宇（mathas）。

sanmukhī mudrā	六头战神契合法，头部的孔隙被关闭，心意被导向内在，用于训练冥想。
sanskrt	一种精致的语言。
santosa	心满意足。
śaranāgati	投降，撤退。
saraswatī	学习和语言的女神。也是位于中脉后面的一条纳迪的名称，终点位于舌头，控制言语，并且使腹部器官免于疾病。
śarīra	包裹着灵魂的身体。根据吠檀多哲学，人有三鞘（śarīra），包括五个互相渗透又互相依存的层（kośas）。三鞘是：（a）粗钝体（sthūl），包括解剖层面的营养层（annamaya kośa）；（b）精微体（sūksma），包括生理层（prānāmāya，由呼吸、循环、消化、神经、内分泌、排泄和生殖系统构成），心理层（manomaya kośa，影响意识、感觉和从主观经验之外衍生的动机）和知性层（vijñānamaya kośa，影响由主观经验衍生的推理和判断过程）；（c）因果体（kārana），包括愉悦层（ānandamaya kośa）。
śarīra jñāna	关于身体的知识，冥想的益处之一是彻底地把握三鞘和五层。
sarvāngāsana	sarvānga（sarva= 全部、整体、完全的；anga= 肢体或身体）的意思是整个身体或所有肢体。在这个姿势（āsana）中，整个身体从中获益，故得名。
sāsmitā	伴随着（sa）自我（asmitā）。sāsmitā samādhi 是一种深刻的冥想，追寻者的自我没有被完全忘记。
śāstra	任何指南或规则纲要，任何书籍或论文，尤其是宗教或科学方面的，任何神圣著作。这个词常常位于表示书籍的主题的词语后面，或者直接用来表示某一范畴的知识，例如，“Yoga śāstra”表示关于瑜伽哲学的一本著作或关于瑜伽的学说。
sat	存在、真实、真理、梵或至高灵性。
Sat–Chakra–Nirūpana	关于昆达里尼萨客悌的一部瑜伽文献的名称，讲述昆达里尼苏醒，从根轮开始，一路穿过六个气

	轮，一直上升到千瓣莲花。
sattva	万物本质上的光明、纯净和善良属性。
sattvāpatti	自我实现。
sāttvic prajñā	被启迪的智慧。
satya	真理。
Satyakāma Jābāla	一位圣者的名字，参见词条 Jābāli。
śaucha	洁净，纯净。
śava	尸体。
śavāsana	摊尸式。在这个体式中，目标是模仿死尸。一旦生命离开，身体就会静止，可能有任何动作。通过保持静止不动一段时间，以及在意识完全清醒的情况下使心意保持静止，人将学会放松。有意识的放松能鼓舞、振奋身体和心意。使心意静止比使身体静止更难，所以，这个看起来很容易的姿势是最难掌握的姿势之一。
savichāranā	正确（sa）的反思（vichāranā）。
savitarka	充分或正确（sa）的推理、逻辑或思索（vitarka）。
setu-bandha-sarvāngāsana	setu 的意思是桥，setu bandha 的意思是建造桥。在这个姿势中，身体呈拱形，被双肩和两个脚跟支撑，手放在腰部撑起拱形。
siddha	圣者、先知或预言家，也表示非常纯洁、神圣的半神人。
siddhāsana	至善坐，在这个坐姿中，双腿在脚踝处相交，躯干放松，背部是竖直的，使心意保持注意力和警觉。这个姿势适合练习调息法和冥想。
siddhi	成就，成功，也表示奇异的能力。
sitā	身体内的管状器官，在身体的精微层面分配生命生机能量。
śīrsāsana	头倒立。
śisya	学生，徒弟。
Sītā	罗摩妻子的名字，史诗《罗摩衍那》中的女主人公。
śītakārī 和 śītalī	两种调息法，能够使身体系统清凉。
Śiva Samhitā	关于哈达瑜伽的一部古代文献。
Śiva Svarodaya	一部哈达瑜伽文献。
ślesma	痰，黏液。

smrti	记忆，法典。
soham	“他是我”，每个生命在一生之中伴随每次呼吸而进行的、不断重复的、无意识的祈祷。
soma	月亮。
soma chakra	位于大脑中央的神经丛。
soma nādī	左脉的另一个名称。左脉输送月亮能量，所以也被称为月亮纳迪（chandra 或 soma nādī）。
sparśa	一种微妙元素（tanmātra），即触摸。
srota	一条快速的河流。也是身体内的营养通道。
śravana	聆听，自我修养的第一阶段。
śrī	吉祥的，美丽的。
sthiratā	结实、稳定、稳固、坚强、持久、牢固。
sthita prajñā	准确的判断力和智慧，没有任何幻觉。
sthūla śarīra	粗钝（sthūla）体（śarīra），物质的、可朽坏的身体，死亡会把它摧毁。
styāna	懒惰，懈怠。
śubha	好的，善良的，吉祥的；也是一条纳迪的名称。
śubhechhā	好的欲望或意图（ichhā）。
śukra	精液，有生殖力的。
sūksma	精细的，微妙的。
sūksma śarīra	精微身的起伏、叹息；吸气和呼气。
śūnya	空的、空虚的、孤独的、荒芜的、不存在的、空白、零。
śūnya deśa	荒芜或孤寂的地方；独自的状态。
śūnyāvasthā	内在和情绪的起伏静止下来的状态，是否定的、被动的状态。心意是空的（śūnya），没有波动，与自我合一，正如河流入海。
śūrā nādī	两眉之间的一条纳迪的名字。
sūrya	太阳。
sūrya bhedana prāṇāyāma	刺穿或穿过（bhedana）太阳，在这个调息法中，通过右脉或太阳脉的起点，即右鼻孔吸气，从左脉或月亮脉的起点，即左鼻孔呼气。
sūrya chakra	位于肚脐和心脏之间的神经丛。
sūrya nādī	太阳纳迪，也叫右脉（pingalā nādī）。
susumnā nādī	中脉，在脊柱内的一条主要能量管道。

susupti-avasthā	心意处在无梦的睡眠中的状态。
svādhisthāna chakra	位于生殖器官上方的神经丛。
svādhyāya	通过研读神圣典籍进行自我教育。
svah	天空。
svapnāvasthā	梦中的心意状态。
Svātmārāma	古代瑜伽文献《哈达瑜伽之光》（*Hatha Yoga Pradīpikā*）的作者。
śvāsa-praśvāsa	起伏和叹息；吸气和呼气。
Śvetaketu	圣者 Uddālaka 的儿子，Uddālaka 传授给他开启一切知识的钥匙，他们的对话是《唱赞奥义书》的一部分。
Śvetāśveta-Ropanisad	一部主要的奥义书的名字。
swastikāsana	吉祥坐，两腿交叉，背部挺直。调息和冥想姿势之一。

T

tādāsana	一个站姿，像山（tāda）一样笔直地站立。
Taittirīyopanisad	一部主要的奥义书的名字。
tamas	黑暗或物质，大自然万物所具有的三性之一。
tāmasic	带有黑暗或物质的属性的。
tanmātra	微妙的元素，即声（tāda）、触（sparśa）、形（rūpa）、味道（rasa）和气味（gandha）。它们是感知力量（indriyas）的对象，感知力量即听（śrota）、感觉（śrota）、看（chaksu）、尝（rasanā）和闻（ghrāna）。
tantra	教授魔法和秘法的一类著作。
tanumānasā	心意消失。
tapas	苦修，涉及净化、自我规训和简朴。
tattva	“那”（thatness），真实的或第一选择，一种元素或原初的物质。人的灵魂或物质世界的真实本质，也是遍布宇宙的至高灵性。
tattvamasi	你是那。
tattva-traya	三种根本元素，即（a）存在（sat）；（b）非存在(asat)；(c)至高存在，一切的创造者(Īśvara)。

tejas	光泽，光辉，庄严。
trātaka	凝视一个目标。
turīyāvasthā	灵魂的第四种状态——三摩地，结合但是超越了其他三种状态，即醒、梦和睡眠。
tyāgi	弃绝。

U

ud	向上，扩张。
Uddālaka	一位圣者的名字，他传授给他的儿子 Śvetaketu 开启一切知识的钥匙，他们的对话是《唱赞奥义书》的一部分。
udāna vāyu	是一种生命之气，叫作上行气，位于胸腔内，负责氧气和食物的摄入。生命之气遍布全身，为身体带来生机能量。
uddīyāna	一种收束法（锁）。横膈膜被抬高，腹部器官被拉向脊柱的方向。通过收腹收束法，伟大的普拉那之鸟被迫沿着中脉向上飞。
ujjāyī	一种调息法，肺部充分扩张，挺胸，如威武的战士一样。
upa-prāna vāyu	五种辅助（upa）的生命之气（prāna vāyu），它们是:（1）nāga，通过打嗝释放腹部的压力;（2）kūrma，控制眼睑的运动，防止异物或强光进入眼睛;（3）krkara，防止异物通过鼻道进入喉咙，使人打喷嚏或咳嗽;（4）devadatta，通过打哈欠，使疲惫的人吸入更多氧气;（5）dhananjaya，哪怕死后，依然在体内，有时会令尸体膨胀。
upanisads	这个词由前缀“upa（附近）”和“ni（下面）”衍生而来，加入词根“sad（坐）”，意思是坐下或靠近一位古鲁，接受灵性教导。奥义书是印度最古老的的神圣吠陀文献的一部分，探讨人和宇宙的本质，以及个体灵魂或自我和宇宙灵魂的结合。
ūrdhva	抬起，提升，向上。
ūrdhvadhanurāsana	上轮式。
ūrdhva-retas	ūrdhva= 向上；retas= 精液。保持独身生活，戒

	除性交的人。一个性欲已经得到升华的人。
ūstrāsana	骆驼式。
uttama	最好的、卓越的、第一、最高的。
uttamōttama	最卓越的、优中之优、高中之高。
Uttara-Kānda	《罗摩衍那》的续篇，讲述罗摩的故事的伟大史诗。
uttara mīmāmsa	印度哲学中的一支，在吠陀的基础上接受神，同时，特别强调灵性知识（jñāna）。

V

vāc	言语。
vairāgya	脱离世俗欲望。
vaiśesika	印度六派哲学之一，由 Kanāda 创立，认为要想获得实相的知识，就要清楚九大永恒实体或物质的特征（viśesa），即地（prthvī）、水（ap）、火（tejas）、风（vāyu）、空（ākāsa）、时间（ākāsa）、空间（dik）、自我（ātman）和心意（manas）。
Vālmīki	著名史诗《罗摩衍那》的作者，参见词条 ratnākara。
Varāhopanisad	一部关于纳迪的奥义书的名字。
vārunī nādī	在体内流动的一条纳迪的名字，负责排尿。
vāsanā	欲望、倾向、渴望。
Vāsudeva	毗湿奴神的名字。
vāta	风。
vāyu	息风，生命之气。
vāyu sādhanā	练习或追寻（sādhana）生命之气（vāyu），调息法的另一个名字。
veda	印度的神圣经文（śruti），包括四吠陀：梨俱吠陀（*Rgveda*），是对众神的赞美诗；娑摩吠陀（*Sāmaveda*），是祭司的歌咏集；耶柔吠陀（*Yajurveda*），是献祭的祷词；阿达婆吠陀（*Atharvaveda*），是咒语。四吠陀包含最初的哲学见解，被认为是最终的权威。每部吠陀大致分为两部分，即曼陀罗（颂歌）和箴言（brāhmana），

	后者包括神学（āranyaka）和奥义书（upanisads）。
Vedanta	吠檀多，字面意思是吠陀的结束（anta），是印度哲学流派 uttara mīmāmsa 的一个通俗的名字，意思是对吠陀的最终研究。它的中心主题是奥义书的哲学思想，关注三因的本质和彼此的关系，即终极原则（梵）、世界（jagat）和个体灵魂（jīvātmā），以及宇宙灵魂（paramātmā）和个体灵魂的关系。
Vibhīśana	拉瓦那的弟弟，他告诉拉瓦那，绑架悉沓（Sītā）是不正当的，应当把悉沓还给她的丈夫。Vibhīśana 没能说服拉瓦那，于是，他离开，并且加入了罗摩与拉瓦那的战斗。拉瓦那被处死后，Vibhīśana 被封为楞伽的国王，他被认为是正直的榜样，他的冥想是善良属性的。
vichāranā	检查、调查、讨论、考虑。
vidyā	知识、学说、科学。
vijñāna	知识、明智、智慧、理解。它也表示由世俗经验带来的世俗知识，与关于梵或至高灵性的知识相对。
vijñāna nādī	意识的管道。
vijñānamaya kośa	包裹灵魂知性层，影响主观经验衍生的推理和判断过程。
viksipta	分心或困惑导致的心意处于激动状态。
viloma prānāyāma	间断调息法，viloma 的意思是逆着毛发（loma），逆着事物的顺序。“vi”表示否定或缺乏。在这个调息法中，吸气和呼气不是一个连续的过程，而是被几个停顿打断的。
vīnā	印度的一种笛子。
vīnādanda	脊柱。
vīrāsana	vīra 的意思是英雄、战士或冠军。做这个坐姿时，膝盖并拢，分开双脚，置于臀部两侧，这个姿势适合冥想和调息。
viśālatā	扩展、空间、宽度、广度。
visama vrtti prānāyāma	非均一调息法。visama 的意思是不规律的、困难的。在这种调息法中，吸气、呼气、屏息的时间是不等的，呼吸的节奏被打断，比例的不同为

	习练者带来了难度和危险。
Visnu	毗湿奴，印度教三神中的第二个。
viśuddhi chakra	位于咽部的神经丛。
viśvadhārinī	宇宙的支撑者。
viśvodharī nādī	一条纳迪的名称，功能是消化食物。
viveka	判断，区分。
viveka khyāti	关于区分的知识或能力（khyāti）。
vrtti	一段行动、行为，存在方式，状态或心理状况。
vrtti prānāyāma	行动调息法，包括均一调息法（sama vrtti prānāyāma）和非均一调息法（visama vrtti prānāyāma）。在前者，习练者试图使任何调息练习的三个阶段持续的时间相等，即吸气、呼气和屏息等长；在后者，吸气、呼气和屏息的比例不等，使呼吸的节奏具有间断性。
vyādhi	疾病。
vyāna vāyu	扩散之气，遍布全身的生命之气之一，在全身输送从食物和呼吸中获得的能量。
vyavasāyātmika buddhi	勤奋而坚定的智慧。

Y

yagñā	仪式或牺牲。
Yājñavalkya	一位圣者的名字，他还是一部法典的作者。Yājñavalkya 和他的妻子 Gārgī 的对话构成了 Brhadāranyaka 奥义书的一部分。
yajur veda	耶柔吠陀，印度神圣经文四吠陀之一。
Yama	死神阎罗，他和 Nachiketa 的对话构成了奥义书 Kathopanisad 的基础。yama 也是八支瑜伽的第一支，即禁制，是超越宗教、国家、年龄和时间的普遍道德原则或伦理准则，它们是非暴力（ahimsā）、真实（satya）、不偷盗（asteya）、梵行（brahmacharya）、不贪婪（aparigraha）。
yaśasvinī nādī	一条纳迪的名字。

yoga	联合，共有。yoga一词源于词根"yuj"，意为加入、结合、全神贯注。这是圣人帕坦伽利整理出的印度哲学的六大体系之一。瑜伽是我们人的意志与神的意志的联合，是灵魂的平衡，它使得我们能够平静地看待生活中的一切。瑜伽的主要目的是传授人们将灵魂与充满宇宙的至高灵性联合的方法，从而获得救赎。
Yoga Chudāmani Upanisad	瑜伽奥义书之一。
Yoga Sūtra	《瑜伽经》，帕坦伽利所著的古典的瑜伽书，它由有关瑜伽的简短格言组成，分为四部分，分别讲解了深入的冥想（samādhi）、达到瑜伽的手段（sādhana）、追寻者会遇到的力量（vibhūti）和被赦免的状态（kaivalya）。
yuj	捆、连接、附上、集中注意力。